うぬぼれる脳

「鏡のなかの顔」と自己意識

Julian Paul Keenan
ジュリアン・ポール・キーナン
ゴードン・ギャラップ・ジュニア　ディーン・フォーク
山下篤子――【訳】

1054
NHK BOOKS

日本放送出版協会【刊】

THE FACE IN THE MIRROR

Printed in Japan
［協力］大河原晶子

はじめに——エルモと猫と鏡

ある朝、この本の執筆のことを考えながら、うわの空でひげを剃っていた私は、うっかり顔を切ってしまい、みっともないその傷をよく見るために鏡に顔を近づけた。それから傷口の血をぬぐい、手近には『セサミストリート』のエルモの真っ赤な絵がついた絆創膏《ばんそうこう》しか見あたらなかったが、その日は自宅に一人こもって原稿を書く予定だったので、とりあえずそれを貼った。洗面所を出ようとした私は、自分がたったいま、ほんの数秒のあいだに科学の実験をしたことに気づいた。その「鏡のテスト」は、私がこの地球上でもっとも高度に進歩した生物種の一員であることを確証するものだった。

その数分後に、コンピュータの前に座って仕事にとりかかろうとしたら、飼い猫のジャージーがキーボードの上に飛びのって、「lkkjmhgki」というようなスペルを打ち出した。ジャージーはコンピュータのスクリーンに映った自分の姿を見て、鼻を鳴らし、頭をスクリーンにこすりつけた。私は自分がさっき鏡をのぞきこんだことを思い出し、いまジャージーの心のなかでどんなことが起きているのだろうかと考えた。ジャージーはスクリーンに映った自分の姿をじっと見ているが、それが自分の像だということには気づいていないようだった。少なくとも私はそう思った。

その日はそのあと、病院から呼び出しの電話がきて、患者の検査をしに行くことになった。私は顔にエルモの絆創膏を貼っているのをすっかり忘れたまま、検査室に急いだ。部屋に入るとすぐに、仕事仲間の一人が私と目をあわせながら、自分の顎《あご》をこすった。そこに何か場違いなものがあるという合図だ。顔のその場所に手を置くと、忘れていた絆創膏が手に触れた。はっとした私はすぐさま座をはずし、トイレに行った。鏡をのぞいてみると、それは見られた光景ではなく、真っ赤なかわいいエルモはすっかり色が薄くなって、まるでゆうべパブで飲みすぎたみたいな風情だった。私はそっと絆創膏をはがしながら、これをとったらどんなふうに見えるだろうかと考えた。そして、そう言えばあわてて出かけてきてしまって、鏡で身なりのチェックをしなかったなと思い、これから先ずっと、エルモのことをジョークのネタにされるのだろうかと考えた。

その日の終わりに考えたのは、検査をした患者たちのことだった。その一人の女性患者は、頭部に重傷を負ったあと、行動に深刻な問題が生じている人で、鏡に映った自分を自分と認識できなかった。彼女は、鏡に映っているのは、自分と似た別人だと思いこんでいた。私はまた自問した。自分自身を認識できないというのは、いったいどんな感じなのだろうか。

＊

二人の共著者と私は、自己覚知《セルフ・アウエアネス》（自己に対する気づき）、意識、脳に関する問題について長いあいだ考え、また霊長類の知能や意識をさまざまなかたちで研究してきた。私たちは、歴史上や現代の同業者の多くがそうであるように、人間や人間以外の霊長類の知能、認知、意識の本質に興味をそそられている。この本にまとめた探究の成果の一つは、同様の自問をしてきた人たちが、科学者、非科学者を問わず、ほかにも大勢いることを発見できたことだった。

共著者のディーン・フォークは、過去数百万年間をとおした脳の進化に注目して霊長類の進化を研究し、ゴードン・G・ギャラップ・ジュニアは、意識という観点から霊長類間の関係を研究している。そして私は、脳機能画像法を用いて意識と脳との関係を調べる研究をしている。おもしろいことに私たちの研究は、五歳の子どもが親にたずねる、「ぼくの猫は考えることができるの？」という問いと同じような問題に、私たちを立ち戻らせた。

この本はおもに私、ジュリアン・キーナンが、ゴードン・ギャラップとディーン・フォークの助けを借りて書きあげたもので、両氏はともに私のよき師である。私は両氏のアイディアに強く影響を受けているので、どこまでが彼らのアイディアでどこからが私自身のアイディアであるかを区別するのは、不可能に近い。本書の目的はセルフ・アウェアネスについて話すこと――セルフ・アウェアネスはなぜ存在するのか、どこから来たのか、この驚異的な能力は脳のどこに局在していると考えられるのか、という話をすることだ。私たちが得た所見や結論は、実に驚くべきものであり、多くの神経科学者が信じていることに反している。

話の順序として、まずセルフ・アウェアネスとはどんなものかということと、セルフ・アウェアネスと自己鏡映像との関係を簡単に紹介する。ゴードン・ギャラップが考案した鏡映像認知のテストは、自分の顔を認知できる動物が、セルフ・アウェアネスという一種の高次意識をもっていることを示唆する。ギャラップはこのテストを考案した時点ではまったく知らなかったのだが、鏡を使って高次意識を調べようとする試みは何百年も前からおこなわれている。本書では、過去三〇年間にチンパンジーやサルなど、人間以外の霊長類に鏡を見せて、どの種がセルフ・アウェアネスをもっていそうか、どの種がもっていないかを判断しようと試みた研究を紹介する。ギャラップのテストは、人間のセルフ・アウェアネスがどのように生じるかを見きわめるために、子どもにも適用されているが、そうした研究から得られた近年の所見もいくつか検討する。

次に脳の働きを見て、心の理論（Theory of Mind）という、自己認識に関連する興味深い研究分野について探る。心の理論とは、他人もまた自分と同じような考えをもっているということを理解できる能力である。セルフ・アウェアネスや、他者の心の理解をめぐるデータを見ると、そのような能力をもっている生物が人間だけではないことがわかる。また、「人の心を読む」、ないしは人の考えを理解する能力のかなめはセルフ・アウェアネスではないか、という話もする。

つづく章では、セルフ・アウェアネスや心の理論を生み出している脳領域を探る。そして右半球の重要性について考える。右半球は伝統的に、左半球ほど「高度」ではないとみなされてきたが、実は、セルフ・アウェアネスや自己認識の鍵を握っているのではないかと思われる。ここでは、自分の顔を見たときやセルフ・アウェアネスが高い状態にあるときに活性化する脳領域を突きとめるために、私たち自身がおこなった脳機能画像研究や関連の研究を検討する。また、自分自身を認識する能力を失った患者や、類似の障害をもつ患者の症例研究もとりあげ、なぜ一部の症例では、脳損傷や精神疾患によって自己感（sense of self）がそこなわれるのか、その理解をめざす。いったい人はどうして、自伝的な記憶を再生する能力を、あるいは他者に共感する能力や他者を欺く能力を失うのだろうか？

最終章では、そのような能力の起源と進化をとりあげ、セルフ・アウェアネスはなぜ進化したのか、どうして存続してきたのかを考える。

セルフ・アウェアネスや心の理論がいかに重大なものであるかは、日々の生活のなかでも、おおいに感じられる。私たちは人に共感したり、なんらかの欺瞞的行為を働いたりするとき、あるいは自分が過去にとった行動を思い出したり、未来を想像したりするとき、これらの能力に依拠している。罪悪感、恥、プライド、嫉《ねた》みといった感情も自己感から派生しており、それらに必要な心的スキルのみなもとはセルフ・アウェアネスの能力である。本書は、そうした驚異的なスキルの起源を探り、それらが現代神経科学と日常生活に対してもつ重要性を説明する。

うぬぼれる脳――「鏡のなかの顔」と自己意識【目次】

・訳注は［　］で表示した。また、日本語版刊行にあたり小見出しを追加した。

序章●意識とはなにか

私は、私が存在しているのは知っている。問題は私の知っているこの「私」とは何か、ということである。

——ルネ・デカルト(1)

鏡の衝撃

いまから三〇年前のニューギニアのビアミ族は、鏡や写真を見た経験がないという、世界でも数少ない文化の一つとして残されていた。(2) この部族の人たちはそれまで、水面や磨いた金属の表面などに自分の顔を映して眺めるという行動すら観察されたことがなかった。人類学者のエドマンド・カーペンターは、「自分の姿を自分と認識できない人たち」という考えに興味をそそられて、ビアミ族が初めて鏡に出会ったときの反応を記録しようと、ビデオカメラをたずさえて現地におもむいた。カーペンターの観察によれば、部族の人びとは鏡を見て「すくんだ」が、「最初の驚きの反応——口もとをおさえて首をすくめる——が過ぎると、あとは鏡に映った自分の姿をただ見つめたまま立ちつくし、腹部の筋肉だけが強い緊張をあらわしているという状態だった」。「まるでナルシス

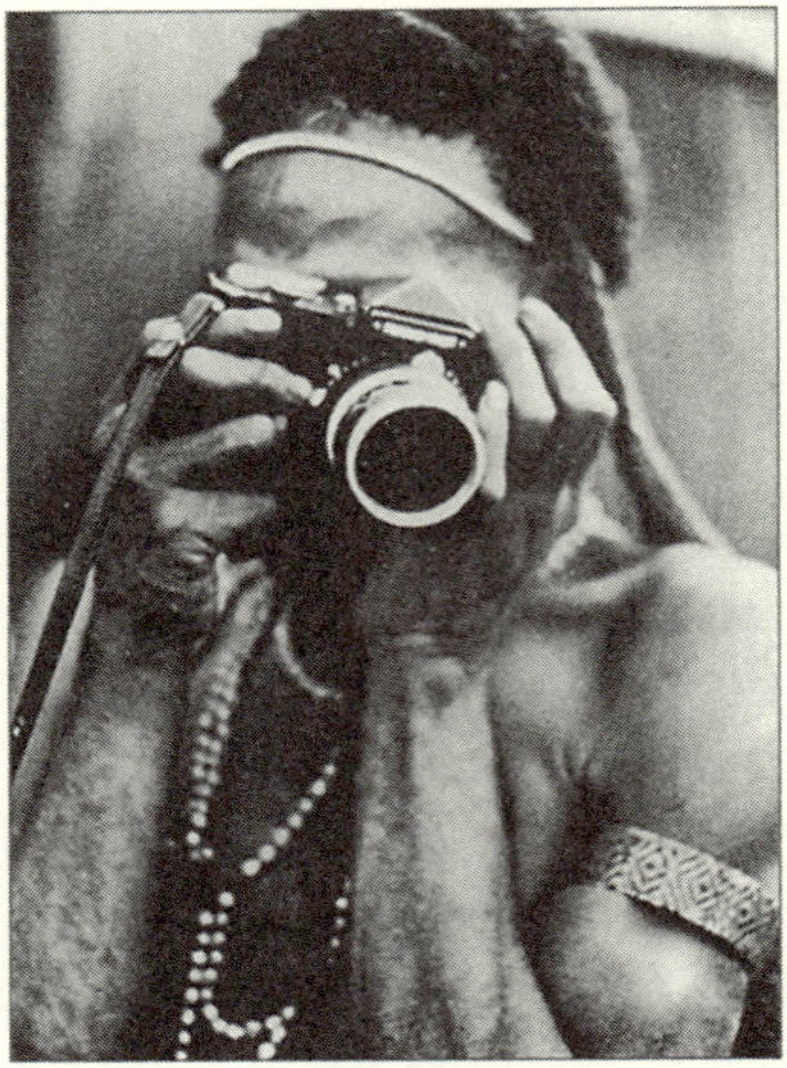

図 P-1　カメラで仲間の写真をとるビアミ族の人。ビアミ族の人たちは自分の像と対面した経験がなかったが、鏡や写真をとおしてすみやかに自分の顔になじんだ（© A. de Menil, 1970）。

のように、ぼうっとしたまま、自分の姿に引きこまれていた」と、カーペンターは回想している。「ひょっとするとナルシスの神話は、単にこの現象を指しているだけなのかもしれない。しかし彼らは、わずか数日のうちに、鏡の前で堂々と身づくろいをするようになった[3]」。

ビアミ族の人たちは、ほどなく鏡になじみ、たちまち自分の顔に心を奪われていった。そしてまもなく、みずからカメラマンの役目を引き受けて、たがいの写真を撮りあうようになった（図P－1）。そればかりか、撮った映像に強い興味をもち、自分の写真を頭に飾るようにさえなった。

それから何十年かたったある日の午後、ニューギニアから何千マイルも離れた私のオフィスに、マサチューセッツ州ボストンのベス・イスラエル病院で働く神経科医から電話がかかってきた。「自己の研究をしていらっしゃるかたですか？」と、電話のむこうの声が問いかけてきた。そうですと答えると、彼は、たったいま診察をおえたばかりの患者に私が興味をもつかもしれないと思ったのだと説明した。その女性患者は、「自分がだれなのか」わからないと訴えているのだが、そのほかの認知や覚醒状態にはまったく問題がないように見えるのだという。たとえば、自宅の住所も言えるし家族も見分けられる。しかし自分の体や心が自分のもののように感じられないと訴えたという。どうやらそれは、自己覚知《セルフ・アウエアネス》（自己への気づき）だけがそこなわれ、ほかの知的能力には何も障害がないという、稀《まれ》な症例らしかった。私はすぐにもその患者に会いたいと申し入れた。

「ジョーン」はニューイングランド州に住む、もの静かな三〇歳の女性で、その数年前にブランコから落ちて後頭部を打ち、脳に外傷を負っていた。カジュアルな服装の彼女は、私と目をあわせようとしなかったが、いろいろな面で正常に見えた。正しい時間や日付を知っていたし、事実関連の質問に正確に答えることもできた。しかし、その事故以来、自分は自分ではなくなってしまったと言って譲らなかった。私が鏡を見せると、ジョーンは泣き出してしまった。鏡のなかの顔が自分の顔だということになっているのはわかっているが、それでも、それは自分ではないと主張し、鏡のなかの人は自分に似た別の人、たぶん自分より年上で外見がそっくりの人だと言う。彼女は、自分は頭にけがをして以来、残酷な運命のいたずらにあったのだ、鏡のなかの人は「自分につきまとい」「あとをつけてくる」のだと、かたく思いこんでいた。「自分が人間だという気がしない」という言葉ももらした。

この二つの邂逅《かいこう》は、一つは原住民のあいだで、もう一つは現代神経学の研究室で起きた出来事だが、どちらも鏡に映った自分を見たときの強い衝撃をあらわしている。ふだん、自己認知の能力を失った患者を相手に仕事をしている私は、この二つの出来事の意味をじっくり考えた。ビアミ族は、初めて自分の像というものを発見し、それに強く引きつけられた。一方、けがを負った女性は、自分自身を認知する能力が壊滅的にそこなわれてしまった。

セルフ・アウェアネスと心の理論

私たちはみな、ビアミ族と同じように、自分を見るのが好きだ。高級ホテル（モーテル・チェーンやファミリーホテルではないところ）に泊まる機会があったら確認してほしいのだが、そういうホテルではほぼまちがいなく、エレベーターの横に鏡がかかっている。鏡は比較的安あがりな装飾だが、ホテルが鏡をかけているのはそういう理由からだけではない。実は、この仕掛けの陰には、自分に見とれていればエレベーターを待つ時間が気にならなくなるだろうという思惑があるのだ。

歴史がはじまって以来、鏡は人びとを引きつけてきた。鏡に映った自分の姿は、感嘆もしくは嫌悪の対象であり、美しい像を見せてくれたり、あるいは理想からほど遠い自分の不完全さを突きつけたりする。しかし鏡にはもう一つ、本書の中心をなす別の機能もある。鏡に映った像を自分と認識する認知能力は、あたりまえのように思われているが、脳と意識のもっとも複雑な謎の一部を解き明かす手がかりになるかもしれない。本書でこれから見ていくように、鏡は自己認知の有無を調べるためのツールとして使えるのだが、それを手がかりにして、セルフ・アウェアネスというものが脳のどこにあるかを発見できる可能性があるからだ。

セルフ・アウェアネスとは、自分が考えているということを認識し、その思考過程を自覚し、内省する能力である。セルフ・アウェアネスは「心の理論」、あるいは「心的状態の帰属」と深く関連している。この二つの用語はどちらも、「心を読みとる《マインド・リーディング》」という現象、すなわち自分の思考を他者に帰属させることができるということを指している。たとえば統計学の講義をしていると、ぼうっとした目つきの学生をよく見かける。私はそのとき自分の思考を自覚し、あるいは自分が彼らの年頃に統計学の講義を受けたときの気分を思い出して、学生の心のなかがどうなっているかを推測し、「退屈だなあ、うんざりするなあ、おなかがすいたなあ」という彼らの心的状態を認識することができる。研究者のあいだではかなり前から、自分自身の思考を知る感覚にすぐれていることが、思考を他者に帰属させる能力のもとになっていると考えられている。つまり、私は自分の心を知っているから、人の心のなかがどうなっているかを、ある程度まで推測できるのである。

簡単な例として注視がある。あなたがある方向を見ていると、私は、そちらにある何かに注意を引かれているのだろうと察しがつく。どうしてそれがわかるのだろうか？　ほとんどの研究者の考えによれば、私はそのとき自分の経験を省みている。つまり、自分が何かを見つめるのは、それに注意を引かれたときだということを承知しているので、あなたが特定のものを見つめているときもそれと同じにちがいないとわかる、というわけだ。

もう一つ、欺瞞《ぎまん》という例もある。私が仕事をさぼって映画を観にいくとしたら、外出していたことを学部長に知られたくない。私は自分の心的状態を学部長に帰属させることができるので、映画館のポップコーンを手にもったまま職場に戻るのはまずいとわかる。なぜわかるかと言えば、自分を上司の立場に置いてみることができるからだ。私の思考は意識下で、「もし自分が上司で、職員がポップコーンの箱をもって帰ってきたのを見たら……と思うだろう」という路線をたどる。

本書のテーマは、セルフ・アウェアネスと心の理論は脳のどこで生じるのかということである。この二つの能力は、もっとも高度な部類に属する「認知の離れわざ」と考えられている。そして、あとでとりあげるように、人類という種の生存にとって決定的に重要な能力なのではないかと思われる。

意識をどう定義するか

私は本書の随所で、「意識《コンシャスネス》」という用語と「自己覚知《セルフ・アウエアネス》」という用語を、かなりおおまかに互換的に使った。どんな研究分野でもたいていそうだが、用語の定義は重要である。それに意識の定義は、意識の研究をしていると思っている人の数と同じくらい、たくさんあるかもしれない。そこでいろいろ考えた結果、本書では、よく用いられている三つの定義に依拠することにした。一つは、単なる刺激への気づき《アウエアネス》にかかわる定義。二つめは、内省やセルフ・アウェアネスを説明した定義。そして三つめは、心の理論、ないしは心的状態を他者に帰属させる能力に関係した定義である。

たとえば『オクスフォード英語辞典』にある意識の定義も、傾向としてこの三つの主要カテゴリーに分かれる。一つめのグループの定義は、医学的な状態と対応しているようで、意識と、なんらかの刺激（外的刺激あるいは内的刺激）を受容することを同一視している。そして、「何かを心的に意識している、あるいは何かに気づいているという状態または事実」が、「目覚めているときの健全な状態」として記述されている。この定義にしたがえば、うちの猫にも、まちがいなく意識がある。電動缶切りの音に反応して、全速力でキッチンに駆けこんでいくからだ。この定義は、重傷の患者や昏睡状態にある患者を診断するときに採用されており、外的刺激を判断できる患者や、周囲の事物に気づいている患者は、意識があると診断される。

二つめは、意識をセルフ・アウェアネスや自分自身の認知に対する気づき《アウェアネス》という観点から記述している。したがって意識は、「内的な知識あるいは確信」「裏づけとなる証拠が自分のなかにある知識、とくに自分自身の潔白や罪や欠陥などについての知識」、あるいは「考える主体が、自分自身の行為や感情についてもつ認識」と定義されている。このような定義はまちがいなく、本書で記述する概念にもあてはまるので、本書はセルフ・アウェアネスに関する本かもしれないが、意識に関する本だとも言える。

とくに興味をそそられるのは三つめの、より歴史的な定義で、これは複数の個人に共有される知識に関係している。この場合の意識は、「共同あるいは相互の認識」と記述され、それは「共通の思考や感情をもつ人びとからなる集団や民族などに、一つの集団的能力として帰属する」。この第三の定義、すなわち思考を共有する能力、あるいはだれかが同じ知識をもっていることがわかる能力、という定義は、心理学者が心の理論や心的状態の帰属について用いる定義ときわめてよく似ている。私がこっそり映画に行こうとする、あの例のことを思い出してほしい。私は上司の考えを推測することができた（上司も自分と同じように、ポップコーンから映画を連想するだろうとわかっていた）。だからポップコーンの箱を隠し、仕事をさぼったことをとがめられないようにした。

私は、研究者たちが真の意識の定義は何かという問題に決着をつけようとして、あやうく殴りあいになりかかった場面に居あわせたことがある。意識をセルフ・アウェアネスとして定義づけることができるという点については多くの学者が同意しているが、正確な意識の定義にたどりつくむずかしさを考えると、セルフ・アウェアネスが意識であると証明するすべはない。つまりこの本はセルフ・アウェアネスについての本だが、意識に関する本としても読むことができるということだ。セルフ・アウェアネスの研究は意識の研究だという根拠は何かと訊かれたら、「私はセルフ・アウェアネスが意識だと思っているし、そう思っている人たちはほかにもいる」と言うよりほかにない。

言語とセルフ・アウェアネス

私と研究仲間は、セルフ・アウェアネスと意識の関係を研究していくうちに、いつのまにか、ある論争にかかわることになった。それは、昔から脳について仮定されてきたことがらに関係している。

言語は認知能力の最高峰であると私は教わった。私たち人間の思考に意味をあたえるのは言語であり、思考はそれを表現する言語があって初めて意識にのぼると言われている。この定義によれば、意識と思考と言語は密接に関係している。著名な言語学者・宗教学者のマックス・ミュラーは一八八七年に、「理性なくして言語なし、言語なくして理性なし」と書き、論理の形式はなんらかのかたちの言語がなくては不可能であると述べた。この考えは二〇世紀をとおして存続した。認知科学においては、言語が王様であるらしい。この線に沿って考えを進めると、脳のなかで言語の出所を突きとめることができれば、意識の座も突きとめられる、ということになる。

おおぜいの著名な神経科学者がそう考えてきた。読者のみなさんはおそらく、「左脳と右脳」など、脳の側性化《そくせい》［左右の半球機能の非対称性、片側優位性］に関係のある考えを耳にされたことがあると思う。ほとんどの人の場合、言語関連の機能の多くは左脳にあり、左脳の特定の領域が損傷されると、言語の生成ができなくなってしゃべれなくなったり、人の話が理解できなくなったりする。このことから、多くの神経科学者は、言語が「左脳」にあるなら意識も左脳にあるにちがいないと推測してきた。そして、真の言語をもっているのは人間だけだから、意識は人間だけにあると考えてきた。

私と研究仲間は、いくつかの点でこの考えはまちがいだと思っている。第一に、研究で実証されているとおり、言語はけっして人間に特有ではなく、多くの種に共有されている。たとえばミツバチは、餌のある場所の方向と距離を伝える、おなじみの「ミツバチのダンス」で情報をやりとりしている。単語や文法は使用していないかもしれないが、ミツバチがその過程で情報を抽出できるのはあきらかである。高度に進化したコミュニケーションのパターンは動物界に広く存在しているし、人間が言語面で所有しているものは、一部の動物と比べて量的な違いがあるだけで、質的な違いはないようである。ほかの動物にも言語能力が発見されれば、言語が人間の意識に「独特」の役割をはたしているという議論はそれだけ弱くなる。簡単に言えば、私たち人間の言語能力は、それほど独特でもないし、意識をはかる唯一のものさしでもないのである。

それに言語の構成要素は、右半球にもたくさんある。大多数の人の場合、右半球は、非言語的な手がかりの生成および理解など、非言語コミュニケーションにきわめて重要である。また、言葉づかいや発言の情動的要素を理解するのも、右半球優位の機能であるらしい。UCLA［カリフォルニア大学ロサンゼルス校」の神経科学者アラン・ショアーは、右半球の情動への関与は自己感にとってもきわめて重要だと論じている。

したがって、左半球は言語を有しているのだから、もっとも高度な意識は左半球にあるはずだという考えかたは、もはや通用しない。私たちは、意識のテストとしてもっと根拠のあることがらに目をむけ、興味ある結果を得た。それらの所見は、脳について私たちがもっている概念全体に新たな解明の光をあてるものであり、右半球はようやく正当に評価されたのではないかと思えるものである。

単刀直入に言えば、左右の脳半球はともに高度に進化し、それぞれが想像力をかきたてる驚異的な能力をもっている。右半球は単なる「脳のつなぎ」で、テレビ番組のあいだにあるコマーシャルのようなものにすぎないと主張しつづけている人たちには、そうではないという証拠をお見せする。一握りの著名な研究者が、右半球は左と「同等」かもしれないと示唆しているものの（あとでとりあげるように、ノーベル賞受賞者のロジャー・スペリーもその一人だが）、右半球は薄いスープのようなもので、興味を引かれるような中身はわずかしかないというのが、これまでの伝統的な考えだった。これから述べる本書の内容は、右半球の役割について、またおそらくは意識そのものの意味についても、一般的な見解に挑戦するものになるだろう。

第1章●鏡のなかの顔——意識をいかに測定するか

私たちはみな人生のどこかの時点で、「私はだれなのか」「私はどうして存在しているのか」「私は脳のどこにいるのか」と自問する。自分の存在が、このような問いについて考えろとうながしているような、それどころか要求さえしているような気がする。実際これらの問いは、何世紀ものあいだ、哲学や宗教の中心的テーマになっている。

「自己」に挑んだ先人たち

科学者も、このような問題の答を探究してきた。スウェーデンの植物学者カロルス・リンネウス(リンネ)は、一八世紀に動植物の分類の基礎をつくった。今日でもなお、それとよく似た分類体系が、界、門、目《もく》などの区分とともに、高校の生物学で用いられている。リンネは、ダーウィンより一〇〇年も前の学者でありながら、人間を「ほかの動物」と一緒にあつかい、サル、類人猿、コウモリ、レムール、ロリスなどとともに「霊長類 primates」に分類した(prima はラテン語で「第一」を意味する)〔霊長類の分類および説明については五四ページを参照〕。しかし彼は、人間をほかの種と区別するために、デルフォイのアポロ神殿にかかげられた「汝自身を知れ」という碑文を思い起こした。この碑文は、人間とほかの霊長類を隔てるものは、自己を知る能力と自己を表象する能力だということを暗示している。リンネは、ホモ・サピエンス（「賢い人」）にいたる道の第一歩は自己点検であると考え、自分自身の思考を省みること、すなわちセルフ・アウェアネスを、もっとも高次の認知、人間に独特の能力とみなした。

どうやらリンネは、過去の偉大な思索家たちの考えを採用したらしい。古代ギリシアの学者たちは自己の複雑な性質に魅せられ、人間は、みずからの存在について考えることのできる能力を特有の天分としてあたえられていると考えていた。たとえばソクラテス（紀元前四六九年頃の生まれ）は、吟味のない人生は生きるに値しないと述べた。つまりソクラテスは内省を、単に指示されて実行することではなく、真の意識や善を理解する手段として必要なものととらえていた。プラトン（紀元前四二七年生まれ）は、この考えをさらに進めて、内省は人間の義務だと論じた。美徳や道徳認識は、「善」や「自己」を知ることをとおして到達するものだった。

しかし私の学生たちなら、「重要なのはアリストテレスだ」と言うかもしれない。アリストテレス（紀元前三八四年生まれ）は初めて、セルフ・アウェアネスに対して「比較学的な」アプローチをとった。つまり、認知能力の観点から見た人間と動物の違いを詳細に記述した。アリストテレスは、基本的な機能や知覚（視覚、触覚など）は人間と動物に共通しているが、知性は人間だけにあると考えた。また彼は、自己と魂と身体の関係という問題に初めてとりくんだ哲学者の一人でもあった（もし彼が現代の脳機能画像装置を利用できたとしたら、いったいどんな試みをしただろうか）。

それから何世紀かのちには、フランスの数学者ルネ・デカルト（一五九六年生まれ）が、人間の意識に関して、おそらくは最大の影響力をもつ思索家となった。デカルトは偉大な哲学者だったが、それだけではなく、最初の神経科学者だったと考えることもできる。セルフ・アウェアネスと意識の関連についての彼の理論は、今日もなお重要である。「我思う、ゆえに我あり」という言葉は、自己が存在し、みずからの存在を知っているのは、自己が考え、みずからの存在を省みることができるからだということを示唆している。興味深いのは、この直観から「独我論」、すなわち自己は私たちが知りうる唯一の現実だという信念が出てくることだ。私がこの独我論の核心部分に出会ったのは、かれこれ二五年ほど前のことで、当時一〇歳だった姉から、「もしかしたら、あなた以外の世界中の人はみんなただのロボットで、あなたの気をまぎらすために地球に置かれているだけかもしれないじゃない？　自分以外の人が本当に存在しているって、どうしてわかるの？」と聞かれたときだった。自分が独我論の哲学をしゃべっているということを、はたして姉が知っていたかどうかはわからないが、それはもっともな意見だった。

デカルトは自己について雄弁に語っただけでなく、実際に脳内の自己の座を突きとめようとした。彼は松果体《しょうかたい》（脳の中央に位置する小さな領域）が、精神と身体の出会う場所であり、したがって意識と自己の中枢であると考えた。その主張は、松果体は側性化が見られないという事実、つまりほかの多くの脳部位とは違って左右一対ではなく、一つしかないという事実にもとづいていた。デカルトの考えは、のちに誤りであるとわかったが、一七世紀の基準からすればきわめてすぐれた神経科学だった。

デカルトの人間と動物に対する比較学的なアプローチも、長いあいだ科学に影響をおよぼした。デカルトは、動物にも知能はあると考えていたが、前述のような意味での魂や自己が動物にあるとは考えず、自分の存在について考え、自分自身を客観的にとらえることができるのは人間だけだと考えていた。彼はこの議論の裏づけとして、動物は本能にもとづいて行動する、融通性が低い、言語を使用しないという点をあげた。そして、ある動物に自己があるとみなすなら、すべての動物に自己があるとみなさなくてはならないが、下等動物（たとえば牡蠣《かき》）が自己をもたないのはあきらかであると述べた。

意識や自己に関する古代哲学者の考えも非常に重要だが、デカルトの説は決定的に重要である。第一に彼は、人間の存在の本質を自己の存在と定義した。人間の意識とは自己であり、自己とは意識だという考えである。第二に、脳内の意識の座を突きとめることは可能だと考えた（さらに言えば、すでに彼自身が突きとめたと考えていた）。第三に、もっとも高度な意識を、人間だけに存在するものとみなした。

ギリシアの哲学者やデカルトのほかにも、多数の偉大な哲学者、科学者、著述家が人間の精神を検討し、自己感こそが意識につながるものであり、おそらくは人間を定義づける特徴であろうという結論にいたっている。フロイトは自己の理解を研究の中心に置き、精神現象のかなりの部分は抑圧され、心の奥底に隠されていると結論した。精神分析の目標は、自己を自己に対してさらけ出すことだった。カール・ユングは、すべての人間がさまざまな程度に共有する、共通の自己が多数あると考えた。ジャン・ピアジェは自己とその可変性について、ひたすら書きつづけた。子どもは同化［環境を自分のなかにとりこむ働き］と調節［自分を環境にあわせて変える働き］をとおして自己感を発達、精緻化させていくのであり、おとなになるまでつづくその過程が、人間の成長の主要な特徴であるというのが彼の考えだった。ほかにも数えきれないほどの心理学者（たとえばケーラー、ベック、セリグマン）や、哲学者（たとえばロック、ヒューム、ヘーゲル、サルトル）が、セルフ・アウェアネスを認知や意識と結びつけた。

自己という考えは、宗教の教義でもとりあげられている。宗教に見られる自己は、（一神教の）神をひながたにして創られた存在であるか、みずからの本性を真に理解することをさまたげる煩悩《ぼんのう》に悩まされる存在である。仏教では、瞑想と自己の超越が悟りの中心を占める。自分は何者かということについて内的な真理を発見することと、何者でないかを学ぶこと（おそらくこちらのほうが重要だろう）が、内面のやすらかさを達成するための礎石なのである。キリスト教では、内省と告白が自己改善にいたる道とみなされている。

哲学者や心理学者や宗教思想家が自己に引きつけられるのは、自己というものが人間の存在を定義づけているように思えるからだ。「我思う、ゆえに我あり」というデカルトの言葉が存続してきたのは、人間の状態をみごとに表現しているからだ。しかし自己という観念を理解するのに偉大な哲学者の助けはいらない。私たちはそれをじかに経験しているのだから。

セルフ・アウェアネスの定義

私は哲学的な見地から、セルフ・アウェアネスの起源の探究ほどおもしろいことはないと思っている。これから見ていくように、人間は内省的能力のおかげで自分自身を真に理解できるからだ。しかし、まずは定義づけからはじめよう。

セルフ・アウェアネスとは、自分自身の心的状態を省みる能力であり、自己を他者とは異なる存在ととらえる能力である。

これは何も、セルフ・アウェアネスがすごい能力だという意味ではない。私たち人間は、自分の考えについて考えることができる、という意味だ。私たちはしょっちゅう、「失礼。ちゃんと聞いていませんでした。考えこんでいたもので」「どうしてあんなことをしたのか、自分でもわかりません。あのときはいい考えだと思ったのです」といった言葉で、自分のセルフ・アウェアネスを言いあらわしている。私たちは自分の思考を客観的に意識し、つくりあげ、批判し、語ることができる。

セルフ・アウェアネスというものがどれほど重要であるかを明確にするために、自分の思考を省みる能力がない状態を想像してみよう。たとえばたいていのコンピュータは、デフラグ［ハードディスク内のデータの断片化を解消すること］やウイルス・チェックなどの内部点検を頻繁に実行しているが、内部状態をモニターして適切な修正をほどこしているあいだ、みずからの行為やプロセスを認識しているわけではない。コンピュータは、みずからを省みることなくそのようなルーチンを実行しているのであって、「いまデータの圧縮をしているところだ。これが終わったらウイルスのスキャンにとりかかろう」と考える能力はもっていない。

「運転盲」と呼ばれる現象についても考えてみよう。運転席ではっと気づくと、しばらくのあいだ運転していた記憶がないという、かなり気がかりな状態を経験したことのある人は多い。脇道にそれたり、どこかにぶつかったりしない程度には、きちんと外部環境に対応していたのに、気がつくまでの五分から一〇分くらいのあいだ、どうしていたかさっぱりわからない。このドライバーたちも、コンピュータと同じように、自分の認知プロセスに対する内省が欠けた状態にある。そのような出来事のあと、はっと「目覚めて」「意識がない」まま時間が経過していたことに気づく。セルフ・アウェアネスをもたない人がもしいたら、その人は、目覚めることがないまま運転盲の状態が長くつづいているような人生を送るだろう。

しかし、ある人にセルフ・アウェアネスがある、あるいはないと立証するのはむずかしい。運転中の人は、もちろんセルフ・アウェアネスがあるように見えるし、コンピュータがきわめて「人間的」に見える場合もあるだろう。多くの科学者が自己についての研究を敬遠するのは、セルフ・アウェアネスを科学的に評価するのがむずかしいからだ。しかし、いかにしてセルフ・アウェアネスを測定するかという問題は、脳の意識研究のかなめである。

先ほどあげた、セルフ・アウェアネスの説明ないし仮の定義は、簡潔明瞭である。しかし科学者は、なかでもとくに心理学者は、「操作的定義」という概念、すなわちなんらかのかたちで測定できる構成概念や観念にこだわる。コンピュータにはセルフ・アウェアネスがなく、キーボードを打っている人にはあると、どうすればわかるのだろうか？　どうすれば、人の内的状態を測定できるのだろうか？　このジレンマを解消するために鏡に注目したのは、ゴードン・ギャラップ・ジュニアが初めてではないが、セルフ・アウェアネスを研究するための科学的アプローチとして、鏡の使用を方式化したのは、彼が初めてだった。

ギャラップとの出会い

私が初めてゴードンに会ったのは、私自身のセルフ・アウェアネスがあからさまにテストされるような状況のもとでだった。私は心理学の修士課程を終えたばかりで、脳領域と一定の行動の対応関係を調べる脳機能画像法にとりわけ関心をもっていた。修士論文のテーマは、本書でも第5章でとりあげる、事象関連電位（ＥＲＰ）の検討だった。それまでさまざまな科学専門誌でゴードンの研究について読んでいた私は、彼のもとで研究しようと心に決め、彼が心理学教授を務めるニューヨーク州立大学オールバニー校の博士課程に志望の書類を提出した。するとうれしいことにゴードンから電話がきて、会ってくれるという。君はウエイトリフティングはやるかね、とゴードンが訊いた。彼はそれに熱中しているらしい。ええ、やりますと答えると、私の家から一時間くらいのところにある、オールバニーのスポーツジムで会うことになった。

ゴードンは、彼があらかじめことわったとおり、フィットネスにいれこんでいた。長身に負けないくらい横幅があって、脂肪はまったくなかった。筋骨隆々の体とつりあいをとるためか、口ひげをたくわえていて、それがひときわ目立つアクセントになっていた。何のいわれもなく人の腕をもぎとったりするんじゃなかろうか、というような風貌で、しかも見ていると、この「ご老人」は、ベンチプレスで私の車を上まわる重量をあげられるのだった。私たちはたいした話はしないままジムで一時間すごした。もっとも私は、早々に切り上げてあとはストレッチをしていたのだが、ゴードンはずっとウエイトをあげていた。

ゴードンとどんな話をするかはあらかじめ考えてあった。しかしロッカールームにむかって歩きながら、面接に備えたハウツー本には、将来の指導教官とならんでシャワーを浴びるときのエチケットについては何も書かれていなかったことに、はたと気づいた。トレーニング中は、話らしい話はしなかったので、帰り支度をさっさとすませて、どこかで昼食をとりながら面接をするのだろうと私は思っていた。ところがゴードンは、裸になってシャワーを浴びているときに、ようやく私に注意をむける気になったらしく、「それで、なぜ君はオールバニーで私と一緒に研究したいのだね?」と訊いてきた。私はそのとき、面接者の目をしっかり見なさいという助言はなるほど適切だとおおいに納得した。

「鏡のテスト」は何をテストするのか

ゴードンの教室を志望したのは、彼がセルフ・アウェアネスを測定する科学的なツールとして鏡を導入し、意識の研究に大きな変革をもたらしたからだった。初対面こそ型破りだったが、私たちの研究は（もう少しリラックスした状況で会ったディーン・フォークの研究とともに）、人間の脳や意識についての考え方に新たな洞察をもたらすのではないかと私は思っている。ワトソン&クリックの二重らせんをはじめ、科学のブレイクスルーにはよくあることだが、ギャラップの鏡のテスト［以下に述べる実験手法からマーク・テストとも呼ばれる］も、言われてみればあまりにも当然のことだったので、なぜ自分は思いつかなかったのだろうと多くの人が考えた。鏡のテストは、それほど単純でありながら、意識の基本的性質に対するアプローチのしかたを変えてしまった。

　ゴードン・ギャラップが霊長類の自己鏡映像認知に関する独創的な研究を発表したのは、およそ三〇年前のことである。[1] ギャラップは、一九七〇年に権威ある『サイエンス』に掲載されたその論文のなかで、チンパンジーに鏡を見せると、鏡に映っているのは自分だと認識していることを示す反応を見せたという観察結果を書いた。サルが、鏡に攻撃をしかけるか、鏡映像を別の個体とみなしていることを示す行動パターンを見せたのに対して、チンパンジーは、鏡映像が実は自分自身であることを理解しているようだった。この観察は正しいのだろうか？　チンパンジーは本当に、鏡のなかの像が自分の姿だということを理解していたのだろうか？

　ギャラップは、自己の顔認知についてサルとチンパンジーに違いがあるかどうかを確かめるため、もっと厳密なテストをすることにした。彼はまず、通常の行動の基準となるベースラインを確定するために、複数のチンパンジーに一〇日間、鏡を提示し、そのあいだは鏡の前で遊んだり食べたり、なんでも自由にさせた。そして一〇日後に、チンパンジーに麻酔をかけて額にマークをつけた。マークは、チンパンジーが自分でじかに見ることができないように、眉の上方のめだたない場所に無臭の染料でつけた。麻酔から醒めたチンパンジーを、今度は鏡を置かずに再び観察した。これはマークのある場所に手を触れる回数の基準値を確定するためである。ギャラップはチンパンジーが頻繁にマークにさわるかどうか、すなわち額のマークの存在やにおいを感じているかどうかを観察したが、そのような行動は見られなかった。つまりチンパンジーたちは、マークの存在に気づいていなかった。

そののち鏡をふたたび実験の場に置いた。すると鏡に映った自分を見たチンパンジーたちはみな、すぐに額のマークに興味をもち、額をさわる動作を示した。典型的には、まずさわったあとで手をじっと見る、手のにおいをかぐ、手を念入りに調べるといったパターンが見られた。チンパンジーたちは、以前はマークがなかったということを認識しているようだった。このチンパンジーの行動を見たゴードン・ギャラップは、(論文には書かなかったが)ひっくり返りそうになった。鏡のなかに見えているのが自分の顔だとチンパンジーが理解していることが、これで実証されたと思ったからだ。チンパンジーたちはまず、マークのついていない自分の顔を観察した。そして麻酔から醒めたとき、鏡を見て、自分の外見が変化していることを認識できた。これは重要な所見だった。そしてギャラップは、それを承知していた。

この実験をじっくり見てみると、次のことがわかる。まず基準の設定として、鏡に映った通常の自分の顔を観察する機会を動物にあたえた。それから麻酔下で顔にマークをつけ、マークをつけたことを動物自身に気づかれないようにした。次に麻酔から醒めた動物が、鏡のない状態で、マークにさわるかどうかを見た。そして最後に鏡を置き、マークのついた自分の顔を観察する機会をあたえた。そしてその動物がマークをしげしげと調べた場合は、自己鏡映像の認知ができるものと考えた。

しかし、二つめの重要な実験が必要だった。そのマーク指向の行動が何を意味しているかを判定するために、右の実験群とは別のチンパンジーのグループに対しても、同時に実験がおこなわれたのである。このグループのチンパンジーに対しては、事前に鏡を見せることをせず、それ以外は実験群と同じ設定で実験をした［このように、一つの因子を除いて、あとは実験群と同じ条件で実験をおこなうグループを対照群あるいは統制群、コントロール群と言う］。対照群のチンパンジーは事前に鏡を見せられていないため、マークが新たについたものであるという判断ができず、したがって実験群とは反応の回数やタイプが違うだろうという仮説が立てられる。実験の結果、この仮説は確証された。事前に鏡を見せられなかった対照群のチンパンジーは、マークを認識しなかったのである。マークがつけられる前に鏡で自分の姿を見たチンパンジーだけが、マークをつけられたあとでそのマークを調べる行動を示し、事前に自分の姿を見ていないチンパンジーはそうした行動を示さなかった。ギャラップはこれらの実験から、鏡を見て自発的に自分の体をさわるチンパンジーの行動は、真の自己認知を示すものであるという結論を出した。

彼の研究はこの所見だけでも発表の価値があっただろうが、ギャラップはさらに三つめの要素をつけくわえた。チンパンジーより下等な霊長類のグループを同じ方法でテストしたのである。サルはチンパンジーとは違って、ふたたび鏡を提示されたとき、マーク指向の行動を示さなかった。したがってサルは、チンパンジーと同じ自己認知の能力をもっていないようだった。

私たちにとって鏡映像認知はあたりまえのことなので、ギャラップの所見がもつ重要性は理解されにくいかもしれない。私は朝九時頃まではなるべく鏡の前に立たないようにしているのだが、鏡の前に立てば、こちらを見返しているのが自分の顔だとわかる。ギャラップによれば、私はこの能力をチンパンジーと共有している。それのどこが、そんなに目覚ましいことなのだろうか？　表面的に見ればギャラップが実証したのは、チンパンジーという霊長類は自分の顔を認識できたが、別の霊長類であるサルはそれができなかったということにすぎない。しかしギャラップが考案したのは、単なる顔認知の実験方法ではなかった。彼は意識に関する論争を再燃させたのである。

ギャラップは論文に、チンパンジーは自己鏡映像を認知できるという観察結果を書いただけにとどまらず、そこから論を進めて、自分の顔を認知するためには、心のなかに自分のモデルをつくる能力がなくてはならないと述べた。言いかえれば、鏡に映った自分を自分と認識できる個体は、自分自身の外見について持続性のある感覚をもっているはずである。その動物は、なんらかの認知メカニズムを用いて、自己が、少なくとも身体的な形状において変化したことを理解し、その変化を調べようという気を起こした。ギャラップは、自己の内部モデルがなければ、それは不可能であろうと述べた。彼のテストは、彼自身が書いているように、「人間に近い動物の自己概念を初めて実験的に示した」ものと思われた。

ギャラップの研究は、チンパンジーの内的生活がそれまで推測されていたよりもはるかに人間の内的生活と似ている可能性を示唆するものだった。人間以外の動物も、高次の意識をもっているかもしれないのだ。

一九世紀の先駆者たち

ゴードン・ギャラップの研究は一九七〇年におこなわれたが、鏡はずっと昔から、高次意識の研究に用いられていた。ギャラップのテストは、手順を現代的に方式化した初めてのものだったが、鏡映像認知と意識に相通じるところがあると示唆したのは彼が初めてではない。それどころか、鏡を用いてセルフ・アウェアネスを調べるという方法は、一五〇年以上も前からおこなわれていた。そのような初期の研究者のなかには、ギャラップと同様に、鏡映像認知は自己の内面の働きを測る一つの方法であると示唆した人たちもいる。

チャールズ・ダーウィンも、高次の認知能力の有無を見るためのツールとして鏡を採用した、最初の近代的な科学研究者の一人だった。[2] ダーウィンも、ギャラップと同様に、人間以外の霊長類の行動を研究し、二頭のオランウータンに鏡を見せると、その鏡映像に対して、別のオランウータンを見ているかのような反応をしたと記している（ダーウィンは長らくオランウータンに興味をもっていた）。オランウータンは、鏡に映った自分の顔を別のオランウータンだと思ったらしい。ダーウィンはここから、オランウータンは自己鏡映像の認知ができないという結論を出した。

ダーウィンが類人猿と鏡に関する観察結果を発表したのは、一八七二年のことだが、オランウータンに鏡を見せたのは、それより三〇年ほど前におこなった自分の子どもの「研究」に端を発していたらしい。若き科学者のダーウィンは、妻のエマとのあいだにもうけた一〇人の子どもたちを研究対象にした。彼は最初の子どもが生まれた一八三九年からずっと綿密な観察日誌をつけていたが、その所見を発表したのは一八七七年七月になってからだった。第3章でまたとりあげるが、ダーウィンはそのなかで、鏡に対する子どもたちの反応について書き、子どもたちが示した自己認知の能力は高度な知能のしるしだと述べている。

仮にダーウィンが最初の鏡のテストをしたのが一八四〇年頃だとすると、その研究は、一八二八年にJ・グラントという人が発表した興味深い報告より少しあとにおこなわれたことになる。[3] グラントはあまり知られていない研究者だが、鏡を使用した科学的な顔認知の研究を初めて記録した人物と考えられている。グラントはその研究で、サルは鏡を見て驚きの反応を示したが、オランウータンは鏡に映った自分の顔を見ても何も感情を示さなかったと報告している。残念なことにグラントは、オランウータンの行動の詳細は報告しておらず、ただそのオランウータンの反応（あるいは反応の欠如）が、彼の試したほかの呈示刺激に対する反応を考えると異例だったと記しているだけである。

一九世紀にはこのほかにも、人間や類人猿やサルの鏡映像認知についての研究が散発的に発表されている。一八七八年には、マクシミリアン・シュミットが、オランウータンに鏡を見せたが自己認知の徴候は何も見られなかったと、ある程度くわしく報告している。[4] シュミットによれば、そのオランウータンは鏡映像というものの属性を少なくともいくらかは理解していたらしく、そばに立った人の姿が最初に鏡に映ったとき、ふり返ってその人を見たという。しかし自己認知の徴候は何も示さなかった。この報告は代表的な例だが、当時はほかにも人間以外の霊長類を対象にした研究がいろいろとおこなわれていた。たとえばJ・フォン・フィッシャーという研究者は、多種類のサルに鏡を見せたところ、後半身を鏡にむける動作をしばしば示したと書いている。これは同種の個体に出会ったときの典型的な行動である。フィッシャーも、それ以前の人たちと同じように、サルたちが示したこの反応を、自己認知がないことを示す所見と解釈した。

自己認知の父

しかし「自己認知の父」という称号は、ドイツの研究者ウィルヘルム・プライヤーにあたえられるべきだろう。プライヤーのすぐれた研究内容は、ほとんど知られていないが、一八八九年に出版された全二巻の論集『子どもの心』(*The Mind of the Child*) の下巻にあたる、『知能の発達』(*The Development of the Intellect*) のなかに要約されている。(5) プライヤーの観察対象はおもに人間の子どもにかぎられていたが、自己鏡映像認知の能力が何を意味しているかを、早くからみごとに定義づけた功績は彼のものだと言える。プライヤーは、自己鏡映像認知の徴候を列挙して、それを「私」ないしは自我と関連づけた、最初の研究者だった。彼は、子どもの内的世界を研究するツールとして言語は不適切であると考え、「ｍｅ」という感覚は、子どもが「Ｉ」という代名詞(ドイツ語では「Ｉｃｈ」)の使い方をきちんと理解するようになるずっと前から発達しはじめると主張した。彼は、自己鏡映像認知のほうが、自己をもっているかどうかを測る尺度としてすぐれており、自己認知は子どものなかに「Ｉ」という感覚ができはじめていることを示す確実なしるしだと実感していた。またプライヤーは、記述においても明確かつ詳細、綿密だった。

プライヤーは、セルフ・アウェアネスを測る尺度どうしをたがいに対応させ、比較する方法を開発した。この比較の方法は、その後の自己や脳の研究において、欠かせないものになった。プライヤーはこの方法を用いて、鏡映像認知の有無を、そのほかの自己認知の指標と比較した。たとえば、子どもが自分の顔を認識できるようになった年齢と、自分の影に対する反応とを比較している。また、それらの行動と、自己関連の言葉(たとえば「I」という人称代名詞を使っているか、それとも自分を指すのに自分の名前を使っているか)や、自己ジェスチャー(自分の腕を、あたかもそれが自分の体の一部ではなく、無生物の物体であるかのように、おもちゃにして遊ぶ、など)との比較もしている。自己を測る尺度をたくさん使えば、自己の発達の時系列を正確に示せるのではないかと考えたのである。

プライヤーは類人猿については調べていないが、鏡に対する人間の子どもの反応をほかの動物の反応と比較している。彼の記述は魅力的で鋭い。「私は数週間、トルコ産のつがいのアヒルを毎日眺めていたことがある。二羽はいつも一緒で、ほかのアヒルから離れていた」と彼は書いている。「驚いたことに、雌が死んでしまったあと、雄は好んで地下の貯蔵室の窓のところに行くようになった。その窓は内側に覆《おお》いがしてあるため、ものがはっきり映るのだが、雄は毎日その窓にむかって何時間も立っていた。彼はそこに映った自分の姿を見て、たぶんそれを失った連れ合いだと思っていたのだろう」。子猫の行動については、次のように書いている。「私が小さな鏡を見せた子猫は、鏡映像を別の生きた猫だと思っていたにちがいない。鏡の裏にまわれるような置き方をすると、鏡の裏に行ったり、まわりをまわったりしたからだ。これに対して多くの動物は、自分の鏡映像をこわがって、逃げてしまった」。印象的なこれらの所見は、二〇世紀に入ってかなりたつまで、ほとんど注目されなかった。どうやら鏡を研究していた人たちの多くは、それぞれ別に研究にとりくみ、たがいの所見に気づいていなかったらしい。もし彼らがたがいに協力したり、先人の研究結果を利用したりしていたら、セルフ・アウェアネスの研究はもっとすみやかに進んでいただろう。つけ加えるなら、このような弊害は今日までもちこされている。

研究の散発化

自己鏡映像認知の研究は、その後もかなり散発的なかたちでつづけられ、サル、オランウータン、チンパンジー、テナガザル、それにゴリラについても、ぽつぽつと報告があった。そして一九二九年に、ロバート・ヤーキースおよびエイダ・ヤーキース夫妻が、これらの研究報告を『大型類人猿』（*The Great Apes*）という本にまとめた。(6) これは霊長類の知能や認知の研究分野にとって、きわめて重要な業績だった。ヤーキースたちは、鏡映像認知は自己意識研究において大きな意義をもつと述べ、系統だった研究の必要性を示唆したが、その文章の調子から、霊長類の鏡映像認知についてネガティブな結果を示した研究報告にいくぶんがっかりしているような様子が読みとれる。それは、人間以外の霊長類がみな、鏡に興味を示さなかったか、鏡に映った自分の像に対して、同種の別の個体に対するような反応を示したかのどちらかだったことを残念に思う気持があらわれたものらしい。

その後の五〇年間、自己認知の研究はつづいていたが、研究者たちは依然として先人の研究に疎《うと》く、系統だった研究の方向性もできないままだった。たとえば一九五四年に *Human Biology*（『人間生物学』）という雑誌に掲載された論文には、チンパンジーの自己認知を示す実例として、これまで発表されたもののなかでもっとも説得力のある資料が添付されている。(7) ヴィッキーという名のチンパンジーが一心に鏡を見つめ、あきらかに鏡を利用しながらペンチで自分の歯をはさもうとしている写真である。しかし驚いたことに、この論文の著者のキース・ヘイズ、キャサリン・ヘイズ夫妻は、この行為について何もコメントしておらず、その重要性は注目されなかった。

イェール大学の小児発達心理学者、アーノルド・ゲゼルの仕事についても考えてみよう。(8) 彼の研究は、二〇世紀初頭から一九五〇年代の終わりまで、ピアジェが提示した理論や、発展途上の分野だった児童心理学の裏づけとして役立った。また彼は、おもに子どもと子ども、あるいは子どもとおとなの相互作用を調べた幅広い研究で、「個人的・社会的」行動を見るために鏡を採用した。彼の研究はプライヤーのそれと同様に、さまざまな「自己」の指標（たとえば文のなかで自分の名前を使うなど）にも着目していた。これは数百人の子どもを対象にした、明確な目的のあるきわめて科学的な業績だったが、自己についての研究はそのほとんどが忘れさられてしまった。そうなってしまった業績の一端は、プライヤーなど、鏡を使った先人の実験的研究のうえに自分の研究を積みあげることをしなかったゲゼル自身にあった。残念だが、ゲゼルの業績を無視したゲゼル以降の研究者たちにも、同じことが言えそうである。

実際、ある実験などは、脳の研究のなかでも屈指のすばらしいものなのに、「聞いたことのない実験的研究トップ10」のなかに入りそうな状態にある。一九四〇年にC・W・ハントリーという若い研究者が、一連の実験で自己を幅広く検討した。彼はまず、被験者に模擬実験を実施して、本人に知られないようにその声を録音し写真を撮影した。(9) そして数カ月後に同じ被験者を呼び戻し、本人の手や横顔の写真、録音した声、筆跡のサンプルといった「自己」を刺激として呈示した「心理学用語の「刺激」は、感覚器をとおして知覚される外界の事物あるいはエネルギーを指す。実験では、目的に応じて設定された刺激を呈示し、それに対する反応を見ることによって、媒介過程が検討されるが、ここでは「自己」を呈示刺激としている」。被験者は、呈示された刺激が自分自身のものであることにいったん気づくと、気づいていないときとはまったく違う反応を示した。呈示された顔が自分の顔だと気づかないで見ているときの情動反応と、気づいたときの情動反応がまったく違っていたのである（この研究については、第6章でもう少しくわしくとりあげる）。

「暗黒期」の成果

一九三〇年代から六〇年代にかけて、自己関連の刺激に対する反応（鏡映像認知や自己の写真認知など）を調べる研究が精神病の人たちにも実施され、たとえば統合失調症の患者は、自己関連の刺激に対する反応が、普通の人とはかなり違っていることなどが判明した。正常な被験者は自己関連の刺激に対して強い反応を示すのに対して、統合失調症者はあきらかに反応が鈍かった。これは統合失調症の患者たちの自己に混乱があることを意味しているが、その混乱を測定する一つの方法として自己関連の刺激が用いられたのである。

一九四〇年代にはジャック・ラカンが、鏡映像認知と子どもの発達についての学説を立てた。ラカンは、鏡映像認知と統一された自己の形成が相関していると示唆し、自己認知は自我の発達を測る主要な尺度であると提言した。またプライヤーと同様に（ラカンはプライヤーの存在を見過ごしていたが）、自己鏡映像認知は言語習得に先立つと主張した。ラカンの「鏡像段階」は、フロイト派の精神分析医から本格的な哲学者まで、広く引用されているが、神経科学者がラカンの研究に言及することはめったにない。私見によれば、それには二つの大きな理由がある。第一にラカンの考えは、実験との関係が明確ではない。ラカンは、実際の鏡映像認知のデータをほとんど調べていないし、条件を統制した鏡の実験を実施したわけでもない。実験主義者がラカンを敬遠する二つめの理由は、彼の文体にある。たいていの人にとってラカンの文章を読むのは、四月一四日の深夜［最終期日の前夜］になって確定申告の書類に税金額だの控除額だのを書きこんでいる状況と似たようなものだろう。私の同僚は、「ラカンを読んでいると、フェラーリをセカンドギアのまま運転しているような気分になる。もっとパワーがあるのはわかっているのに、速度をあげられなくていらいらする」そうだ。

しかしラカンは、自己との対話、すなわち「私」と鏡の関係の研究を一九三〇年代から六〇年代までつづけた。とは言え、この鏡の研究の「暗黒期」に、それ以外のことが何も起こらなかったわけではない。この数十年間は、脳の外傷に起因する奇妙な障害、たとえばセルフ・アウェアネスがない、自分の身体の一部を認知できないといった障害が、多数観察された時期にあたる。相貌失認という障害（よく知っている人の顔が認識できない障害）が知られはじめ、原因を探る研究がはじまったのもこの頃である。相貌失認の人は自分の夫や妻の顔も、母親の顔も認知できないし、重要なことに、自分自身の顔も認知できない。また、離人症や人物誤認（自分の誤認、あるいは他者の誤認）も、系統的な研究の対象になりだした。心理学や神経科学では、新たなツールが科学者の武器庫にくわわり、脳マッピングの信頼性が増した。技術の進歩のおかげで、たとえば自己の声の認知を研究することも可能になった。

しかし鏡映像認知に関しては、まとまりのある研究はほとんどおこなわれなかった。ヤーキースの本が出版された一九二〇年代以降、実際に鏡を使った研究は小休止状態になり、たまにあってもたいていは一例かせいぜい二例の報告で、それ以上の規模のものはめったにおこなわれなかった。このようにまとまりがなかったのは、一つには多様な研究者が別々の言語で結果を発表していたからだった。ダーウィンやヤーキースたちは英語で書き、プライヤーの初期の論文はドイツ語で書かれ、ラカンたちはフランス語を使っていた。また、ヒト以外の霊長類でポジティブな所見がなかったということも関係していたかもしれない。ヒト以外の動物でも自己認知ができるという（ギャラップの発見のような）発見があれば、もっと盛りあがっていたかもしれない。しかし実際は、出来事が散発的に書きとめられただけで、自己認知の実例が示された場合（たとえばヘイズ夫妻が提示したチンパンジーのヴィッキーの写真）も、ほとんど注目されなかったのである。ギャラップが一九七〇年に彼自身の研究結果を発表したとき、科学界が強い関心を示したのは、それまでがこのようにまとまりに欠けていたためだったのかもしれない。

統合された研究成果

ギャラップと同じように、セルフ・アウェアネスを検証する目的で鏡を使った研究者は、それまでにもたくさんいた。しかし鏡を用いた明確かつ決定的な測定法と観察可能な自己の決定要素を提示したのは、ギャラップが初めてだった。ギャラップは近頃、先人の研究を知っていたかと訊かれて、次のように書いている。「いや、当時は、ダーウィン、ヤーキース、プライヤーたちの仕事のことは知らなかった。私は大学院生で、私がとっていたコースでは、学生はそれぞれ研究計画を立てなくてはならなかった。ある朝、鏡の前でひげをそりながら、何をしようかと考えていたのだが、鏡に映った自分の姿を見ているうちに、ひょっとすると動物も自分の鏡映像を認知できるのではないかと思いはじめ、それを確かめるにはどうしたらいいかと考えた。それで、顔にマークをつけたらいいんじゃないかと思いついた」。

ギャラップは過去の測定法を改良しようとしたわけではなかった。しかし結果的には、先人の研究のいろいろな要素を一つにまとめて、意識研究にしっかりとした地盤をあたえる理論的な基礎を提示することになった。そしてようやく、デカルトとプライヤーの考えを統合し、作業仮説を組み立てることが可能になった。具体的に言えばギャラップは、検証可能な意識の仮説を専門とする研究分野を生み出したのである。

ヒト以外の霊長類の研究は、この三〇年で爆発的に発展した。この発展がなかったら、ギャラップのテストがここまで大きな影響力をもったかどうかわからない。ギャラップの研究とほぼ同じ頃に、著名な霊長類学者のジェーン・グドールが、それまで知られていなかったチンパンジーの道具使用やダイナミックな社会構造などを含む観察結果を発表した。それと同時期か、あるいは少しあとに、各種類人猿の言語能力についての実験的研究もはじまった。チンパンジーの研究、とくに認知的、社会的構造を調べる研究の数は、一九七〇年代および八〇年代にわたって増えつづけた。そしてもう一人の著名な霊長類学者フランス・ドゥ・ヴァールが、詳細な観察所見を、*Chimpanzee Politics*（チンパンジーの政略）［邦訳書『政治をするサル』］、*Peacemaking among Primate*（霊長類の和睦《わぼく》）〔邦訳書『仲直り戦術』〕など、内容に即したタイトルの著書にまとめて出版しはじめた。

このような霊長類研究によって、それまでは人間に特有と思われていた行動の一部が、飼育下や野生の類人猿にも見られることがあきらかになった。たとえば、マスターベーション、同種殺し、同性間の交尾、欺瞞、感情表現などは、すべてギャラップの研究とほぼ同時期に報告されている。さらに、遺伝学の進歩によって、人間とチンパンジーは遺伝物質の少なくとも九八パーセントが同じであり、したがってチンパンジーから見た人間は、ゴリラやオランウータンなどの類人猿を含むどんな動物よりも、遺伝的に近い存在だということがわかった。

心理学も岐路に立っていた。一九五〇年代および六〇年代は、B・F・スキナーと行動主義の時代だった。フロイトが去り、「心の科学」が流行したこの時代には、測定可能な観察の対象にならないものはなんであれ、研究に値しないとされた。しかし一九六〇年代の終わりになると、観察可能な行動を研究するだけでは内部の心の働きは解明できないとさとった心理学者のあいだで反動がはじまった。実験的行動主義と「内部の心」を統合した認知心理学という分野ができ、記憶、注意、アウェアネス（気づき）の研究がはじまったのである。ギャラップが彼の所見を発表したとき、行動主義者の過激なありかたにいらだちを感じていた多くの心理学者は、意識の議論を復活させることの研究を歓迎した。ギャラップは、最初の論文では「意識」に言及していないが、観察可能な行動（額のマークに触れる回数）とセルフ・アウェアネスの構築を結びつけることによって、多くの人の要求を満たす実験をこの分野にもたらした。内部の心が測定可能と考えられるようになったのである。

「非言語」脳を見直す

ギャラップのテストが誕生してから三〇年後に、ハーヴァード医科大学のカウントウェイ図書館で調べものをしていた私は、左右の大脳半球の機能差に関する研究で一九八一年にノーベル賞を受賞したロジャー・スペリーの論文に出会った。スペリーたちは意識を調べる方法を探究するなかで、それまで「劣位」と考えられていた脳部位が、実は意識をもち、高度に進化しているのではないかという考えをもちはじめていた。右脳にあるそれらの領域は音声言語に関与しておらず、(言語能力のある)左脳の領域ほど高度に発達していないと考えられていた。スペリーたちは、これらの領域に意識能力があるかどうかを確かめるために、一種の鏡映像認知テストを用いていた。

私はこの研究報告を読みながら、ギャラップの研究の意義を把握する第一の鍵は言語だと気づいた。鏡のテストは、たしかに発表されたタイミングもよかったのだが、大きな要素は、言語を必要としないということだった。どんな種でも個体でも脳領域でも、言語をもっているか否かにかかわらず、セルフ・アウェアネスの有無をテストできる。それは人間にも動物にも等しく使えるテストだった。そしてそれはあきらかに、プライヤーやダーウィンの研究がめざしていたことだった。

鏡のテストは、言語の必要性をとりはらったおかげで、あらゆる霊長類に適用できる数少ないテストの一つとなった。実際、ギャラップの論文が発表されたすぐあとに、研究者のビューラー・アムスターダムがこの方法で、人間の子どもをテストした。(10) 一九七二年に、ギャラップと似た方法を使って、人間の子どもがいつ自分の顔を認知できるようになるかをあきらかにしたのだ。そしてスペリーは、このテストを「非言語」脳に拡大適用した。条件が公平になり、言語を必要とせずに自己のテストができるようになったのである。

また、ギャラップのテストでは、測定しようと意図している対象、すなわちセルフ・アウェアネスが実際に測定されるという点も重要である。次章以下で示すように、鏡のテストに「合格」する能力は、セルフ・アウェアネスのあらゆる指標と高度に相関している。たとえばこのテストに合格する子どもには、罪悪感や誇りなどの自己意識的情動、一人称代名詞（I、ｍｅなど）の使用開始、自伝的記憶の徴候、自分の思考に対する理解などが見られる。同様に、自己鏡映像認知の欠如は、セルフ・アウェアネスをともなうほかの行動の欠如と相関している。したがってこのテストは、判断できるかぎりにおいて、真のセルフ・アウェアネスを測定すると言える。

第2章●己を知るチンパンジー――鏡のテストと類人猿

私はギャラップの論文が出る一年前に、マンハッタンのロウワー・イーストサイドで生まれた。もちろんその頃のことはほとんど憶えていないが、両親は私よりもっと憶えていない。母も父も、同世代の多くと同様にビート族だった。しかし私は、その社会変革の時代が、世界野生生物基金（WWF）やグリーンピースのような社会意識のある組織が創設され、動物の権利も含めた平等の権利を擁護する人たちがたくさんいた時代でもあったことは知っている。大衆文化にも学界にも、ギャラップの考えを受け入れる下地があったおかげで、人間だけがもつ能力とみなされていた自己感が動物にもある可能性を示唆する彼の所見は、無視されずにすんだのである。

鏡のテストの反響

ギャラップの論文に対する反応は早かった。同じテストが人間の子どもにも実施され、次いでほかの霊長類、ハト、家庭の飼育動物、イルカ、ゾウ、さらにまた霊長類とつづき、精神病の人たちにも実施された。影の認知を調べたり、録音した音声やビデオテープを用いたりといった、応用型のテストもおこなわれた。そしてのちには、コンピュータの画面上に顔を呈示する、二つの顔の画像を合成するなど、さらに手のこんだテクニックが使われるようになった（これらの手法については、第6章でとりあげる）。鏡のテストについては哲学者も精神科医も、言語学者、発達心理学者、神学者、神経学者、心理学者も、それぞれ言いたいことがあった。ギャラップの所見は反響を呼び起こし、強い興味と疑念にたきつけられて、多数の路線の研究がはじまったのである。

たとえば、ギャラップの所見を見ると、チンパンジーは鏡に映った自分を認知でき、サルはできないらしいが、本当にそうなのだろうか、という疑念があった。言語や学習など、ほとんどの認知能力については、種間の違いは段階的である。ところがギャラップの報告には、鏡映像認知については二種の霊長類のあいだにはっきりとした違いがあると書かれていたので、多くの研究者が、それほどはっきりした違いが実際にあるのか、なぜあるのかを調べようとした。また、ギャラップがテストを実施しなかった種はどうなのだろうかという考えもあった。そこで霊長類から霊長類以外の動物、ハトから人間の子どもにいたるまで、セルフ・アウェアネスの有無を調べる研究がおこなわれた。

そして最後に、自分の像を認知する能力（自己認知）と、高次の思考（セルフ・アウェアネス）との結びつきについての問いかけがはじまった。歴史的に見れば、これは科学者が鏡の研究に目をむけたそもそもの理由である。動物も鏡に映った自分を自分と認識できるかもしれないというのはおもしろい話だったが、より大きな問題は、ヒト以外の動物が本当に「意識」をもっているかどうかだったのである。

先にも述べたとおり、ウィルヘルム・プライヤーは一世紀以上も前に、鏡映像自己認知がセルフ・アウェアネスの存在を示す証拠となることを示唆した。プライヤーはまず、いくつかの動物種をとりあげ、どの種が自己を認知できるかを調べた。また、さまざまな年齢の子どもでも、自己認知の徴候があるかどうかを調べた。そして、これがもっとも重要なのだが、自己認知とそのほかのセルフ・アウェアネスの徴候との相関を見た。このプライヤーの手法と同じような方法は、今日でも使われており、たとえば人間の子どもについて、自己鏡映像認知のはじまりと、自己関連行動(「I」、「me」の使用など)との関係を調べる研究が実施されている。

近年では、この路線の究明から新しいタイプの研究が導かれている。この数十年間、意識の中枢はどこにあるのか、「この私」という不思議な感覚が脳のどこで生じているのかという問題の解明が試みられている。そして自分の顔の認知、あるいは自分の身体の認知が、セルフ・アウェアネスと脳との関係を解明するかなめになっている。

「この私」という感覚の起源を突きとめるのは容易な課題ではないが、さまざまな方法を用いると、自己認知やセルフ・アウェアネスに実際に関与している脳領域があることがわかる。本書では、この新しい研究を検討しながら、ギャラップの知見が、サルやチンパンジー、そして人間を含むそのほかの種を対象にしたのちの研究でどのように支持されてきたかを見ていく。そして自己認知とセルフ・アウェアネスの結びつきは脳のどこにあるかを考える。

霊長類の特徴

チンパンジーは鏡に映っているのが自己像であることを理解できるらしいが、サルはできないという話を先にした。この発見の意味を完全に理解するには、霊長類のなかでのチンパンジーとサルの位置づけを知り、類似点と相違点を検討する必要がある。

霊長類は霊長目《もく》に属する哺乳類の総称で、二〇〇種あまりの現生種は、外見も、移動様式も、食性、地理的分布、社会システムもきわめて多様である。霊長目は原猿亜目《あもく》（原猿類）と、それよりも高等な真猿亜目（真猿類）という二つの亜目に分かれる。原猿類は真猿類よりも進化的に古く、ロリス、レムール、メガネザルなどが含まれる。この原猿たちは、サルにも類人猿にも似ていない。それどころか、なかにはネズミやネコに似ているものもいるし、テディ・ベアに似たものまでいる。したがって原猿類は、真猿類よりも人間との類縁関係が遠いと考えられている。真猿類には新世界ザル（広鼻猿類）、旧世界ザル（狭鼻猿類）、類人猿、ヒトが含まれる。ヒトが霊長類とされているのは、解剖学的構造や歯列や遺伝子構成によっており、二足歩行のヒトは、樹上生活の祖先をもつ四足歩行の霊長類から進化したと考えられている。

霊長類は一般に、過去の樹上生活の反映と考えられる一連の特徴を共有している。G・エリオット・スミスとF・ウッド・ジョーンズは、二〇世紀の初めに、樹上説として知られる次のような考えを組み立てた。霊長類が備えている平爪、前腕の二本の骨、鎖骨、把持能力のある手足は、安定した肩帯と可動性の高い腕を可能にする。霊長類はこうした特徴のおかげで、のぼる、振り子のようにゆれる、ぶらさがる、しがみつく、ものを拾いあげる、ものを巧みにあつかうなどができるのだが、これらはすべて樹上で暮らすのに便利な動作である。霊長類にとって視覚はきわめて重要であり、目が顔の側方ではなく前寄りについていることで視覚の能力が高められている。両眼の視野がかさなるために、三次元の立体視、すなわち奥行き知覚ができるからである。すぐれた視覚をもっていると、動きまわっているときに首の骨を折らずにすむだけではなく、手と目の協調にも役立ち、したがって食べ物の把持やグルーミングなど、さまざまな活動に有用である。これらの特性も、樹上生活をする霊長類にとってはとくに適応的だったと思われる。これに対して嗅覚の鋭さは、霊長類ではほかの多くの動物と比べてさほど重要ではないが、それは比較的短い鼻にあらわれている。このスミスとジョーンズの考えがもし正しければ、人間がこれらの特徴をとどめているのは（もちろん把持力のある足を除いてだが）、祖先がかつて樹上生活をしていたためである。

このような特徴は、身体の協調や木登りに都合のいい、比較的大きな脳と関連づけられているが、真猿類はほかの面でも「賢い」。真猿類は一般に、ほかの大多数の動物よりも、活動的、社交的で、好奇心が強い。霊長類はほかの動物に比べて、身体に対する脳の比率が大きく、脳の配線や結合も複雑である。大きく複雑な脳をもった霊長類は、脳がプログラムされる発達期間を長く要するので、子どもが親に依存する期間も長い。人間はとくにこの傾向が顕著で、二〇歳代あるいはそれ以上になるまで「巣立ち」をしない子どももいる。

遺伝子研究が明かす近縁性

霊長類のなかの類人猿には二つのタイプがある。サルくらいの大きさの小型類人猿（テナガザル、フクロテナガザル）と、大型類人猿（オランウータン、ゴリラ、チンパンジー）である。大型類人猿はヒト以外の霊長類のなかでもっとも大きく、彼らが示す問題解決や抽象的推論といった驚くべ

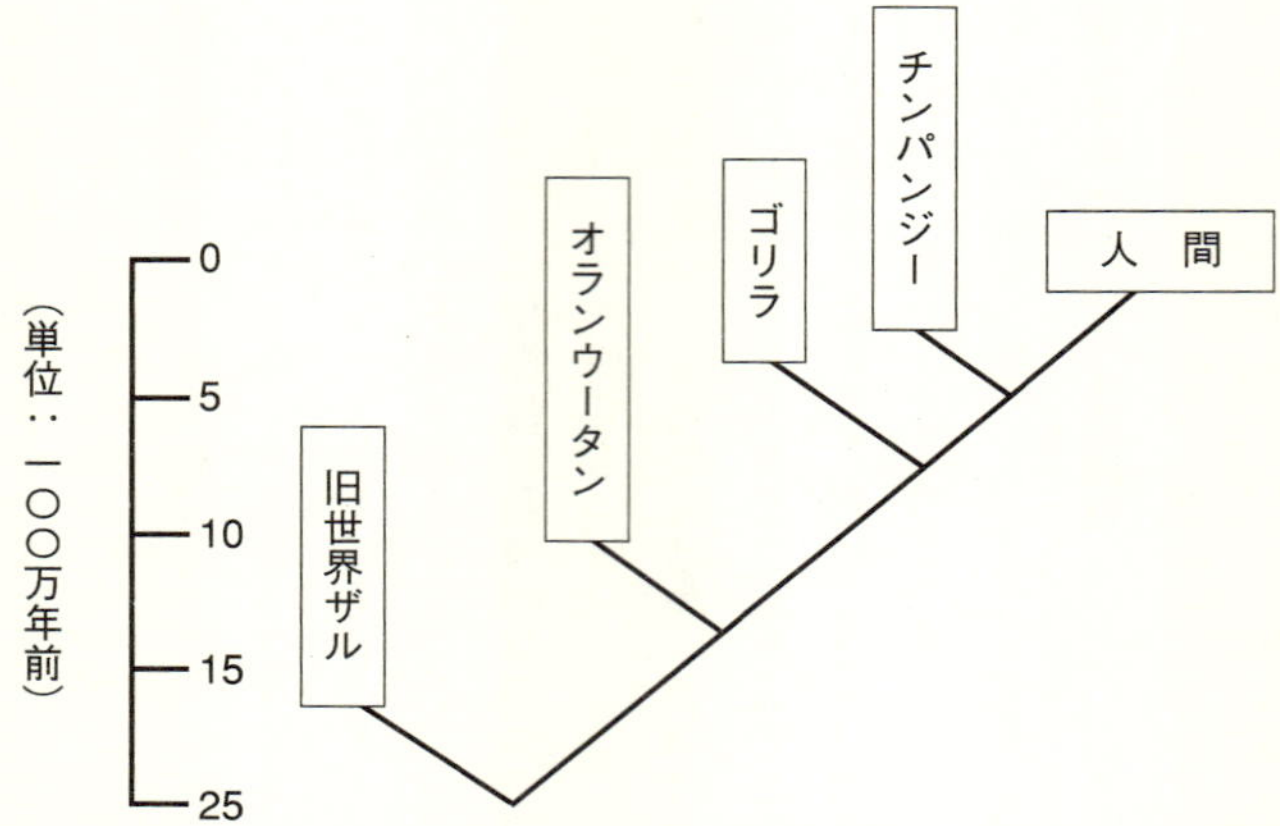

図 2-1 進化的に見ると、人間とサルはおよそ2500万年前に共通祖先から分かれた。人間はサルよりも類人猿、なかでもチンパンジーと近縁である(ジュリアン・キーナン)。

き能力は、比較的大きく複雑な脳に起因すると考えられている。大型類人猿は、かつては広く分布していたが、いまではすっかり数が減り、絶滅の危機に瀕している。ゴリラとチンパンジーは、アフリカのぽつぽつと残った地域でしか見られないし、オランウータンは東南アジアのボルネオ島、スマトラ島にいるだけだ。アフリカのゴリラとチンパンジーはナックルウォーク〔こぶしを使った四足歩行〕で地上を歩くが、樹上でも時を過ごす。大型類人猿は、ほかのどの霊長類よりも人間と近縁であることが、数多くの遺伝子研究によって確かめられている。

現生種についてのそうした遺伝子研究ないし「分子」研究は、その種の進化史、すなわち系統樹についての情報を提供する。これらの手法は、遺伝子そのものの比較(DNAの塩基配列解析か、それよりも特異性の低いDNAハイブリダイゼーションという方法による比較)か、遺伝子によって生産されるタンパク質の比較（アミノ酸配列解析か、それよりも一般的な電気泳動法という方法による比較）にもとづいている。こうした種々の研究で、チンパンジーと人間は、コード化されている遺伝物質の九八パーセントまでが同じだということがあきらかにされている。そのため両者は、五〇〇万年から六〇〇万年前に共通祖先が存在したとされており、したがってチンパンジーは私たちにもっとも近縁の「いとこ」と考えられている（図2―1）。

それに対してサルは、はるかに遠縁の親戚である。近年の比較遺伝学の研究によれば、ヒトにつながる系統と旧世界ザルは、二五〇〇万年前に分岐した。サルの現生種は類人猿に比べるとはるかに数が多く、生息域も新世界（南北アメリカ）、旧世界（アフリカおよびアジア）ともに多様である。現生の霊長類はすべて、樹上生の祖先をもっているが、旧世界ザルのなかにはヒヒのように現在は地上生活をしているものもいる。重要なのは、多くの霊長類学者が、サルは類人猿ほど知能が高くないと考えていることである。

これは、私たちの「ひいひいひいひい……おばあさん」は類人猿のようで、「超ひいひいひいひい……おばあさん」はサルのようだった可能性が高いという意味である。しかしたぶん、比較遺伝学の研究結果によらなくても、類人猿、とくにチンパンジーの外見や動作や癖をじっくり見るだけで、これと同じ結論に到達できるだろう。チンパンジーをじっと見ていると、妙な気分になる。たとえば手ぶりなど、私たちが「人間的」だと思っている行動の多くを彼らがはっきりと示すからだ。

チンパンジーの道具使用

祖先は共通かもしれないが、チンパンジーの系統はおよそ五〇〇万年前にヒトの系統と分岐した。しかし、ゴリラは七五〇万年前、オランウータンは一三〇〇万年から一四〇〇万年前に分岐したと算定されているので、チンパンジーは現生霊長類のなかでもっとも私たちに近い親戚なのである。遺伝子の類似度で見ても、人間とチンパンジーのDNAはせいぜい二パーセントしか違わない。チンパンジーのほうから見ても、もっとも近い親戚はゴリラではなく人間なのである。

一部の科学者や動物の権利を擁護する人たちの多くは、チンパンジーにセルフ・アウェアネスがあり意識さえあるかもしれないという観察結果を妥当とみなしているが、このような考えをだれもがすんなりと受け入れているわけではない。科学界においてさえ、人間は自然の理法のなかで特別な位置を占めているという考えに多くの研究者がしがみついてきた。人間という存在を特別視する、この自己中心的なアプローチは、矛盾する証拠があってもそれに抵抗し、何世紀にもわたって科学の進歩を妨げてきた――そのような例は、(宇宙の中心は地球ではなく太陽であると提唱した)コペルニクスの説に対する抵抗から、(人間は動物から進化したとみなす)ダーウィンの進化説に対する抵抗まで、いくらでもある。

動物に対する人間中心的なアプローチについても同じことが言える。学部生のクラスで、人間と、もっとも近縁のチンパンジーとの違いは何かと聞くと、どのクラスでもたいてい、人間はチンパンジーと違って道具使用にすぐれているという答がまっさきにあがる。しかしジェーン・グドールが、アフリカのタンザニアにあるゴンベ国立公園で観察したチンパンジーの記録を発表しはじめて以来、この問題についての私たちの考えは修正されている。[1] 飼育下のチンパンジーが、物を操作して一定の目標を達成することを学習したという報告はそれまでにもあったが、それらは、単純な条件づけか、人間の行動を観察した結果ではないかと疑われる余地があった。それに道具を「使用」して報酬を手に入れるように訓練するのは、多数の動物で実際に可能である。しかしジェーン・グドールの発見は、チンパンジーが自然環境の幅広い状況のもとで道具を使用しているというものだった。グドールはチンパンジーが木の枝を武器として使ったり、ほかの動物にむかって投げるものとして使ったり、何かを調べる道具として使ったりすることを発見した。たとえば、腐食した木を小枝でつついて穴をあけ、その枝の先のにおいをかいだり、ヘビの死体など、正体のわからないものを小枝で調べたりといった行動がときどき見られた。また、木の葉や草の葉をスポンジのように使って水を吸いとって飲んだり、ヒヒの頭蓋に残った脳組織をぬぐって食べるのに使ったり、さらには傷口の血をふいたり、下痢のときに尻をぬぐうのに使うこともあった。

　野生チンパンジーの道具使用のなかでも、とくに説得力のある例の一つに、ナッツ割りがある。チンパンジーはナッツが好きだが、うまく中身を出せないときもある。ナッツ割りの基本は、石の上に落として割れるのを期待するという方法だが、チンパンジーはそれよりもはるかに進んだ道具使用を実際に何度も見せてきた。彼らはただ落とすのではなく、「ハンマーと鉄床《かなとこ》」法をとりいれているのだ。まず、台に使う平らな大きい石をもってきて、その上にナッツを置き、それを石でたたきつぶす。しかもチンパンジーは、しばしば木に登る前に都合のいい石を探す――その石をナッツ割りの道具として使うことを唯一の目的として。これは石を使ったナッツ割りが意図的な行動であることをはっきりと示している。

しかし明敏な学生や読者諸賢は、人間の特質は道具使用ではなくむしろ道具製作だと言うかもしれない。たしかに道具製作には高度な認知スキルが必要だが、グドールは、チンパンジーによる道具製作についても明確な証拠を提示している。グドールは、チンパンジーがシロアリの巣の入口に小枝をつっこんで抜き出し、そこについたシロアリをなめて食べることを発見した。この道具使用の事実だけでも十分に印象的だが、グドールの発見によれば、チンパンジーはしばしば都合のいい枝を探し、その枝から「葉を取り除いて」、より作業に適した道具にする。驚くべきことにチンパンジーの子どもたちは、年上のチンパンジーが作業をしているところを観察して、この技能を身につける。また、葉をかみくだいて、スポンジとしての吸収性を高め、さらに効率のよい道具にする行動も観察されている。

抽象化能力はどうか？

人間と動物との違いとしてあげられるものに、もう一つ、言語がある。言語は一般に人間の認知力を保証する証明書とみなされている。この人間中心の見解は、完全にはなくなっておらず、多数の科学者や言語学者が、動物には真の言語能力はないと考えている。しかしそれは、定義の問題にすぎない。たとえば、ミツバチは餌のありかについての情報を仲間のミツバチに伝達し、仲間のミツバチはその場所に飛んでいくというかたちでそれに応答する。これは「言語」――情報処理――だろうか、それとも応答する側のミツバチの「内的な認知表象」をともなわない、単なる刺激応答だろうか？

　ヒト以外の霊長類では、訓練によって、少なくともある程度は言語関連のコミュニケーションが可能である。初期には霊長類の動物に話をさせようとする訓練が試みられたが、この試みは発声能力の限界のために挫折して、近年の言語研究および訓練はサイン言語やシンボル使用にしぼられている。類人猿はどの種もみな、シンボルと物を結びつけることができるし、バナナや菓子をほしいと身ぶりで示すことも、対象物の色や温度といったさらに抽象的な表象をサインやシンボルで示すこともできる。

　しかし言語学者は、それはさほど目覚ましいことではないと言うだろう。私もそのとおりだと思う。アメフラシでさえ、特定の刺激と結びついた衝撃を避けるように条件づけができるが、これはアメフラシにも一定レベルの表象があることを示している。あるシンボリックな観念をある対象物と結びつけることと、人間の言語が採用している、あらゆるルールやスキルや抽象化を自在に使いこなす能力とのあいだには、大きな隔たりがある。実際、著名な言語学者のノーム・チョムスキーは、こと言語に関しては、人間とそのほかのあらゆる動物とのあいだに絶対的な違いがあり、言語能力は類人猿から人間へと途切れなく向上しているのではないと論じている。不連続性の立場をとるこの考えは、人間は（「魂」をもっているから）独特だというデカルトの主張を想起させる。

　ところがここ数十年間に、動物にも高度な抽象化の能力があることを示す証拠が増えてきている。たとえば類人猿が抽象概念を結びつけることができ、新たな組みあわせさえできることは、いくつもの研究でくり返し示されている。オハイオ州立大学のサリー・ボイセン博士は、チンパンジーがカウンティング［数を数えること］や数の抽象化にすぐれた能力をもっていることを、一〇年間にわたって実証的に示してきた。一連の実験で、チンパンジーは、リンゴとバナナがまざったグループで、果物ごとに数を見定めることができた。つまり目的の果物（バナナ、あるいはリンゴ）を見せられると、それぞれの数を正しく答えることができた。この能力は、積み木と色を使った実験でも示され、ある色のカードを見せると、積み木の形や種類にかかわらず、その色をした積み木がいくつあるかを正しく識別した。また一部のチンパンジーは、「バナナ」のカウンティングを覚えると、ほかのカウンティングもできるなど、一セットの試行で用いた抽象化のルールをほかの試行に応用することができた。これはつまり、ある一つのアイテムの数を数えることを学習すると、ほかのアイテムも数えられるということである。

動物も抽象的表象ができるという事実は、驚くべきことではない。動物界を見ると、さまざまな種が、一種の抽象的な「言語」を採用している。たとえばベルベット・モンキーは、捕食者が近くにいることを仲間のサルに警告するとき、捕食者のタイプによってそれぞれ違う警戒音を使いわけているし、類人猿が学習できるシンボルの数は人間の語彙に比べると少ないが、その差は量的なものであって、質的なものではない。

文法使用——最後の砦

これに対してチョムスキーをはじめとする研究者たちは、人間の言語をほかの動物の言語から真に隔てているのは、文法の使用だと反論している。類人猿の言語研究で有名なスー・サヴェッジ＝

ランボーやパトリシア・グリーンフィールドは、以前から、文法能力は人間だけのものだとするチョムスキーの考えに異論を唱え、「人間の文法を重視するチョムスキーの考えは、不連続説の最後の砦《とりで》となった」と述べている。(2) 言いかえれば、類人猿も文法が使えるということを研究者が示せれば、類人猿は言語使用ができないという見解は即座に無価値になると考えている。

サヴェッジ゠ランボーが研究している、言語に熟達したカンジという名前のボノボ［チンパンジー（ナミチンパンジー）とならんでチンパンジー属に分類される類人猿］は、すでにそのような証拠を示している可能性がある（おもしろいことにカンジは、言語を直接教えられたのではなく、母親が言語訓練を受けているのを見て身につけた）。人間は、融通性のあるルールを使って文や句をつくることができる。そうしたルールの一つとして、人間の文法には語順の原則というものがある。だから私たちは、“John runs.”と言い、“Runs John.”とは言わない。この語順には一貫性があるので、私たちはいつも決まって“Mary listens; Shannon paints; Dylan works....”という言いかたをする。サヴェッジ゠ランボーはカンジにテストをするなかで、カンジも一貫して、この基本的な語順のルールにしたがっているらしいという発見をした。カンジはサイン言語で、“Eats Phil.”ではなく、“Phil eats.”と身ぶりをする。つまり私たちと同じように、カンジもおおむね正しい様式で文を組み立てる傾向があると言える。カンジが一貫して、名詞—動詞の語順などを使うという事実は、少なくとも初歩的な文法の理解はあることを示す証拠ととらえられている。とすれば、人間と類人猿の言語について、その違いは量的なものであって質的なものではないという議論が成り立ちそうである。

チンパンジーなどの類人猿が示す高次の認知能力は、きわめて印象深いが、そのほかの人間的な能力については、チンパンジーはあまり達者ではない。チンパンジーは、課題の種類によっては(カウンティング、言語、物体の操作などでは)、通常、人間の子どもと同程度のレベルまで到達する。したがって、おとなのチンパンジーはおとなの人間ほど認知的に発達していないと考える人もいるだろうし、そうしたアプローチは人間中心であり、人間の尺度で認知能力を判断するのは不公正だと考える人もいるだろう。どちらの解釈もありそうだが、言語や測定可能なそのほかの能力という観点から見ると、チンパンジーもほかの類人猿も、人間の域にはおよばない。

しかしそのような比較のしかたはポイントがずれている。文法のルールに忠実かどうかというところまで判定基準を高くしても、チンパンジーが、少なくとも基本的な能力をもっているらしいという事実は変わらないからである。類人猿の能力についての理解が進むにつれて、人間に特有と考えられていた認知能力がそれほど独特ではないかもしれないということが、しだいにあきらかになってきている。セルフ・アウェアネスや意識についても、同様の人間中心の見方が、動物もそうした能力をもっているかもしれないという発想を妨げていたという可能性はないだろうか？　だからギャラップの知見は、検証されなくてはならなかった。

セルフ・アウェアネスの徴候

しかし、ギャラップの報告に話を戻す前に、ギャラップと同様にチンパンジーの鏡映像認知を調べた、著名な心理学者ウォルフガング・ケーラーの古い研究をざっと見てみよう。おそらくケーラーの名がもっとも知られているのは、チンパンジーの問題解決がかならずしも試行錯誤によるのではなく、むしろ突然のひらめきによるということを発見した人としてだろう。ケーラーが一九二五年に、飼育下のチンパンジーたちに手鏡をあたえたところ、チンパンジーたちは鏡に夢中になり、とりあげることができなかったという。(3) ケーラーは、鏡に映っているのが自分だということをチンパンジーが理解したとは述べていないが、彼が観察したチンパンジーの行動は興味深い。

チンパンジーの部屋の床が平らなコンクリートだったという話のあとで、ケーラーはこう書いている。「夜、床につくときに、平らな床に尿がたまって浅い水たまりのようになっていることがよくあった。そういうときはすぐさま、どれか一頭が液面をじっと見たまま体を横に傾け、頭をゆっくり動かして、窓の外にあるものがそこに映るのをとらえようとしている姿が観察された。ほかの動物は、物体の鏡映像の〈非現実性〉や〈非実在性〉が視覚以外の手段ではっきりすると、すぐに興味をうしなう。チンパンジーとは、なんとおかしな生きものだろうか。具体的あるいは〈実際的な〉利益はいっさいもたらさない、そのような現象をじっと見つめることに、これほど長く気を引かれつづけるとは」。この観察記録は、チンパンジーが自己像に対してほかの動物とは違う反応を示したことをほのめかしていたが、科学者たちは、数十年後にギャラップの研究が発表されるまで、この問題に立ち戻ろうとはしなかった。

ギャラップは鏡のテストを考案する前に、まず、チンパンジーが一般に、鏡の前で「種に特有の反応」を示さないということに注目した。多くの動物がそうであるように、チンパンジーにも、ほかの動物個体に出会ったときの行動レパートリーというものがあって、即座に攻撃的なしぐさか臆

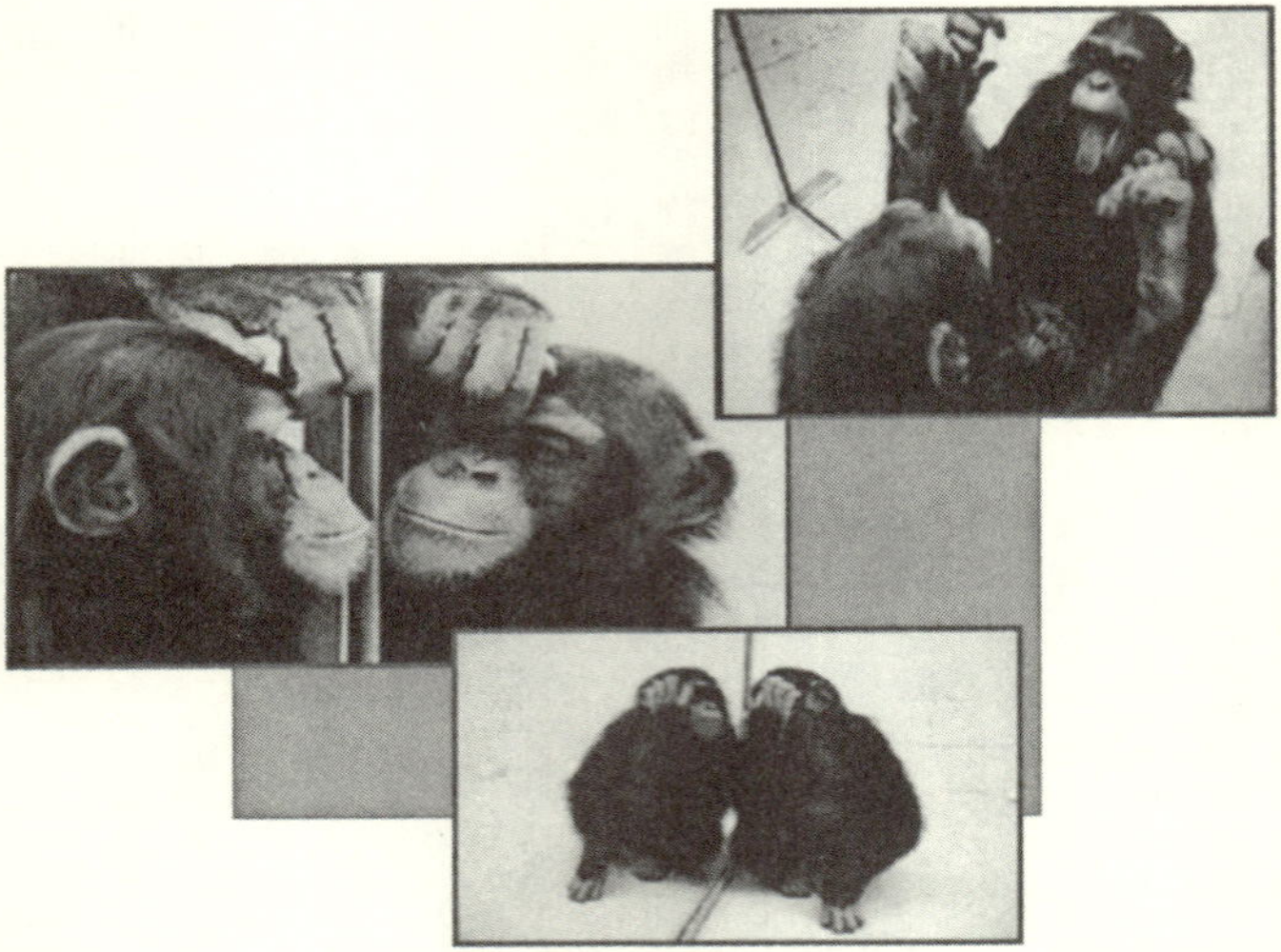

図 2–2　チンパンジーはよく、鏡を使って、じかには見えない自分の体の部分を調べる（写真は、ルイジアナ大学・認知進化グループの厚意による）。

病なしぐさのどちらかを示すことが多い。たとえば、立ちあがって高い声をあげる。あるいは、すぐさま鏡にとびかかり、本気で対決しようとする。性的な反応（臀部《でんぶ》を見せるなど）や、ねだるしぐさを示すなどである。

　ギャラップが初めてチンパンジーに鏡を見せたとき、こうした行動の一部が観察されたが、少したつと、チンパンジーたちは、鏡に映っている像を別の個体とみなしているような反応を示さなくなった。過度に攻撃的な行動や服従的な行動を示すことなく、鏡をのぞきこみ出したのである。典型的には、腕を上下に動かしたり、鏡にむかってしかめ面をしたりしたあと、鏡の前から立ち去り、また戻ってきて一連の反応をくり返した。チンパンジーはそうした試行錯誤をしながら、鏡に映っているのが自分自身だということを理解していくようだった。

興味深いことに、チンパンジーたちは次に、鏡を自覚的に使い出し、自分と鏡の相互作用を完全に理解しているらしい様子を示した。言いかえれば、まるで人間のように鏡を道具として使ったのである（図2—2）。チンパンジーたちは、鏡の前に立ったり座ったりして、直視では見えない場所、とくに顔のあたりを念入りに調べはじめた。鏡にむかって口を開け、いろいろな方向から見えるように頭を前後に動かした。鏡をじっと見たまま指を口のなかに入れる動作も見られたし、舌を突き出す動作もよく見られた。また、座ったりうしろむきになったりして、直視では見えない生殖器や肛門のあたりを眺めながらさわる行為も観察された。

ギャラップが論文を発表したあと、ドイツの科学者二名のチームが、チンパンジーの自己認知について、独立の追試を初めて実施した。[4] それ以降、これらの基本的な知見は、世界中の研究機関の科学者によって、さまざまな条件のもとで二〇回以上も確かめられている。テストのバリエーションとしては、マーキングの方法を変える、チンパンジーが鏡にさわれる設定にして生きものではないことがわかるようにする、鏡の代わりにビデオカメラやテレビモニターのライブ映像を使う、などがある。また、鏡がないと見えない顔面部位のマークにくわえて、鏡がなくても見える身体部位にもマークをつけ、鏡映像のマークとの重なりに被験体が興味をもつ様子を確認するという方法もとられた。マークの色や大きさや素材をさまざまに変えた研究もある。チンパンジーによって個体差はあるが、結果は驚くほど安定しており、五〇パーセント近くがなんらかの自己認知を示した。

さらに高度化されたテストであきらかになったところによると、おとなのチンパンジーは、通常の自己鏡映像認知テストの範囲を超える内省的な反応を示すらしい。たとえば、ある研究では凸面鏡、凹面鏡、三面鏡という三種類の鏡が使われ、すべての被験体が、どの鏡でもかなりすみやかにマークに反応するという結果が出た。(5) この知見はとりわけ印象的だが、それはこれらの鏡では像がゆがんで、実行される行動と知覚される行動との一対一の関係が変わるからである。またこのような鏡では、自己像が実際よりも短く見えたり、太く見えたり、たくさん見えたりするにもかかわらず、鏡を見せた結果が種に特有の反応に終わらなかったのは、チンパンジーが自己の処理に抽象的な情報処理スキルを使えるということを示している。つまりチンパンジーは、鏡のなかの像が大きく変わっても、依然として、見えているのは「私」だと判断できるのである。

自然界では、鏡面が自然に生じることはめったにないが、これに相当するもっと一般的なものとして影がある。そこでまもなく、影も研究の対象にされるようになった。二頭のチンパンジーを対象にしたある実験は、チンパンジーの背後から大きなスポットライトをあて、影が前方に映し出されるという設定でおこなわれた。(6) それぞれのチンパンジーの背後で実験者がつばのある帽子をもちあげて、あたかもチンパンジーが頭に帽子をかぶっているかのように見せかけ、帽子を取り除こうとするしぐさや調べようとするしぐさが見られた場合は、自己認知を示すものと解釈された。その結果、チンパンジーは二頭とも影の帽子を取り除こうとしたが、年上の個体のほうがはるかに多くの自己指向性行動を示した。

自己認知と社会的行動との関連

これだけの証拠が研究で示されているにもかかわらず、チンパンジーが鏡に映った自分を自分と認識できるということを、だれもが最初から認めたわけではなかった。たとえば、ギャラップのオリジナルなテストの結果は、麻酔による人為の所産であって自己認知を示すものではないかもしれない、という意見があった。チンパンジーが額にさわったのは鏡に映ったマークに興味をもったからではなく、麻酔から醒めている最中だったからではないかという考えだった（チンパンジーも私たちと同じように、もうろうとしているときに目や顔をこする）。サウスウェスタン・ルイジアナ大学のダニエル・ポヴィネリをはじめとする数人の研究者が、この可能性を調べるために、麻酔後のチンパンジーが自分の体にさわる回数を観察したが、チンパンジーが自分の耳や眉にさわったのは、マークをつけたのちに鏡を見せた場合だけだった。したがって彼らは、麻酔だけでは顔にさわる原因にはなりえないという結論を出した。

またチンパンジーが鏡の前で自己探査などの行動を示すのは、社会的反応のパターンではないかという意見もあった。研究者たちはこの可能性を検討するために、チンパンジーのグループの前に鏡を置いた場合と、テレビを置いて、ほかのチンパンジーが映っている「映画」を見せた場合とを比較する実験をした。するとチンパンジーたちは、鏡を前にしたときは自己認知を示す動きやジェスチャーを見せたが、ほかのチンパンジーのビデオを見ているときは、そうした動きやジェスチャーを示さなかった。よってこの論文の著者たちは、チンパンジーが鏡の前で見せる探査行動はまちがいなく自己認知の徴候であるという結論を出した。

しかしこの問題は、一見そう思えるほど単純ではない。データは圧倒的に、チンパンジーが鏡やビデオで自己像を認知できるばかりか、影でも認知できることを示しているが、チンパンジーが鏡に順応するしかたにはちょっと妙な点があるのだ。一〇〇頭以上のチンパンジーを使った、これまででもっとも規模の大きい研究では、チンパンジーのおよそ三分の一が鏡のテストに合格し、およそ半数がほかのタイプの自己認知行動（鏡を使って特定の身体部位を調べる自己指向性行動など）を示した。鏡の前で自己指向性行動を示した個体はたいてい鏡のテストに合格したものの、自己認知行動を示しているのに合格しないという個体もいた。またこの研究では、中年の個体はほとんどが鏡のテストに合格し、四歳以下の個体はほとんど合格しないということもわかった。年寄りの個体も合格しにくかった。この所見は、自己感に発達の時系列があることを示唆している。

またこの研究では、チンパンジーが生まれつきセルフ・アウェアネスをもっているわけではないことがあきらかにされ、早期の社会的経験が自己認知になんらかの役割をはたしている可能性が示唆された。社会心理学者のジョージ・ハーバート・ミードによれば、自己知識には、他者についての知識が前提条件として必要である。言いかえれば、私たちが自分自身について知っていることのほとんどは、ほかの人たちから得るフィードバックの副産物である。ギャラップたちはミードの仮説の検証として、一頭だけ社会的に孤立して育ったチンパンジーは、社会集団のなかで仲間とともに育ったチンパンジーとは違って、自己認知を示さないことをあきらかにした。以上の所見は、自己認知と社会的相互作用が関連している可能性を示唆している。

サルは本当に自己を認知できないのか

チンパンジーのセルフ・アウェアネスについてこのように興味深い研究結果が得られたところから、ほかの霊長類も同様の能力をもっているのだろうかという考えがごく自然に出てきた。類人猿に鏡を見せてその行動を観察した昔の研究で、チンパンジーやオランウータンの鏡に対する反応は、サルの反応とは違うということがすでに示されていた。[7] 研究者たちはこの初期の実験以来、サルは自己を認知しないと確信してきた。過去半世紀におこなわれた、さまざまな新旧世界ザルを対象とする多数の研究で、観察においても鏡のテストにおいても、サルは鏡のなかに見えるのが自分だという理解がまったく欠けているという結果が示されてきたからである。[8] サルは種にかかわらず、鏡に映っているのが自分だということが理解できないらしい。

サルで鏡映像認知が認められていないのは、実験が足りないからではない。ギャラップはつがいのサルを、一七年間にわたって継続的に、全身が映る大きさの鏡のある環境に置いたが、年間五〇〇〇時間以上も鏡にさらされたにもかかわらず、二頭とも自己認知の徴候をいっさい示さなかった。このサルたちは、部屋に入ってきた研究者の姿を鏡越しに見たり、鏡を使って食べ物やそのほかの物体のありかを突きとめたりした。しかし鏡に映った自分の姿がなんであるかを理解することはできないようだった。

私はその後、サルが自分を認知できないのは、鏡の反転効果のためではないかという仮説を立てた。鏡を見ながら毛抜きを使ったことのある人ならだれでも知っているように、自分が右手を動かすと、鏡のなかの「人」は左手を動かす。この反転現象がサルをまどわしているのかもしれないと私は考えた。そこで、二枚の鏡面が九〇度をなしている、「真実の鏡」と呼ばれる鏡を使った実験を組み立てた。真実の鏡は左右反転がなく、ほかの人が見ている自分の姿をそのまま見ることができる。私はこの新しい装置を用意して、三頭のサルを観察したのだが、彼らはすぐさま鏡を攻撃し、社会的「他者」に対する典型的な反応を示した。またマークをつけたあとも、マーク指向の反応をまったく示さなかった。したがってサルは、たとえ鏡像の反転がなくても、自己鏡映像認知ができないということがこれで確証されたかに思えた。

ところが驚いたことに、一九九五年にハーヴァード大学のマーク・ハウザーの研究チームが、サルが自己鏡映像認知のテストに合格したと報告した。[9] ハウザーたちがテストをしたのは、ワタボウシタマリンという新世界ザルで、ふさふさとした真っ白な長い毛が頭にはえている。実験ではこの毛を染めてマーク・テストをしたのだが、事前に鏡を見せたあとで毛を染めたグループのサルだけが、鏡を見ながら自分の頭をさわった。このグループのサルたちは、ほかのグループのサルに比べて鏡を見ていた時間が長く、また一部の個体は、鏡を使ってふだんは見えない身体部位を観察する行動も示した。

もしハウザーの所見が正しいのであれば、すでに出ているサルの認知能力の判定は再評価されなくてはならない。しかしハウザーは、対照条件を追加した実験ではこの結果を再現できず、またギャラップとダニエル・ポヴィネリがおこなった別の研究でも、テストされたサルたちは認知の徴候を示さなかった。[10] 現在では、タマリンは自己認知ができないとみなされているが、ハウザーは認知に対する「類人猿中心」のアプローチに注意しなくてはならないと指摘し、科学者は、人間や類人猿と遠い関係にある動物でも高次の認知能力をもっているかもしれないという可能性を無視すべきではないと述べている。

チャンテックの例

ダーウィンは有名な『人間の由来』（*The Descent of Man*）を出版したあとの一八七二年に『人間及び動物の表情』（*The Expression of the Emotions in Man and Animals*）を書いたが、そのなかにオランウータンと鏡についてみずからの経験を書いた部分がある。「昔、動物園で二頭の若いオランウータンの前の床に鏡を置いたことがある。そのオランウータンたちは、知られているかぎり、それまで鏡を見たことがなかった。彼らは最初、驚いた様子で自分の姿をじっと、ときどき視点を変えながら見つめていた。それから鏡に近づき、映った像にむかって、唇を突き出した。キスをするようなそのしぐさは、その数日前に初めて同じ部屋に入れられたとき、彼らがたがいに示したしぐさとまったく同じだった。彼らは次に、あらゆる種類のしかめ面をしたり、鏡にむかってさまざまな体位をとったりした。鏡面を押したりこすったり、鏡の裏側に手をまわしてその手を鏡に近づけたり遠ざけたり、鏡の裏側をのぞいたりして、最後にはおびえたような、ちょっとびっくりしたような様子で、不機嫌になり、それ以上見ようとはしなかった」。

ダーウィンは、このオランウータンたちが、鏡に対して、彼らが（初対面のときに）たがいに示した反応と同じ反応を示したと判断した。そこから自然に導かれるのは、オランウータンは鏡のなかの動物を、自分の像ではなく、別の個体だと「思う」という結論だろう。ダーウィンは実質的に、オランウータンには鏡映像認知の能力がないと結論づけたのである。

残念なことにオランウータンは、十分には研究されていない。オランウータンは野生でも飼育下でも数が減っているため、どんな種類の研究でも、自然環境でも、観察が困難なのだが、一九七三年以降に散発的におこなわれたいくつかの研究結果は、オランウータンに鏡映像認知の能力があることを示唆している。[11] そのうちの一つでは、一頭のオランウータンに鏡とそのオランウータンの複写画像を見せた。鏡と画像をならべてつるすと、オランウータンはまず鏡を凝視し、それから画像を見て、また鏡に視線を戻した。オランウータンは二つの像を見比べて、自分の複写画像と鏡映像の違いを探しているかのようだった。

オランウータンの自己認知について、これまでのところもっとも説得力のある研究は、異種間養育の環境で育てられたチャンテックという個体についての研究である（この場合の異種間養育とは、チャンテックが人間の子どものように育てられたという意味である）。[12] チャンテックは生後二二カ月でテストを受けたとき、鏡映像認知の能力を示さなかった。むしろ人間の赤ちゃんによく見られる行為――あたかもほかの個体をさわろうとしているかのように鏡に手をのばすという行為が観察された。しかし、二五カ月近くになると、自己鏡映像認知の徴候がいくらか出はじめた。

研究者たちはギャラップのテストを改変して、さわりごっこをして遊びながら額にマークをつけるという方法をとった。マークをつけたあとふたたび鏡が置かれると、チャンテックはマークを直接に、どうしてもさわらずにはいられないという様子でさわった。自己認知のテストはその後も何年かつづけられた。生後三年目には、いつもというわけではないが、ときどきマーク・テストに合格するようになった。三歳半になるとテストにくり返し合格するようになり、鏡を使って身づくろいをする様子も見られた。六歳のときは、鏡に映った自分の姿を見るのを非常に好み、サングラスをかけて鏡にむかっている様子も観察されている。チャンテックの行動は、オランウータンが自己認知の能力をもっていることと、チンパンジーや人間の子どもの場合と同じように、自己認知が発達の時系列にしたがっていることを明確に示している。

ゴリラは不合格？

オランウータンもチンパンジーと同様に「認知の名人」であり、少なくとも初歩的な言語を学習する能力や、抽象化などの高次スキルの能力を備えている。人間とチンパンジーとオランウータンは近縁関係にあるので、この三種がともに自己認知を示すのは別に不思議ではない。説明がむずかしいのはゴリラの場合である。人間とゴリラの系統が共通祖先から分かれたのは、オランウータンの系統が分かれた時代よりも新しいので、ゴリラも自己認知の能力をもっているのではないかと考えられるのだが、これまでにギャラップのテストをゴリラに試した実験では、ポジティブな結果がほとんど出ていないのである。(13)

研究者たちはこの驚くべき結果を理解しようとつとめてきた。スーザン・スワレスとギャラップが一九八一年に実施した、三種類の大型類人猿すべてについて自己認知の有無を見る実験では、ゴリラはマーク全般に無関心なのかもしれないという可能性が検証された。この実験では、ゴリラの顔のほかに手首にもマークをつけた。すると手首にマークを発見したゴリラは、それに強い興味を示し、見なれないマークをながめる、指でそれを取り除こうとする、手首をなめたりにおいをかいだりするといった行動を示した。しかし鏡がもちこまれたとき、顔についた同様のマークを見つけることができたゴリラは一頭もいなかった。また、チンパンジーとオランウータンは、顔にマークがついていると鏡をながめる時間が増えたのに対し、ゴリラは自分の鏡映像にまったく関心を示さなかった。

ゴリラが自己鏡映像を認知できないのは、ゴリラが「注視を嫌う種」で、ほかの動物個体とじかに視線をあわすのを避ける傾向があるからではないかと推測する説もある。ある研究は、この問題を排除するために鏡の角度を調整して、鏡映像とじかに視線があわないようにした。[14] しかしゴリラは、じかに視線があわなくても、鏡を見てマークにさわるという行動を示さず、鏡映像に困惑しているような様子がしばしば見られただけだった。

しかしゴリラが鏡のテストに合格したという報告もいくつかある。改変版のギャラップのテストを用いて観察されたココの事例も、その一つである。この研究では、洗面用のタオルを使ってココの額に無臭の染料をつけた。また、顔にさわったのはマークをつけられたのを感じたためだったという可能性を排除するために、タオルを額にあてるだけの模擬マーキングも実施された。一連のセッションは各回一〇分間ずつで、いずれもビデオ撮影がおこなわれた。最初の四セッションは模擬マークがほどこされ、第五セッションで本物のマークがほどこされた。鏡の前でココが顔にさわった回数は、模擬マークがほどこされたセッションでは一〇分間に平均一、二回だったのに対し、「本物」のマークがほどこされたセッションでは一〇分間に四七回にもおよんだ。そして最後のセッションでふたたび模擬マークがほどこされると、顔にさわる回数は減少した。

また一九七〇年代の終わりに、スー・テイラー・パーカーが別のゴリラを対象に実施した一連の観察のなかに、ポゴというメスのおとなのゴリラが、たまたま自分で塗料のマークをつけた事例がある。あとで鏡をのぞいたポゴは、鏡映像を利用してマークをぬぐった。もう一例のブワナという五歳のオスの場合は、研究者が塗料のマークをつけた。マークをつけられたあとで鏡をのぞいたブワナは、紙でそれをぬぐった。つまり彼は、自己認知の能力と道具使用の能力を同時に示したのである。パーカーはそれから一〇年後に、まず顔に塗料でマークをつけてから鏡を見せる、改変版の自己鏡映像認知テストを実施した。するとテストをした四頭のゴリラのうち三頭が、鏡を見てマークをぬぐった。そのほか口を動かす、舌を突き出す、唇をすぼめて強く息を吹きかけるなどの行動が、四頭すべてに見られた。しかもパーカーによればこのゴリラたちは、鏡に対する攻撃的な行動が、対照群のチンパンジーよりも少なかったという[15]。

データにばらつきがある理由

ゴリラのセルフ・アウェアネスについて、このように矛盾するデータがあるのはどうしてなのだろうか？　なぜゴリラは、ほかの多数の認知課題についてはチンパンジーと同等と思われるのに、自己鏡映像認知についてはこんなに成功率が低い（あるいはまったく成功しない）のだろうか？ゴリラは道具使用もするし、言語学習能力もある。しかもゴリラは、自己鏡映像認知を示す人間、チンパンジー、オランウータンと同じ共通祖先をもち、私たち人間との関係はオランウータンよりも近いのである。

どんな仮説でも一つの例外があれば却下できるので、ゴリラにもセルフ・アウェアネスの潜在的能力があるのではないかと考えるためには、自己認知を示したと報告されたゴリラが少数ながらいるという事実で十分である。しかし潜在的な能力をもっているというのは、現実に能力をもっていることと同じではない。このように考えてみると、テストに合格したゴリラは、なかでもとくにココは、豊かな認知的環境に恵まれていた。ギャラップが先にチンパンジーの場合で示したように、社会的孤立はセルフ・アウェアネスにとって有害となる。ひょっとするとチンパンジーの場合はセルフ・アウェアネスの能力があるのが初期設定《デフォルト》で、極端な状態に置かれるとそれが消えてしまうのに対し、ゴリラの場合は極端な環境があってはじめてセルフ・アウェアネスの潜在的能力が開花するのかもしれない。

ゴリラの自己認知テストの成績が一貫性に欠ける理由の説明としては、もう一つ、はるか昔にはセルフ・アウェアネスの能力がいまより強かったが、長い年月のうちにそれが失われて、潜在的能力だけが完全に消滅することなく残ったということも考えられる。特性が休眠状態にあり、適切な環境に置かれたときだけセルフ・アウェアネスが生じるという考えである。ダニエル・ポヴィネリは、人間とオランウータンとチンパンジーは、ゴリラより樹上環境の要求が大きかったという説を提起している。この説によれば、運動と身体的アウェアネスとのあいだに持続的なフィードバックがあると、セルフ・アウェアネスが強くなる。木を登るには、ゴリラが地上で経験するよりもはるかに鋭いセルフ・アウェアネスが要求された。ゴリラは、自己と環境とのあいだに感度の高いフィードバックを必要としなかったので、生きていくために強いセルフ・アウェアネスに依拠することがなかったという考えである。またポヴィネリは、ココの能力は偶然ではなく、認知的刺激のある環境に置かれればどんなゴリラでもセルフ・アウェアネスを発達させるはずだと論じている。しかしもし、自己認知が運動に関係しているなら、運動性の高い（そして認知的に重度の問題がない）ゴリラの個体は、セルフ・アウェアネスがあると予想される。それに、樹上生活度の高い種であるサルは、鋭いセルフ・アウェアネスを備え、その恩恵をこうむっているはずだ。しかし実際はそうではない。

もう一つ別の可能性として、ゴリラはただ単純に、セルフ・アウェアネスの能力をもっていないのだという、ゴードン・ギャラップが好んでいる考えがある。ギャラップは、鏡のテストをいくら厳密に実施しても、ゴリラは自己認知の徴候を何も示さないと主張している。セルフ・アウェアネスは、維持が高くつく割には、ゴリラの生活環境ではそれほど利点がなく、したがってコストのほうが便益よりも高かったために、淘汰されてしまったのかもしれない（第9章で、これが真相だという議論をする）。

現段階では、ほとんどの研究者が、霊長類のなかではオランウータンとチンパンジーと人間は自己認知ができると確信しているが、ゴリラについてはまだ結論が出ていない。

イルカと鏡

ここ一〇年間に、イルカの自己認知テストが多数おこなわれてきた。水生の動物を、当然のことながら鏡に適さないその生息環境のなかでテストするのは、科学者にとってほかに類を見ない課題である（しかもイルカには、体につけたマークにさわる手もない）。私はときどき、プールのなかで長時間、不可能と思える課題を実行しているイルカの研究者のことを考えて、思わず「神のご加護を」と言ってしまう。

このようなイルカの研究のなかで、いちばん有名なのは、ニューヨーク水族館のダイアナ・ライス博士とエモリー大学のローリー・マリーノ博士がおこなった実験である（マリーノという名の人がドルフィンの研究をしているのは、アメリカン・フットボールのファンが聞いたら喜びそうな奇遇だ）。この研究の基本的な実験方法は、イルカの体のいろいろな部位にマークをつけ、水中においた鏡の前でイルカがどのような行動をするかを観察するというものだった(16)。たとえば、下腹部にマークをつけた場合は、イルカが鏡の前で腹部をひろげるかどうかを調べた。するとイルカは、マークをつけたときのほうが鏡にむかっている時間が長く、しかもマークがはっきり見えるように、鏡の前で体を傾けてひねりながら回転する行動も示した。

イルカは通常、ほかのイルカに遭遇したときに回転することはないので、研究者はこの行動を綿密に観察した。イルカは鏡の前で回転するときに、マークを見ているのだろうか？　それともただ鏡映像にとまどっているだけなのだろうか？　この回転行動は、ほんもののマークをつけたときだけ鏡の前で見られた（模擬マークをほどこしたときは見られなかった）。しかしギャラップのテストで自己認知が認められるには、動物が鏡の前でマークのほうにむかう動作（マーク指向の行動）を示す必要があるので、ライスとマリノは、自己認知の決定的な証拠をはっきりと提示することはできなかった。

イルカの研究は今後も引きつづき重要である。イルカが高度に発達したコミュニケーション能力やそのほかの認知スキルをもっていることは十分に実証されているので、セルフ・アウェアネスの要素も備えているかもしれないと考えるのは自然な流れである。霊長類の脳とイルカの脳の違いはくわしくは調べられていないが、違いがあるのは明白である。たとえば、前頭皮質の大きさや側性化の程度に違いがあるが、前頭皮質の大きさと側性化はともにきわめて重要である。この話はあとでする。さらに、霊長類とイルカは、進化の歴史が非常に異なる。この二つの要因から、イルカを研究すれば、脳とセルフ・アウェアネスについておもしろい所見が出てくるのではないかと考えられる。もしイルカにセルフ・アウェアネスがあるとしたら、そのセルフ・アウェアネスを生じさせている脳機能は、おそらく霊長類のそれとは非常に異なるだろう。また、セルフ・アウェアネスが発達した理由が、イルカと類人猿で同じなのかどうかも知りたいところだ。

ゾウをテストする

ゾウも、高次の能力をもち、記憶や情動発達に対する高い潜在能力も備えていると考えられている。したがって、ギャラップのマーク・テストを使った研究がゾウに実施されているのは不思議ではない。ダニエル・ポヴィネリは、本来は霊長類学者として知られているが、この研究でも第一線で活躍している。

ポヴィネリが二頭のアジアゾウをテストするにあたってまず直面したのは、どこにマークをつけるかという問題だった。[17] 彼は目の上方、耳、側頭部など、いくつかの部位を選んだ（ポヴィネリはくるぶしにもマークをつけようとしたが、ゾウがそれをいやがって、科学者たちを鼻で押しのけてしまったらしい)。染料がにおう可能性もあったので、なんとポヴィネリは、ミントとメンソールのトローチをゾウにあたえてにおいをごまかした。たしかにそうすれば、においで染料を感知する能力が、少なくとも一時的には妨害される。実験では、まずマークのない状態で鏡を見せ、それから本物のマークと模擬マークがほどこされた。

残念ながらゾウたちは、自己認知の徴候を何も示さなかった。つまりゾウは、マークをどの部位につけた場合も、鏡の前でマークのほうにむかう動作をまったく示さなかった。しかしポヴィネリは慎重にかまえ、さらにテストが必要だと考えた。鏡を適切に使って情報を読みとる能力がゾウにあることを確認するために、チンパンジーなどの霊長類に用いられたのと同じ、食べ物のある場所を突きとめる実験をゾウに実施したのである。この実験は、鏡を使わないかぎり、食べ物を発見して手に入れることはできない設定になっている。ゾウたちはこれができたため、ポヴィネリは、ゾウが鏡映像認知テストに合格しなかったのは、鏡がどんなものであるかを理解していないためではないという結論を出した。

ポヴィネリは次に最終テストを実施した。二週間、ゾウを鏡のある環境に置いたあと、人参のはいったバケツを鏡の前の、ゾウが楽にとれる場所に置いた。すると通常なら人参のところに来るはずのゾウが、鏡があるとためらいを見せた。ゾウは結局、人参をとりにいったが、通常はほかのゾウがそばにいるときに使う、秘匿《ひとく》のテクニックを使った。つまりゾウたちは、鏡のなかに見える動物が別の個体であるかのように反応したのである。

鏡のテストの注意事項

鏡のテストに合格しないのは、かならずしも自己認知がないということを示すわけではない。鏡のテストに合格するには、セルフ・アウェアネスのほかにもいくつかの能力を備えていなくてはならない。第一に、顔を認識するなんらかの視覚能力がいる。第二に鏡がどんなものかを知っていなくてはならない。また、テストを受ける動物個体や種が、なんらかの方法で、頭や体につけたマークのほうにむかう動作ができることも、テストの合格を容易にする（これはイルカのテストであきらかになった）。

鏡映像認知テストに合格するには、自分の顔も、ほかの個体の顔も、識別できなくてはならない。チンパンジーもサルも、外見にもとづいて個体を認識する。「サルのジョー」はこんな外見で、「サルのジョン」はあんな外見であると知っているのだ。しかし相貌失認などの場合は、全般的な顔の認識がそこなわれる。この障害がある人は、ほかの面はすべて正常なのに、見なれた顔を認識することが困難であったり、まったくできなかったりする。私はハーヴァード医科大学で、相貌失認の患者たちに接する機会があった。何度かのセッションのあと、多くの患者は私と面識があることを思い出したが、一部の患者は私の顔と私がだれであるかを結びつけることがまったくできなかった。こうした患者は、人を識別するのに、たとえば声で判断するなど、顔以外の手がかりに頼ったりする。顔全般の認識に障害があれば、おそらく自分の顔を識別することもむずかしいと思われるが、この場合、自己認知が欠けているのはセルフ・アウェアネスが欠けているからだとは言えない。この場合に自己鏡映像認知ができないのは、顔の認知に問題があるためで、自己に問題があるためではないからだ。

鏡のテストに合格するためには、記憶の記銘（記憶を貯蔵する能力）と想起（貯蔵された記憶にアクセスすること）も必要である。まず基準となるベースラインの自己像を記銘し、のちに比較のために、その像を想起しなくてはならないからだ。ある種やある個体が、記憶全般に困難がある場合は、鏡のなかの自己を認識できないのは単純に記憶の問題であるかもしれない。

これらの注意事項に留意さえすれば、鏡のテストはほとんどの条件下で自己認知のテストとして有効である。たとえばサルは右にあげた基準をすべてクリアしている。したがって、サルが鏡のテストに合格しないのはセルフ・アウェアネスがないからだと考えられている。チンパンジーとオランウータンは鏡のテストにはっきりと合格しているが、ゴリラとイルカについてはデータがあいまいである。次の章では、この意味を検討する。自己を認知できるということは、本当にその個体にセルフ・アウェアネスがあることを意味するのだろうか？

第3章●自己が芽生えるとき——セルフ・アウェアネスの発達

類人猿をはじめとする多数の動物研究において、一部の動物が自己認知の能力をもっていることが、ギャラップの鏡のテストによって示された。しかし鏡に映った自分を自分と認知する能力は、本当にセルフ・アウェアネスという高次意識があることを示す徴候なのだろうか？ それとも何かほかの説明づけができるのだろうか？ 著名な行動主義心理学者のB・F・スキナーは、一九八〇年にこれに注目した。

スキナーとハト

B・F・スキナーは心の内的な働きにさほど関心をもっていなかった、という言いかたは、控えめにすぎるだろう。スキナーの考えは、著名な心理学者ジョン・ワトソンの流れをくむ行動主義学派の発展のかなめだった。スキナーによれば、人の心のなかがどうなっているかを真に知ることはできないのだから、実験と測定のできる観察可能な行動の研究のほうが、科学の対象として適している。重要なのは個体の行動のみである。ギャラップのテストは、再現および操作が可能な実験をとおした客観的な行動の測定なので、スキナーの考えと完全にかみあっているように見える。

しかしギャラップとスキナーはある本質的な点で異なる。ギャラップは、鏡に映った自己の認知が可能なのは、被験体の動物が内的な自己認知モデル、すなわちセルフ・アウェアネスと呼ばれるものをもっている場合にかぎられると主張した。つまりギャラップの見解によれば、鏡のテストに合格した動物は自分自身について考えることができる。この説明は、テストに合格しても内的な認知モデルが存在することの証明にはならないし、動物は内的な自己感がなくてもテストに合格できると論じた。スキナーの考えとはかみあわなかった。スキナーとギャラップの論争は、結局のところ、被験体はいかにしてテストに合格するのかという問題だった。ギャラップは、「いかに」は自己表象にもとづいている――動物がテストに合格したのは、自分を個としてとらえることができたからだ、と考えた。これに対してスキナーは、「いかに」は単純な強化にもとづいていると考えた。動物がテストに合格したのは、その行動を教えこまれたから、あるいは教えこむことができたからだという考えである。

　ロバート・エプスタインは行動主義者の主張の正しさを示すために、ロバート・ランザ、B・F・スキナーと共同で、ハト（行動主義者の好む動物）が鏡のテストに「合格」することを立証する実験にとりかかった[1]。彼らはまず、ハトの体のさまざまな部位に点《ドット》をつけ、一連の強化学習で、ハトがその点をつつくように訓練した（すなわち「行動形成」した）。次に、鏡を置くと点をつつくように訓練した。そして最後にハトの首のまわりに視界をさえぎる胸当てをつけ、鏡で見ないと点が見えないようにした。エプスタイン、ランザ、スキナーの報告によれば、ハトは鏡を利用して体につけられた点をつついた。彼らはこの結果から、訓練と単純な強化をほどこせばどんな動物でもテストに合格するという結論を出した。この所見はギャラップの仮説の核心に挑戦するものだった。

ギャラップはこの論文を読み、ただちに結果を検証したいと思った。そこでエプスタインからハトのビデオを入手しようと何度か試みたがうまくいかなかった。スキナーにも連絡をとったが、テープはもっていないし、いまはエプスタインと一緒に仕事をしていないという返事だった。しかしスキナーは、ギャラップとのやりとりのなかで、実験に使ったハトは、点のついたハトを見たら反応するように訓練されていたと述べた。つまりそのハトたちは、もし胸に青い点のあるほかのハトを見たら、自分の体をつついたはずだった。したがってエプスタインの実験で使われたハトは、実際は鏡に映った自分の像に反応したのではなく、正しくは、青い点のあるほかのハトに反応していたのだ！　この実験は、そもそも自己認知が訓練できるということを立証したわけではなかったのである。

しかもスキナーたちは、もう一つの重大なポイントを見過ごしていた。ギャラップがオリジナルの研究で示したのは、チンパンジーが鏡の前でしばらく過ごしたあとに、訓練なしで、鏡にむかって自発的に自己指向の行動をするということだった。チンパンジーが反応するのに、強化や訓練の必要はなかったのである。それにチンパンジーは、体にマークをつけられたあと、訓練なしに、マーク指向の動作をした。このチンパンジーの自発的な行動を、内的な心的過程を考えに入れずに説明するのは困難である。

しかし仮に、動物を訓練して鏡のテストに合格させることが可能だとしても、それは本当にセルフ・アウェアネスがあるということを示しているのだろうか？　自己認知とセルフ・アウェアネスは同じなのだろうか、という疑問は依然として残る。スキナーたちならノーと言うだろうが、「もちろん同じだ」と主張する人たちもいる。

自己認知とセルフ・アウェアネスは同じか？

私は意識の定義を検討し、意識の鍵となる構成要素は自分の思考を省みる能力（セルフ・アウェアネス）であると提言した。そのセルフ・アウェアネスの鍵となるのは、自分の思考をモデル化できること、自分の認知に対する気づき《アウエアネス》があること、自分の思考について抽象的に考えられることである。また私は、高次の認知には観念の相互理解ないしは共同知識がかかわるという示唆もした。

しかし自己認知とセルフ・アウェアネスはどのように関係しているのだろうか？　セルフ・アウェアネスは、他者と観念を共有できるということと関係しているのだろうか？　これらの疑問を検討するための方法としておもにとられているのは、自己認知と、自己や他者についての知識の指標との相関を見るというやりかたである。

実は、これがギャラップのテストの主要なポイントである。チンパンジーが鏡のテストに合格するのはすばらしいことだが、なぜどのようにして合格するのかを考えるのはもっとおもしろい。鏡のテストで得られた興味ある所見の一つは、チンパンジーは本格的な言語能力をもっていないにもかかわらず自己を認知するという事実だ。これは、チンパンジーやオランウータンが言語の潜在的能力をもっていないという意味ではない（チンパンジーはある程度洗練された言語能力をもっていると私は考えている)。しかしギャラップが最初にテストしたチンパンジーも、のちにテストに合格した動物の多くも、正式な言語訓練をまったく受けていなかった。このテストに「合格」するのに、言語は必要ないし、いかなる種類の言語生成も必要ではない。したがって言語は、自分が存在するという観念を形成するのに必要な構成要素ではない。おそらく私たちは、「我思う、ゆえに我あり」というセンテンスを読むことができなくても、考えることはできる。このように言語は、セルフ・アウェアネスの必要構成要素ではない。しかし自己認知とセルフ・アウェアネスの関係を見いだすためには役立つ。

自己認知とセルフ・アウェアネスとのつながりを示す証拠の多くは、赤ちゃんや子どもを対象にした研究からきている。ここで話は、鏡映像認知とセルフ・アウェアネスを関連づけた一九世紀の二人の研究者に戻る。

ダーウィンの観察から

ダーウィンは、鏡のテストやオランウータンに関する研究を発表してから五年後の一八七七年に、「乳幼児の伝記風素描」と題する論文を専門誌の *Mind*(『マインド』)に発表した。(2) この論文は、ダーウィンが自分の子どもたちを乳幼児期に観察して、怒り、恐怖、愛情などの芽生えを記述した日誌がおもな内容で、科学的な観点から書いた部分と逸話的な語りがいりまじっている。そのなかから、息子が鏡に対して示した反応について書いた部分を引用する。

生後四カ月半になると、鏡に映った私や自分の像にくり返しほほえむようになり、それらを本物の人間とまちがえているのは確かだった。しかし私の声がうしろから聞こえてくるとあきらかに驚いて、判断力があることを示した。乳幼児はみなそうだが、彼もこのようにして自分を見て楽しみ、二カ月もたたないうちに、それが鏡映像だということを完全に理解するようになった。というのは、黙っておかしなしかめ面をして見せると、すぐにふり返って私を見たからだ。しかし生後七カ月のときには、戸外から板ガラス窓の内側にいる私を見てとまどっていた。鏡映像かどうか判断に迷っているようだった。もう一人の子どもである娘のほうは、ちょうど一歳の頃、それほどさとい子どもではなかったので、背後から近づいてくる人の姿を鏡で見てひどくとまどった様子を見せた。(3)

この一節は、鏡映像認知がもつ意味について、手がかりをあたえてくれる。ダーウィンは子どもの反応を描写するのに、「判断力があることを示した」「それほどさとい子どもではなかった」という表現を使い、鏡の属性を理解しているのは知能のあらわれだということをにおわせている。しかしダーウィンはある程度の憶測《スペキュレーション》もしており、「乳幼児はみなそうだが、彼もこのようにして自分を見て楽しみ、二カ月もたたないうちに、それが鏡映像だということを完全に理解するようになった」というくだりから、あまり厳密な分析をしていなかったことがうかがえる。

それはそれとして、ほかのところももう少し見てみよう。

つけくわえておくと、彼はあと数日で生後九カ月というときに、自分の名前と鏡に映った自分の像とを結びつけ、名前で呼ばれると、少し離れたところからでも鏡のほうをむいた。(4)

ダーウィンはこの一節で、子どもが鏡映像と自分の名前とを結びつけたという事実を、鏡に映っているのが自分だと知っていたことのあかしとして示そうとしたらしい。また、この子が一歳になったときのことを、こう書いている。「またこの子が、おもに鏡のなかにほかの人や自分を認めたときに、まず口にする『アー』という声には、私たちが驚いたときに使うような感嘆の響きがあった」。この一節は言葉の発達について書いた部分だが、ダーウィンが自己認知を重視していたことがうかがえる。

ダーウィンがとった方法とギャラップの方法はあきらかに異なる。ダーウィンはそのときどきの観察を記録しただけで、その時点ではおそらく発表するつもりはなかったと思われるので、やむをえないのだが、あいまいさはいなめない。たとえば、この子は自分の顔を見たときにも、ほかの人の顔を見たときにも、同じ感嘆の声をあげたというが、それは鏡に映った顔を自分の顔と認知したということなのだろうか。それともほかの人の顔だと思ったのだろうか。名前を呼ばれたときに鏡のほうをむいたという点に注目してみよう。子どもはその名前を自分自身と結びつけたのだろうか。それとも鏡のなかの「人」と結びつけたのだろうか。この子が鏡に映っている像を本当に自分の像だとわかっていたのかどうかを、ダーウィンの記述から確実に判断するのはむずかしい。それどころかダーウィンは、二つの基準を適用した――人間とオランウータンにそれぞれ別の基準を適用した——と、言えそうである。オランウータンも、子どもたちと同じように、鏡に映った像を見て、あたかも別の個体を見ているような反応を示した。しかしダーウィンは、同じではないかと思えるこの反応から、異なる結論を導き出したのである。

ダーウィンが用いた相関的な方法にも注目してみよう。ダーウィンは、子どもが鏡に映った自分を認知しているかどうかの判断をするのに、ほかの自己の徴候を、すなわち自分の名前を認知しているかどうかをよりどころにした。自己認知と一人称代名詞の使用が連動しているとすれば、自分の鏡映像の認知は、自己を幅広く理解していることを示すしるしとみなせるかもしれない。またダーウィンは、はにかみをセルフ・アウェアネスの指標とみなした。彼は、二歳前の子どもはものおじせずに人を見つめ、恥ずかしがる様子をまったく見せないと述べ、自分の子どもがはにかみを示すようになったのは満二歳になってからだったと書いた。そして、低年齢の子どもが恥ずかしがらない理由について、「幼い子どもは自分自身について少しも考えないからだと思う」と書いている。

プライヤーの功績

ウィルヘルム・プライヤーもダーウィンと同様に、もっとも早く動物と人間の自己認知を調べた科学者の一人であり、セルフ・アウェアネスの発達過程をあきらかにすることに関心をもっていた。そして彼も、ダーウィンや今日の私たちと同様の、相関的な方法を用いた。セルフ・アウェアネスが芽生える時期を検討するために、自己鏡映像認知を含むさまざまな尺度を用いたのである。自己鏡映像認知の徴候を見いだしたプライヤーは、「鏡に映った自分の像に対するこの子の行動は、客観的変化と主観的変化が区別されていない状態から徐々に、自己意識が成長してきていることをまぎれもなく示している」と書いた。[5]

プライヤーは自己鏡映像認知が発達する時間的経過をあきらかにしようとした。たとえば、「生後一一週では、鏡のなかの自分自身を見ない……自分の像は彼にまったくなんの印象もあたえない」という記述がある。プライヤーは、その子が鏡の前でいろいろな表情をするようになる生後七〇週まで、鏡映像認知の時系列を組み立てた。そのうえで彼は、自分の子どもが生後一六カ月で完全な自己認知を獲得したと考えた。これは子どもがギャラップのテストに合格する年齢とほぼ同じである。

またプライヤーは、この鏡のテストの結果を人称代名詞の使用と比較し、「I」という感覚は、「I」という言葉の適切な使いかたがわかるようになる前に発達するのではないかと書いている。さらに彼は、鏡映像認知と自分の体を観察する行為を関連づけた。彼は、自己感の形成には身体探索が重要であると考え、自分の足指をかもうとする子どもなど、みごとな例をあげてそれを説明している。また彼は、これらの能力を脳機能と関連づけたという点でも功績があったと言えるが、残念ながら一九世紀後半のことであるから、脳と自己との関係を確認する方法は、厳密にはほど遠かった。

しかしながら、本書で検討する、さまざまな認知能力の研究方法を形式化しようとした点は称賛に値する。プライヤーはダーウィンと同様に、しばしば自分の子どもの観察をよりどころにしており、厳密な実験を設定したわけではなく、あげている証拠も逸話的である。しかしそれから一世紀以上たったいまでも、鏡映像認知と人称代名詞の使用との比較など、プライヤーと同じ方法が用いられている。子どもの自己認知の発達を、ある程度まで正しく時系列化したのもみごとである。さらに重要なのは、さまざまな認知能力の研究方法の形式化を試み、自己認知とセルフ・アウェアネス、そして究極的には脳とのつながりを探究したことである。

自己関連の情動

私には父とドライブをした思い出があるが、できることなら忘れてしまいたいと思っている。父の運転は、交通量がいちばん少ないルートを見つけることと、信号から次の信号までアクセルをめいっぱい踏むことの組みあわせだった。目標は単純で、とにかく目的地にできるだけ早くつくことだった。そして目的地につくと、そこらへんにいる人はだれかれを問わず、いかに最短時間で到着したか、最良のルートをとってきたかを長々と聞かされるはめになるのだった。この持病は、ほぼ男性に特有であるが（そしていまでは、私自身ももっているのだが）、人間にセルフ・アウェアネスがあるからこそ起きる。この、「言っちゃあなんだが、ぼくの運転／通勤戦略は最強だね」遺伝子は、まだ特定されていないが、特定されたあかつきには、謎めいたセルフ・アウェアネスのありかたに新たな洞察が得られるだろう。

セルフ・アウェアネスはいくつかの情動を引き起こすが、そのなかには肯定的にとらえられるものもあるし、そうでもないものもある。私の父がいい気分だったのは、何かを達成したからだった。その運転のおかげで通常のルートより短縮された時間はせいぜい七秒くらいのものだったが、彼の

「私」感は高揚していた。もし父にセルフ・アウェアネスがなかったら、私たちはロングアイランド高速道路を乗り降りするタイムトライアルを満足げに語る父の話を聞かずにすんだだろう。

プライドはセルフ・アウェアネスを必要とする情動である。子どもは自己を認知する年齢に達すると、プライドの徴候も見せるようになる。そのほかうぬぼれ、恥、当惑なども自己関連の情動と考えられる。これは重要な点だが、情動のなかにはたとえば恐怖や怒りなど、セルフ・アウェアネスがなくても感じられるものもある。簡単に言うと、自分の思考をモニターするか、自分が自分をどんな人間と思っているかを省みることが必要なら、その情動は自己関連の情動とみなせる。自己関連の情動はしばしば、三人称の立場から自分を見ることや、他者の思考を内在化することを私たちに要求する。そしてときには自己関連の情動を経験することによって、自分に対する見かたが変わることもある。

プライドというものをもう少しくわしく見てみよう。この情動は一般に達成感と関係している。プライドを感じるには、自分の達成に対する気づきが必要である。その人はなんらかの目標（現実的なものであるか否かはともかく）との関係において、自分自身を客体として考えなくてはならない。言いかえれば、「私はこれをした」と考えられるように、自分の思考をモデル化しなくてはならない。多くの人は課題を完了したときや、トロフィーを勝ちとったとき、よい結果を生む行動をしたときなどにプライドを感じる。私の父は（そしていまでは私自身も）、記録的なスピードで運転できたときにプライドを感じる。

プライドが過剰になると、それはうぬぼれと呼ばれる。これも自分自身を客体としてモデル化する必要がある。「私がこのすばらしい結果をもたらした」「こうなったのは私のおかげだ」と考えるには、セルフ・アウェアネスが必要なのだ。プライドやうぬぼれの程度は、際限なく拡大する。モハメド・アリの「おれは偉大だ」という発言に対して、プライドが過剰だと思った人もいるだろう。しかしアリはあきらかに高慢なうぬぼれを自覚していたが、多くの人は無自覚に過剰なプライドをもっている。スポーツ界のスターや政治指導者や有名人が、チームの努力に謝意を示さず自分の業績を語るのはよくあることだ。

罪悪感、恥、狼狽《ろうばい》も、セルフ・アウェアネスを必要とする。罪悪感をもつには、「なんらかの要求や期待に応えられなかった自己」というモデルをつくる能力が必要である。人は罪悪感をもつとき、しばしば外在するものを内部に組み入れる。すなわち「私」という感覚と、外部の要求や基準を満たせなかったことが関連づけられる。また、内部の基準を満たせない罪悪感もある。「うしろめたい楽しみ」と言えば、デザートの魅力に負けて食べてしまうとか、仕事を休んで温泉にでかけるとか、そういうイメージが浮かぶ。そのようなとき私たちは、自分はどうすべきかという自分自身の考えにそぐわない行動をしているか、あるいはこのようにふるまうべきだという外部の抽象的な要求を内在化している。「私」という感覚は、罪悪感をもつために不可欠なのである。

狼狽という感情についても同じことが言える。もし自己感がなかったら、狼狽を感じることはないだろう。たとえば、公道でつまずくと、きまりわるさが誘発されるが、だれもいない自宅でつまずいたときは、そんなことはない。前者の場合は、自意識がある（あるいは自分の行動を過度に意識している）が、後者は違う。狼狽の筋書きでいちばん一般的なのは、卑小感をもった（たとえば教師に指されて、答を知らないことがばれてしまった)、なんらかの行為をしたあとに居心地の悪い思いをした、などだろう。狼狽はしばしば自己モニタリングの混乱をともなう。そしてその自己モニタリングは、外的な結果あるいは内的な結果をともなう。私の思い出話をすると、セルフ・アウェアネスについて話をしたときのことだが、聴衆のなかに妻がいた。私は話の中盤あたりで、あまりにもかたくるしい雰囲気をジョークでほぐそうと思った。それで聴衆に、妻が本好きで自宅が本棚に占拠されてしまっているんです、と語りかけ、「つまり妻には、棚《シェルフ》アウェアネスがあるわけです」と言った。私はひどいジョークを言ってしまってなんともきまりが悪かったが、それだけでなく、妻までいたたまれない気持にさせてしまった。

このようにセルフ・アウェアネスは濃厚な情動や気づまりな状況につながるが、すべての情動が自己感を必要とするわけではない。たとえば恐怖は直接的かつ即時に経験される。大きな物音などがすると、動悸《どうき》が激しくなる、汗が出る、全般的な覚醒が高まるといった生理的な反応が生じるが、その反応はセルフ・アウェアネスを要しない。これは、恐怖を自己関連の情動として経験することがまったくないという意味ではない。自分が舞台にあがったり、人前で話をしたりする場面を想像するだけで恐怖を感じるという人はたくさんいる。そのようなタイプの恐怖心は、狼狽と同じく、自己に関係している。

自己関連の情動がはたす役割についてはあとでもう少しくわしくとりあげるが、その前に、自己関連の情動は自己関連の言葉「人称代名詞など」と同様に、自己認知とセルフ・アウェアネスの関係を明確にするのにも役立つという話をする。

ヒトはいつから自己を認知するのか

ほとんどの人は鏡に映った自分の顔を認知する能力をもっているという仮説は、実験研究室にもちこんで検証するまでもない。しかし人間は発達を完了した状態で生まれてくるわけではなく、セルフ・アウェアネスは後天的に獲得される能力の一つである。チンパンジーやオランウータンの場合と同じように、人間の子どもにもセルフ・アウェアネスの典型的な発達過程があり、それはどうやら予測可能であるらしい。

子どもの自己認知能力をテストするにはどうすればいいのだろうか？　オリジナルのテストでは、類人猿に麻酔をかけてマークをつけるという方法がとられたが、人間の子どもに麻酔をかけるのはとうてい適切とは言えないので、乳幼児を対象とするテストでは、ほとんどの場合、これに代わる方法がとられている。通常は、まず基準のベースラインとして十分に鏡を見せる。それから子どもの注意をほかにそらせて、そのすきにマークをつけたり、あるいは眠るのを待ってマークをつけたりする。こうした変更はあるが、まず鏡を見せ、それから額にマークをつけ、ふたたび鏡を見せるという基本の手順は同じである。もしその子が、鏡を見ながらマークをふきとろうとしたら、合格である。自己認知がまだできない子どもの場合は、自分の額ではなく鏡に手をのばしてマークをふきとろうとする。

話を先に進める前に、一点だけ言っておきたいことがある。子どもは二歳近くになるまで自己認知ができないと言うと、小さな子どもをもつ親たちはかならずそれに強く反対する。そして、うちの子どもは八カ月だが、鏡に興味をもち、鏡に映った自分をじっとながめていると言う。そのとおりにちがいないと私も思う。しかしそれは、遊び相手として鏡を見ているのですよ、と私は答える。その時期の子どもは因果関係を調べるのがとても好きだ。子どもをもつ親ならだれでも同意してくれると思うが、一歳児はスプーンで、周囲にたちまち大きな効果をおよぼす音をたてるのが大好きで、これに熱中する。子どもを鏡の前に座らせれば、因果関係がずっとつづく。子どもが何かをすると、鏡もその何かをするのだから。

ギャラップの所見が発表されたあとの一九七二年に、初めて子どもに鏡のテストを実施したビューラー・アムスターダムは、自己認知は生後二年目あたりに発達すると報告した。(6) 彼女はまず、子どもに鏡を見せてから顔にマークをつけた。そして子どもの反応を見た。すると一歳代の終わり頃には、顔のマークにさわろうとする行動があきらかに見られた。この研究が重要なのは、それ以前の方法よりも信頼性の高いギャラップのテストを初めて子どもに実施した報告だからである。それにアムスターダムは、相関的な方法も用いた。すなわち、自己認知にともなってそれ以外の自己の徴候もあらわれるかどうかを調べた。(自己を必要とする)狼狽は、自己認知と相関して見られた。つまり子どもは、自己認知の芽生えにともなって、狼狽も示しはじめたのである。これは、鏡映像認知には自己感が必要だということを示すしるしだと解釈された。

さらにアムスターダムは、ごく実際的な観察もした。自己認知があるなら、鏡の前でおとなと同じようにふるまうのではないかと考えたのである。観察の結果、幼児は一歳代の終わり頃になると、鏡の前であなたや私と同じふるまいをするということがわかった。この年齢の子どもは通常、鏡を

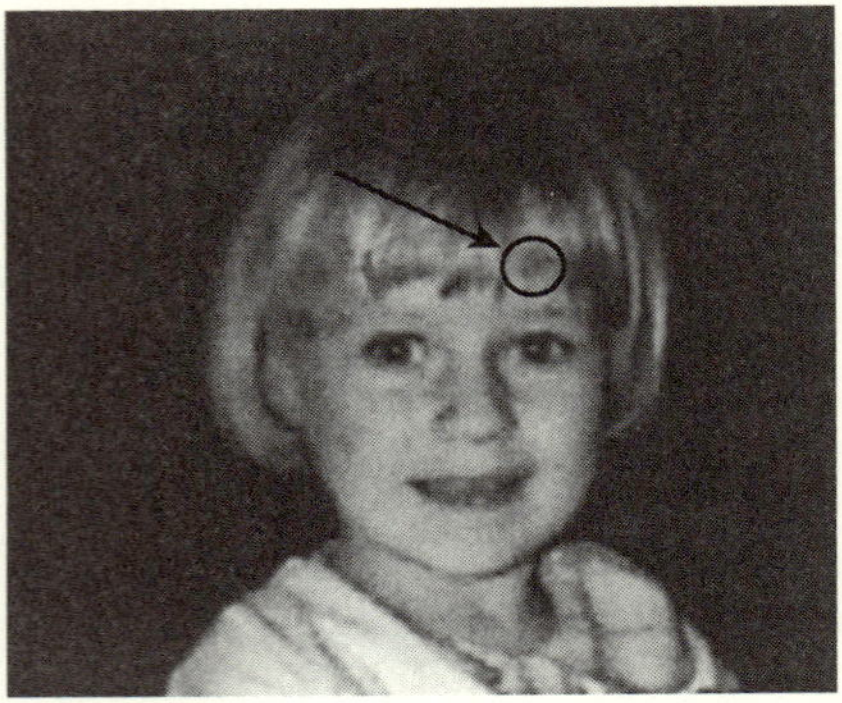

図 3–1 鏡のテストに備えて、子どもの額につけたマーク。2歳になるとほとんどの子どもが、鏡に映った自分を自分と認識する（ジュリアン・キーナン）。

長いあいだ見つめつづけるのではなく、目を離してはまた見る。これに対して自己認知の年齢に達しない子どもは、鏡をまっすぐにじっと見る時間がはるかに長いのである。

これらのテストは何度もくり返しおこなわれ、テストの方法はギャラップのオリジナルになんらかの変更を加えたものが用いられた。現在では、一歳代の終わり頃にはほとんどの子どもが、鏡を見ながらマークにさわるということが一般に受け入れられている。この年齢以前の子どもは、鏡に手をのばしてマークをぬぐおうとしたり、鏡の裏側に手をのばしてどうなっているか調べたりする。鏡をなめたり、鏡にキスをしたりする子どももいる。そして自己を認知するようになると、こうした行動は消える。

自己認知とセルフ・アウェアネスの関係を明確にしようとした研究もある。子どもと自己について第一級の専門家であるマイケル・ルイスは、セルフ・アウェアネスと自己認知について大がかりな研究を実施している。[7] ルイスもアムスターダムと同様に、自己認知が生じる魔法のような時期が一歳代の後半にあることを見いだした。ルイスによれば、鏡の前でマーク指向の反応が最初にあらわれるのは生後一五カ月から二五カ月である。ルイスはギャラップと同様の実験をおこなって、次のように書いている。「［子どもは］チンパンジーが鏡を利用して、体についたマークを目で確かめ、さわるのと同じような反応を示した。子どもは一五カ月から一八カ月頃に、マークのついた像のまねをしようとして顔をしかめたり、舌を突き出してみせたり、鏡の横に顔をずらして鏡から顔を消したりふたたび映したりするようになる。われわれはいくつかの研究をおこなったが、結果は驚くほどの一貫性があり、マーク指向の行動は、一五カ月未満の子どもにはまったく見られなかった」。ルイスはこれらの研究にもとづいて、七五パーセントの子どもは生後一八カ月でテストに合格すると報告している。彼の研究でも、アムスターダムの所見と同様に、二歳までにはすべての子どもが合格したのである（図3―1）。

またルイスは、顔写真に対する子どもの反応も調べている。ルイスがそもそもこの研究に関心をもったのは、子どもはほかの子どもの顔に対して、おとなとは違う反応を示すと考えたからだった。彼は生後九カ月から二四カ月の子どもに、子どもの顔写真を何枚か見せた。すると一五カ月未満の子どもたちでも、たとえば、自分の写真のほうがながめている時間が長いなど、自分の写真とほかの子どもの写真に対する反応が違っていた。しかしこの差異は、年齢や性別と関連したものであることが判明した。すなわち、一歳児に本人の顔写真と、年齢および性別を同一にそろえた対照群の顔写真を見せた場合は、反応は同じだった。しかし一歳半くらいになると、自分の写真と、対照群の写真を区別しはじめる。自分の顔のほうがながめている時間が長く、またより多く関心を示す傾向も見られたのである。

自己認知と自己情動の関係

ルイスはこの時系列を念頭に置いて、自己鏡映像認知の発生と自己関連の情動との関係を直接に調べた。方法としてはまず、自己鏡映像認知の手法を使って、生後九カ月から二四カ月の被験児のうち、どの子が自己認知を示し、どの子が示さないかを確認する。それからその子どもたちを、恐怖（セルフ・アウェアネスを必要としない情動）および狼狽（自己関連の情動）をそれぞれ誘い出す二種類の実験状況のもとで観察した。この研究はその後、二二カ月児を対象にしてふたたび実施された。どちらの研究においても、狼狽は自己鏡映像認知と相関関係があり、恐怖は相関関係がないという結果が示された。

ある追試実験では、狼狽という情動の短期の発達過程を見るために、二二カ月の時点とおよそ三五カ月の時点でテストを実施した。子どもたちは情動を誘発する四種類の状況（①おおげさにほめる、②母親と一緒に踊ってほしいと求める、③実験者と一緒に踊ってほしいと求める、④鏡を見せる）のもとで観察された。結論としては第一に、これらの状況における狼狽は、年齢とともに増加した。すなわち年齢があがると、狼狽を示す頻度が高くなった。第二に、これはさらに重要なことだが、自己言及的な能力は狼狽を示すための必要条件だが十分条件ではないということがわかった。つまり、狼狽を示すためにはセルフ・アウェアネスが必要だが、自己鏡映像認知があればかならず狼狽という情動が芽生えているというわけではなかったのである。

ルイスは以上の研究を含むいくつかの研究で、自己関連の情動と自己鏡映像認知のはじまりとの相関を示す証拠を提示した。(8) 自己鏡映像認知テストに合格しない子どもは、めったに自己意識的な情動を示さない。しかしそういう子どもも、たとえば恐怖のように自己感を必要としない情動は示す。したがってルイスのテストによってあきらかになったのは、低年齢児は情動性に欠けているということではなく、「自己情動性」に欠けているということである。

親の経験もこの結論を支持する傾向にある。子どもは二歳前後で自分がしたことを得意がるようになる。「ママ、見て。ねえ、見て。ママ、見て!」というのが、前転やお絵かきをしたあとの決まり文句になる。子どもはつまずいてころぶと恥ずかしがるようになるし、物をこわしたりひっくり返したりすると罪悪感を示すようになる。

親離れが自己感を高める

しかしもちろん話はそれだけでは終わらない。いくつかの印象深い研究によれば、自己認知と自己情動との関係には考慮しなければならない因子があるらしい。ルイスらは、セルフ・アウェアネスの差異が早期の対人関係やアタッチメント（親との密接な関係）と関連しているかどうかを見るために、同じ子どもたちを一二カ月、一八カ月、二四カ月の時点でそれぞれ調べた。まず一二カ月の時点でアタッチメントのレベルを判定するために、それぞれの子どもについて、母親の同席のもとで新たな状況に対してどのように反応するかを観察した。そして一八カ月と二四カ月の時点で、自己鏡映像認知をテストした。すると思ったとおりこの研究でも、一八カ月から二四カ月のあいだに自己認知が（質的にも量的にも）向上するという結果が出て、先におこなわれたテストの結果が追認された。

この研究の結果のなかで非常におもしろいのは、一二カ月の時点でアタッチメントが不安定だった子どものほうが、自己認知の芽生えが早い傾向があったという所見である。アタッチメントが安定していた子どものほうが、自己鏡映像認知の獲得が遅かったのだ。そして、一二カ月の時点で母親との結びつきが少ないほど、個別化が進み、したがってセルフ・アウェアネスの程度も大きかった。この結果は、セルフ・アウェアネスが生じる理由を説明するのに役立つかもしれないという意味でも、注目に値する。親との「分離」が早いほど、あるいは自立の開始が早いほど、自己に目覚めるのも早いらしいのである。

また、子どもの気質が自己鏡映像認知の発生に一役かっている可能性も、研究によって示唆されている。ルイスは、生後五カ月、一三カ月、二二カ月の時点で、子どもの気質、自己認知の有無、狼狽の有無をそれぞれ調べた。予想どおりと言うべきか、二二カ月の時点では自己認知が観察された。おもしろいことに、自己認知があって扱いにくい気質の子どもは、自己認知があって扱いやすい子どもと比べて、早くから狼狽を示す傾向があった。この結果は、自己認知が狼狽に先行することを示しているだけでなく、早い時期に調べた気質と自己関連の情動の発達とのあいだに関係があることも示している。

このほか、自己情動の発達の時間的経過を調べた研究もある。赤面が狼狽の徴候と解釈され、生後二年目以降に発達すると報告されたのは、ダーウィンの時代のことだが、それ以降の多数の研究で、プライドも自己認知が出現する時期に発生することが突きとめられている。たとえば一歳代の終わり頃の子どもは、むずかしい課題がうまくできると視線や手をあげ、失敗すると反対に肩を落として目をそらす。恥や罪悪感もこの頃にあらわれる。これらの研究も、自己情動と自己認知とのあいだに関係があることを示唆している。

マイケル・ルイスの研究が重要なのは、自己認知とセルフ・アウェアネスとのつながりを示す直接証拠を提示しているからである。ルイスは自己認知と自己情動をともに調べて、この二つに高い相関関係があるという説得力のあるデータを示した。そして、いくつかの因子（たとえば親とのデタッチメント）がセルフ・アウェアネスの発達を早め、ひいては自己認知の発現を早めることを確認した。したがって自己認知と自己意識的情動にはかたい結びつきがあるものと思われる。

記憶処理と自己認識

自己情動が自己鏡映像認知のはじまりと相関しているのなら、そのほかの自己関連の因子も自己認知と相関しているはずである。つまり、自己鏡映像認知がセルフ・アウェアネスの指標であるなら、自己鏡映像認知とそのほかの自己関連行動や認知プロセスとのあいだにも関連があるのではないかと予想されるのである。認知能力のなかでよく研究されているものの一つに記憶がある。乳幼児の記憶力がどの程度かという問題は、長らく論議されている別のトピックだが、自己関連の情動から予想されたとおり、自己鏡映像認知が獲得される時期に、自己関連の記憶処理（符号化、保持、検索）の増加が起こることが観察されている。この話は第7章でまたとりあげる。

セルフ・アウェアネスを専門に研究しているテンプル大学のマーク・ウィーラーは、トロント大学のドナルド・スタス、エンデル・タルヴィングと共同で、自己関連の記憶処理を見る基本的な枠組みを提示している。(9)「長期記憶」「短期記憶」「記憶痕跡」「ワーキング・メモリ」といった用語はすでにおなじみではないかと思うが、ウィーラーたちは、記憶処理と個人の意識体験との結びつきを明確にする三つの用語、非認識的アウェアネス(anoetic awareness)、認識的アウェアネス(noetic awareness)、自己認識的アウェアネス(autonoetic awareness)を新たに提唱している。この三つのタイプの記憶は、用語というものの多くがそうであるように、記述語としては有用だが、絶対的なカテゴリー分類ではない。しかしほとんどの記憶の分類が、記憶の符号化(記銘)、保持(貯蔵)、検索(想起)だけに注目しているのに対し、これらの用語は記憶処理と認知的アウェアネスとの相互作用を記述する言葉として有用である。

非認識的アウェアネスは自動的なプロセスで、以前に遭遇した刺激によって、学習された行動ルーチンの引き金が引かれる。「ワーキング・メモリ」の場合と同様に、記憶の検索についてのアウェアネスはない。これらのルーチンには学習された反応や生得的な反応が含まれるが、本人は知識の出所がわからない。すなわち、その知識がどのようにして学習されたかを自覚していない。

認識的アウェアネスは、客観的記憶内のアイテムや事実や認知を検索し経験する。これをするためには、目下の状況では物理的に存在していない何かについての処理を符号化、検索、保持しなくてはならない。この能力は、ピアジェの言う「対象の永続性」、すなわち対象物がたとえ目に見えなくても存在しているという理解とも関連している。個人的な出来事の再体験や未来への自己の投影は、認識的アウェアネスには含まれない。

自己認識的アウェアネスは、長期にわたる個人の存在についてのアウェアネスを指す。自己認識的アウェアネスが作動しているあいだ、個人は過去の体験を主観的に回想したり、現在の思考や情動を内省したり、未来の出来事がどんなふうであるかを予測したりできる。

ほとんどの子どもは生後一八カ月頃には、非認識的、認識的な処理およびアウェアネスがともに可能になるらしい。一般的には生後八カ月までは非認識的アウェアネスしか存在せず、その頃から認識的アウェアネスがあらわれはじめる。この二つはたがいに補完的であり、認識的アウェアネスが出現しても、非認識的処理がそれに取って代わられるわけではない。

自己認識的アウェアネスは、一八カ月まではまったく見られない。この頃までの子どもは、過去の出来事を再体験することはできないし、自分を未来に投影することもできない。自己認識的アウェアネスの欠如を実証したある事例研究で、対象の低年齢児は寝る前によく大きな声でひとりごとを言った。生後二〇カ月までは、出来事を回想して人に話すのに、事実にもとづく非自己関連の言葉を使うことが多かった。出来事は「ｉｔ」という言葉で語られ、その出来事への自己のかかわりが語られることはめったになかった。しかし二〇カ月を過ぎると、その子は自己をもつ存在になりはじめ、ひとりごとのなかにプラニングや追想の描写が出てくるようになった。一八カ月までは、明確な「自己記憶のシステム」が完全に確立されていないというこの事実が、乳幼児健忘の原因なのではないかと示唆されている。二歳までの出来事を思い出せる人がめったにいないのは、その頃までは自己認識的アウェアネスが完全に発達していないという事実と関係しているのかもしれない。(10)

ナルシストは一人称代名詞がお好き

生後一八カ月になると人称代名詞の使用も増える。一八カ月から二四カ月には、「ｍｅ」「ｍｙ」「Ｉ」という語が「完全に」理解できるようになり、二歳の誕生日を過ぎて生後三年目がはじまる頃には個人を指す言葉の使いかたが成熟する。この問題をくわしく検討した研究の一つに、人称代名詞の使用状況を生後一四カ月、二〇カ月、三二カ月の時点で調べたものがある。[11] それによると一四カ月では、人称代名詞の使用はほとんど見られなかった（一九人のうちの一人が、「Ｉ」という語を一度使っただけだった）。二〇カ月の時点ではおよそ半数の子どもが人称代名詞を使っていたが、使用頻度は少なかった。三二カ月では全員が人称代名詞を使っており、頻度も増えていた。これはまさに、自己認知が生じる前は人称代名詞の使用は見られず、鏡映像認知ができるようになったあとは人称代名詞の使用がかなり見られるはずだという、予測されるとおりの結果である。

生後三〇カ月の子どもたちの個人的な話を分析したある研究では、過去の出来事を回想したり自己を未来へ投影したりする能力も含めて、一人称代名詞の使いかたがきちんと理解されていることがあきらかにされた。人称代名詞を正しく使用できるのは、その語の抽象的な理解ができているしるしと考えられる。

人称代名詞の使用は、成人においても、セルフ・アウェアネスの高まりを示す手がかりになる。ある研究では、自己愛のテストで点数が高い人は、複数の人称代名詞（ｗｅやｕｓ）よりも、単数の人称代名詞（Ｉやｍｅ）を多く使うという傾向が見られた。[12] この研究は、自分のことをよく考えるほど、ものごとを一人称単数で表現する率が高くなることを示している。これは日常生活のなかでも判定できるが、結果は胸にしまっておいたほうがいいと思う。試しに人が会話のなかで「I」や「me」をどれくらい使うか、回数を数えてみよう。それはその人の自己愛の程度と関係しているだろうか？　私は、おおいにイエスだと予測する。

チャンテック再び

自己認知とセルフ・アウェアネスの相関を示す、説得力のある例といえば、先にとりあげた類人猿たちであり、なかでもチャンテックという名の特別なオランウータンである。H・リン・ホワイト・マイルズは、「ミー・チャンテック――手話をするオランウータンのセルフ・アウェアネスの発達」というぴったりのタイトルがついた章のなかで、チャンテックの驚異的な能力の数々について書いている。(13)

チャンテックは、多数の類人猿たちと同様に、言語訓練を受け、「ME」を意味するサインと、彼の名前の「チャンテック」を意味するサインを使えるようになった。チャンテックの事例で興味深いのは、人称代名詞の使用と鏡映像認知とのあいだに高い相関があることだ。チャンテックは、自己鏡映像認知を示しはじめたばかりのとき、「ME」のサインも使いはじめた。三二カ月頃には「YOU」と「ME」のサインを使い出したが、ときどき誤用があった。しかし四歳から五歳あたりになると、明確な鏡映像認知を示し、洗面所の鏡の前に座って身づくろいをするようになった。チャンテックはこの頃よく、鏡を見ながら手話で自分の名前を示したという。

チャンテックが鏡をいろいろなことに使うようになるにつれて（八歳頃の一時期には、鏡を見ながらまつげのカーラーを使っていた)、そのほかの自己の徴候もはっきりしてきた。「ME」「YOU」「チャンテック」という語の使いかたもしだいに複雑になり、悪いことをしたときにはその場に自分しかいなくても、自分にむかって「BAD」のサインをするようになった。そのほかにもセルフ・アウェアネスの徴候があらわれた。たとえば、ごまかしがそうで、これは第8章で見るように、セルフ・アウェアネスの自然な延長である。つまりオランウータンのチャンテックは、鏡を見て自己を認知することと、そのほかの自己の徴候があきらかに関連していることを実証的に示したのである。

第4章●あなたが知っていることを私は知っている——心の理論

セルフ・アウェアネスから他者アウェアネスへ

私はこのあいだ銀行のATMで、多くの人に関係のありそうな出来事を経験した。お金を出すためにカードを入れようとしていると、まったく知らない人がそばにきて、「その機械はだめですよ。カードが出てこなくなっちゃいますよ」と叫ぶ。どうやら彼女はついさっき、カードを挿入口にとりこまれたきりになってしまったらしい。親切なその人は、私がその機械の事情を知らないのに気づき、私の立場に、あるいはもっと正確に言えば「私の心」に自分の身を置いた。機械が故障していることを私が知らないことを知って、親切に注意をしてくれたのだ。それは彼女がある重要な認知能力をもっていることのあらわれでもあったが、その能力は、私たちにとってあたりまえすぎるので、あらためて認識されることはめったにない。

すでに示したように自己認知の能力は、セルフ・アウェアネスの能力や、自己関連の情動および記憶の出現と結びついている。しかしセルフ・アウェアネスのある個人は、自分の思考や感情を認識できるということよりも、さらに大きな利点をもっている。セルフ・アウェアネスが自分自身の思考を理解することと密に結びついているのなら、セルフ・アウェアネスは他者の思考をかえりみる能力を生じさせるのではないかと推定できる。私が自分の思考について考えることができるなら、あなたの思考についても考えることができるはずだからだ。ほかの人の心的状態をかえりみることは、「マインド・リーディング」「心的状態の帰属」「心の理論」など、さまざまな呼ばれかたをしている。心的状態の帰属とは、ほかの人が何を考えているかを推測すること、あるいは判断しようとすることである。つまり私は、自分がどんな状況のときにどんな考えをもつかがわかっているので、ほかの人も同じ状況で同じ考えをもつだろうと推測できる。この能力は「視点取得」と呼ばれる場合もある。

たとえば私は、夜道を運転しているときに、ヘッドライトをハイビームにしているドライバーがいると自分がいらいらするのを知っている。だから、もし私がハイビームにしたままにしていたら、ほかの人をいらいらさせるかもしれないとわかる。ほかのドライバーがどう思うかを自分の経験にもとづいて「推測」できるので、すれ違うときはライトを切り替える。

私たち人間のおとなは、鏡映像認知と同様に、この能力もあたりまえだと思っている。しかし、このような心の働きには、複雑な認知プロセスが必要だ。人が何を考えているかを予測したり、人の心的状態を推測したりするには、たくさんの思考が必要なのだ。実際、すべての動物種や個体がこの能力をもっているわけではない。心の理論は私たち人間のもっとも高度な認知能力のあらわれの一つであり、個体発生的に見ても、系統発生的に見ても、その出現時期は比較的遅い。このスキルの利点についてはこれからくわしく検討するが、霊長類と人間における「心の理論」の発達の関係をここで考えておくのは有用だと思う。

心の理論のテスト

ダーウィンからギャラップにいたるまで、研究者たちは、自己像を認知するためにはセルフ・アウェアネスが必要だと推測してきたが、心の理論についても同じことが言える。すなわちセルフ・アウェアネスは、「他者アウェアネス」をもつためにも必要なのである。人が知っていることを知るためには、まず自分が知っていることを知らなくてはならない。

心の理論をテストするのはむずかしい。コンピュータがゲームで私を負かし、画面に「残念でしたね」とメッセージを出しても、私はその言葉を真に受けたりはしない。コンピュータは私を負かして気の毒がっているわけではなく、プログラムされたルーチンにしたがっているにすぎない。私が悲しんでいるときに膝の上にのってくるペットは、「ぼくは悲しいときはなぐさめてもらいたい。だから人間の友だちをなぐさめてあげよう」と思っているのだろうか？　それとも昼寝をする場所がほしいだけなのだろうか？　生後二カ月の赤ちゃんが母親にほほえみを返すとき、その子は母親がしあわせなのを「知っていて」、それで自分もしあわせな気持になっているのだろうか。それとも新しい表情を試しているだけなのだろうか。

人間やそのほかの霊長類は高次認知の達人かもしれないが、条件反応と強化の生きものでもある。動物や人間は、基本的な行動ルーチンを身につけることができる学習機械であるから、実験主義者はこのような行動の背後にある内的な認知プロセスを見きわめようとする。

したがって心的状態の帰属あるいは心の理論を検証するにあたっては、行動を観察するだけにとどまらず、テストする個体の認知能力を真に測定する課題を設定しなくてはならない。そうしたテストは、鏡のテストの場合と同様に、完全ではないし、訓練の影響をすべて排除するような課題を設定するのはとりわけむずかしい問題である。心の理論のテストとしては、まずその人が、心の理論を手がかりにしないかぎりは得られない知識をほかの人から獲得したことを示さなくてはならない。第二にその人は、その知識と整合する行動を示さなくてはならない。言いかえれば、心の理論のテストに「合格」するには、他者の思考から推測した情報だけを使って問題を解決する、あるいは課題を遂行する必要がある。

霊長類の「心の理論」をテストする

チンパンジーとオランウータン、そしておそらくはゴリラにも、セルフ・アウェアネスがあるならば、彼らは心的状態の帰属の能力ももっているはずである。そして実際にこれまでの研究で、類人猿がなんらかの心の理論をもっていることが、実験でもフィールドでも示されている。そのような研究は、鏡映像認知の研究と同様に、チンパンジーを対象としたものが多い。

心の理論をテストする独創的なアイディアは、これまでにいくつか出されているが、なかでもとくに有用なものの一つに、「推測する人／知っている人」テストという、ほかの個体が何を知っているかがわかるかどうかを調べるテストがある。このテストのポイントは、二人の人間のうちどちらが「推測をしている」か、どちらが「知っている」かを、チンパンジーがわかるかどうかで心の理論の有無を判定するところにある。

典型的な実験例では、テーブルに食べ物とカップをいくつか置いた部屋にチンパンジーを座らせる。その部屋に実験者が入り、チンパンジーの視界をさえぎりながらカップの一つに食べ物を入れる。それからチンパンジーがテーブルの上のカップをすべて見られるようにする。この段階でどのカップに食べ物が入っているか、視界をさえぎられていたチンパンジーにはまったくわからない。三つならんだ扉のどれに賞品が入っているかを当てるクイズ番組の実験室版のようなものと考えてもらえればいい。

実験者は次に、食べ物の入ったカップを指す。もしチンパンジーがそのカップを選べば、そのチンパンジーは心の理論をもっていると考える人もいる。なぜだろうか？　そのチンパンジーは、カップを指した実験者の意図を推測した。つまり実験者は食べ物がどこにあるかを知っていて、その知識をチンパンジーに伝えているのだと推測した。しかしこの時点では、テストはまだ決定的ではない。チンパンジーは、手が左に行けば左を選ぶといった学習をするだけなのかもしれないからだ。そこで研究者たちは、この実験にもう一つ巧妙な要素をつけくわえた。

新しいバージョンの実験では、食べ物がカップに入れられるとき、部屋に二人の実験者がいる。一人は目隠しをつけ、もう一人はつけていない。カップに食べ物が入れられたあと、二人の実験者はそれぞれ別のカップを指す。チンパンジーは、正しいカップを指しているのはどちらの実験者か、目が見えていたほうか、見えていなかったほうかを判断しなくてはならない。指している人が何を知っていると自分が思うかにもとづいて、カップの選択をしなくてはならないのである。もちろん、正しい選択は、目が見えていた実験者が指しているほうである。

心の理論研究にこの「推測する人／知っている人」モデルを採用するのに指導的な役割をはたしたのも、ダニエル・ポヴィネリだった。(1) ポヴィネリは、チンパンジーの視点取得能力を調べる目的で、二人の実験者が呈示した情報にもとづいて隠された食べ物のありかを判断させる実験を組み立てた。実験者の一人は「知っている人」で、カップの一つに食べ物を入れる。チンパンジーはその人が食べ物を入れるところを見ているが、どのカップに入れたかまでは見えない。二人めの実験者は「推測する人」で、カップに食べ物が入れられたあとで部屋に入ってくる。このテストでは、「知っている人」は食べ物のある場所を知っているが、「推測する人」は食べ物のある場所を推測するしかない。実験の終盤で、知っている人は正しいカップを指し、推測する人は正しくないカップを指す。するとチンパンジーたちは、実験者がランダムに役割を交代しても、「推測する人」ではなく「知っている人」が示した情報に反応することをすみやかに学習した。つまりこのチンパンジーたちは、視点取得の能力――「私は彼が知っていることを知っている」――を頼りにしたと考えられる。

この実験には、第三の実験者がカップのなかに食べ物を入れ、「知っている人」はそれを見ているが、「推測する人」はそのあいだ袋をかぶって顔を隠しているという別バージョンもある。実験者たちがそれぞれ別のカップを指すと、チンパンジーはどちらの人が食べ物のありかを知っているかを判断しなくてはならない。この場合もチンパンジーは、食べ物のありかをはっきり知っている人、つまりは袋をかぶっていなかった人を選んだ。

またポヴィネリは、四頭のチンパンジーを訓練して、複雑な対人的状況における視点取得の能力をテストする課題に、人間のパートナーと協力してとりくませるテストも実施している。[2] レバーや食べ物のトレイといった道具立てを使うこの実験では、人間とチンパンジーのペアのどちらか片方が、どこに食べ物があるかは見えるが手に入れることはできない「情報提供者」、もう片方は、レバーを引いて食べ物を得られるが、食べ物がどこにあるかは知らない「操作者」になる。チンパンジーたちはどちらの役にあたっても、容易にその役割を学習して遂行することができた。チンパンジーが役割をほぼ完璧に遂行できるようになったところで、各ペアは役割を交代した。すると四頭のうち三頭は、すぐさま新たな役割を理解した。ポヴィネリがこの実験をサルに試したところ、サルの場合は一つの役割を訓練して教えることはできたが、役割を交代したときに新しい役割を理解させるのがむずかしかった。これは、なんらかのかたちで心的状態の帰属ができるのは類人猿だけだということを示している。[3]

チンパンジーは欺瞞の名人

以上は研究室でのテストだが、霊長類学者のフランス・ドゥ・ヴァールは、チンパンジーの視点取得の事例をフィールドでも観察している。[4] たとえば「推測する人／知っている人」テストでは、下位のチンパンジーに食べ物のありかを見せ、優位のチンパンジーには見せなかった。当然のことながら、下位のチンパンジーが食べ物を手にすると、優位のチンパンジーはすぐさまそれを取りあげた。これを何度かくり返すと、どちらも「心理戦」をはじめた。下位のチンパンジーは食べ物を取りあげられないように、優位のチンパンジーがいるときに食べ物を取りにいくのをやめ、無関心をよそおってあたりを歩きまわる。そのあいだ優位のチンパンジーのほうは目をそらしているふりをして、下位のチンパンジーが食べ物のほうにむかって動き出すのを待つ。そして下位のチンパンジーが動き出すと、優位のチンパンジーは視点取得をするらしく、大急ぎで食べ物のほうにむかう。この観察結果は少なくとも、下位のチンパンジーが自分の知らない何かを知っていることを優位のチンパンジーが理解しているということを示している。

ドゥ・ヴァールは、チンパンジーは欺瞞《ぎまん》の名人であるという報告もしているが、欺瞞は心的状態の帰属ができるということを示す強力な徴候である。(5) ドゥ・ヴァールが書いたある例では、挑戦者がライバルに対して威圧のディスプレイをし、ライバルは臆病になっているしるしの歯をむき出しにする表情を示しはじめた。するとそのライバルは挑戦者に背をむけ、手を顔にあてて唇を下げようとした。彼はその動作を三回くり返して、表情がおさまってから、むきなおって挑戦者に対峙した。つまり自分が臆病になっているのを隠したのである。もう一つの例では、決着がはっきりつかないまま闘いが終わったあと、優位なほうのチンパンジーが、ライバルに近寄っておだやかなうなり声をあげた。チンパンジーはこの声を出すと次にほぼかならず相手にキスをする。しかしこのときは、下位のチンパンジーがキスを受けようとして顔を動かすと、優位のチンパンジーはその耳にかみついた。

そのほか、交尾のときに欺瞞を働くチンパンジーについても記述がある。ある例では、下位のオスがメスを交尾に誘おうとしたときに優位のオスがあらわれた。勃起したペニスをメスに見せていた下位のオスは、すぐさまペニスに手をあてて隠した。欺瞞の問題は、人間のセルフ・アウェアネスの進化的な意味を理解するのに重要なので、第9章でまた取りあげる。

相手の心を適切に読み取る例

チンパンジーはきわめて社会的な種であるから、心の理論による行為を識別するのはむずかしい。チンパンジーの行動には、解釈のしかたによっては、心を読みとった行為に見えるものがたくさんある。たとえば争いのあとの和解はごく一般的で、抱きあい、グルーミング、性的関係などをともなう。(6) またチンパンジーは、因果関係の理解にもたけており、段階を追った抽象的な思考を何段階も進めていける。(7) 特定の順番で使わなくてはならない、いろいろな握りのついた複数の道具を使用する実験でも、チンパンジーは問題を解決して報酬を得るのがとてもうまい。(8)

しかしここでは、ドゥ・ヴァールが報告したとりわけ興味深い事例について考えてみよう。(9) あるチンパンジーの集団は、冬のあいだ室内で飼育されていた。管理者が毎朝、囲いのなかを水で洗い、ジャングルジムから突き出た丸太にゴムタイヤをかけて干す。ある日、クロムという名のチンパンジーが、水のたまったタイヤに興味をもった。しかしそのタイヤは、タイヤがいくつか並んだ列のいちばん内側にあった。「クロムは目当てのタイヤを何度も引っぱったが、丸太からはずせなかった」とドゥ・ヴァールは書いている。「彼女はタイヤを逆に押したが、ジャングルジムにあたって、やはりはずれなかった」。クロムが一〇分あまり努力をつづけているようすを、ジャッキーという七歳のオスがながめていた。ジャッキーは小さい頃、クロムに世話をしてもらっていた。「クロムがあきらめてその場を立ち去ると、すぐにジャッキーがやってきた。ジャッキーはためらうことなく、タイヤを一つずつはずしていった。頭のいいチンパンジーならみなそうするように、まずいちばん手前、次に二番めというふうにはずしていった。そして最後のタイヤに手をかけて、なかの水をこぼさないように注意深くはずすと、まっすぐおばのクロムのところまでもっていき、クロムの前に立てて置いた」。このジャッキーの行動を、「あのタイヤがほしい」というクロムの心的状態をジャッキーが理解していたという可能性を除外して解釈するのはむずかしい。

チンパンジーの高次の認知機能を検討するにあたっては、教えるという行為、すなわち個体が別の個体に情報を伝える行為の役割について考えることも有用である。こうした事例の報告を見ると、「教師」は「生徒」の心的状態を理解しているようである。たとえば、あるチンパンジーの集団で、母親たちがハンマーと石台を使ってナッツを割っていた。[10] 母親たちはこの技能に熟達したあと、かたく閉じているナッツを石台の上にのせ、ハンマーを使いやすい位置に置いた。そして娘の前で、ナッツを割る動作をゆっくりと誇張してやってみせた。母親たちは、このデモンストレーションをしているあいだ、子どもと視線をあわせ、子どもが注意をむけているかどうかを判断しているようだった。子どもたちはすぐさま、交代するかのようにハンマーを手にとり、適切な行動をはじめた。

セックスも遊びも

もめごとを解決するために性的なプレゼンテーションや性交を頻繁に使うボノボの性生活は、すでによくとりあげられているが、彼らの行動も、ある程度の心的状態の帰属があることを示している。ボノボはマスターベーションをする数少ない種の一つで、その様子は飼育下でもフィールドでも多数観察されている。驚いたことに彼らは、共同マスターベーションもする。メスどうしはしばしば性器と性器をこすりあわせて楽しむし、オスは頻繁に手を使ってほかのオスのマスターベーションをする。フェラチオもよくある。[11] 断言はできないが、ボノボがマスターベーションをするのは、人間と同じく、快楽のためだろうと思われる。息づかいの変化やあえぎなど、マスターベーションを楽しんでいることを示す徴候も観察されている。したがって、たがいにマスターベーションをしあうとき、彼らは心的状態の帰属をしているのではないかと考えられる。ひょっとするとボノボはある程度まで、「自分はこんなに気持がいいのだから、これをすればパートナーも気持がいいのじゃないか」というふうに考えているのかもしれない。快楽を受けたいという欲望だけではなく、快楽をあたえることもできるらしい。どうやら彼らは、自分が自分にある行為をして気持がいいのなら、パートナーにそれをすれば相手も気持がいいだろうと考えついたらしいのだ。

ボノボは仲間うちで緊張関係や喧嘩があると、性的な行為でその緊張を緩和する。喧嘩のあとには、セックスが宥和《ゆうわ》に一役買うらしく、暴力行為が急に減少する。ひょっとすると彼らは、仲たがいの醍醐味は仲直りにあるということに気づいているのかもしれない。擬人化は避けなくてはならないが、こうした行動はボノボが多くの局面で人間と同じようにセックスを利用していることを示している。このような性的行動は、これが心の理論であるという証明はまだなされていないが、心的状態の帰属と整合している。たとえば、ボノボはしばしばむかいあって性行為をするが、そのあいだにときどき視線をあわせる。性行為は通常一分足らずで終わるが、人間のような表情ややりとりをしばしばともなう。

またドゥ・ヴァールは、ボノボの遊びが、彼らが心の理論の能力をもっていることを示しているのではないかという報告もしている。彼が実例としてあげているのは、鎖を使わないと出入りできない、堀に囲まれた飼育場にいる数頭のボノボの話である。ドゥ・ヴァールの観察によると、一頭が堀のなかにはいったとき、別の一頭が鎖を引いてしまった。堀にはいるように煽動したそのボノボは、鎖を引きながら、わなにはまったボノボの苦境を知ったうえで笑いものにしているようだった。ドゥ・ヴァールによると、驚いたことに、はめられたボノボの味方がやってきて、鎖を堀のなかに投げ戻したという。

こうした観察結果があるにもかかわらず、研究者のなかにはチンパンジーに心の理論があることを認めていない人たちもいる。近頃のダニエル・ポヴィネリは、かつての自分の主張の一部に対して冷ややかである。また、チンパンジーの心的状態の帰属については、さらに研究が必要だというもっともな意見もある。そのような反対意見はあるものの、多数の指標は、チンパンジーが少なくとも基本的な心の理論をもっていることを示唆している。

能力は初歩から中程度

先にも述べたとおり、チンパンジーや発育中の人間の子どもと同様に、オランウータンも自己鏡映像を認知できるらしい。(12) オランウータンは、チンパンジーほど頻繁に、あるいは深く研究されているわけではないが、心の理論を必要とする課題に合格する能力があるという所見は示されている。たとえば、目標物を指す行動（指示動作）の意味を理解するには少なくとも最小限の心の理論が必要と思われる。オランウータンでは、人間による指さしに対する理解と、自発的な指さしをともに示した事例がいくつかあるが、[13] ジョゼップ・コールは、オランウータンが指さしを理解できるのは、人間との接触が重要な要因になっているのではないかと指摘している。だが、霊長類全般についておこなわれている指さしの研究は、結果の解釈がむずかしい。それは一つには、指さしは非常に学習しやすい行動なので、他者の動作を観察するにしても、個体自身が動作を実行するにしても、実験条件が理解度に影響をおよぼすからである。したがって霊長類はサルも含めてみな、指さしが対象物の位置を示す手がかりであることを学習できるという結果が出ているのは、別に不思議ではない。オランウータンの場合は、指さしだけではなく視線によっても適切な選択ができるので、心の理論をもっているのはより確かである。[14]

コールは、指さしだけにとどまらず、オランウータンを対象に心の理論と意図性をテストする巧妙な方式の実験を組み立てた。[15] この研究では、人間の二歳児および三歳児の成績をオランウータンの成績と比較した。まず、訓練のための試行を実施し、食べ物を入れたアイテムと食べ物を入れていないアイテムを区別する方法（実験者が食べ物を入れた箱の上につける目印を手がかりにして区別する）を被験者に学習させた。実験では、実験者は食べ物を入れた箱の上に目印をつけたあと、食べ物を入れていない箱の上にも、「うっかり」つけてしまったというそぶりで目印をつける。すると被験者は三グループとも、実験者が意図的に目印をつけた箱を優先的に選んだ。この所見は、被験者が実験者の意図を明確に感知していたことを示唆している。

しかし類人猿は、オランウータンも含めて、ある種の心の理論の課題が苦手である。コールは、

「推測する人／知っている人」課題の複雑なバージョンを考案し、それを四歳児と五歳児、そしてチンパンジーとオランウータンのグループに実施した。[16] この実験では、「隠す人」が容器の一つに報酬を入れ、「伝達する人」はその過程を見ている。容器の一つに食べ物が入れられ、その容器に目印がつけられると、「伝達する人」は部屋を出る。すると「隠す人」は、被験者が見ているところで容器を入れ替える。もし被験者が真の心の理論をもっているなら、「伝達する人」が部屋に戻ってきたとき、その判断を信用しないだろうと推測できる。しかし「伝達する人」が部屋に戻ってきて、報酬が入っていると彼が思っている容器を指さすと、チンパンジーとオランウータンはその容器を選んだ。この結果から、論文の著者たちは、チンパンジーとオランウータンの心の理論の能力は、印象的ではあるが、本格的には発達していないと思われるとの結論を出した。しかし意図性を直接に調べるテストでは、オランウータンはポジティブな結果を示している。また、類人猿以外の霊長類と比較したテストでも、オランウータンはこうした課題の成績がサルよりもすぐれていた。[17]

したがってチンパンジーとオランウータンはともに基本的な心の理論をもっているが、人間のおとなほどのレベルではないと考えられる。初歩から中程度のテストには合格するようだが、高度なテストでは合格できない場合もある。野外環境では、セックスや欺瞞や目標達成といった面で、心の理論を使っているようである。

サルの視点取得能力

サルは、チンパンジーやオランウータンとは違って、自己鏡映像認知や心の理論の課題に合格する明確な能力はもっていないらしい。合格できないのはセルフ・アウェアネスが欠如しているためかどうかははっきりしないが、ダニエル・ポヴィネリはサルの視点取得能力を直接的に調べるテストを考案した。ポヴィネリはまず、サルの知覚力と理解力とのつながりをあきらかにする目的で一連のテストを実施した。[18] このテストでは、「推測する人／知っている人」モデルを使って、実験者が「推測する人」と「知っている人」の役割をランダムに交替したときに、サルは実験者が提供する情報を区別することができるかどうかを調べた。たとえば「知っている人」は、サルから見えないようにカップの下に食べ物を隠すか、あるいはほかの人が食べ物を隠すところを見ていた。「推測する人」のほうは、部屋の外で待機しているか、食べ物が隠されてしまうまで顔に袋をかぶっていた。「推測する人」が部屋に入ってくると、「知っている人」は正しいカップを指さし、「推測する人」はまちがったカップを指した。サルたちは、チンパンジーやオランウータンとは違って、「推測する人」と「知っている人」の知識状態、すなわち心的状態の違いを理解している徴候をまったく示さなかった。

R・W・ミッチェルが近年に実施した研究でも、サルの指示動作が再検討されている。[19] ミッチェルは右の研究と同様の隠された報酬という設定を使って、サルが食べ物の入った容器を指せることを発見した。しかもそのうちの一頭は、訓練なしで正しい容器を指すことができ、別の一頭は競争者がいると逆の指示動作をするらしかった。しかしこれらの結果は決定的ではない。先にも述べたように、指さしは強化された反応にすぎないという可能性があり、高次の視点取得のあらわれではないかもしれないからである。[20] 言いかえれば指示動作は訓練可能であるから、これらの研究で見られた指示動作がたしかにマインド・リーディングを示すものであるとは言い切れないのである。
サルは、報酬の食べ物が入っている容器を特定することはできるかもしれないが、報酬のありかを視線で判断しなくてはならない心の理論課題は苦手である。一部の研究者によれば、他者がどこを見ているかを感知する能力は、心の理論の指標であり、他者の注意や意図がわかるというしるしである。

サルを訓練して報酬のほうに視線を送るようにさせようとしても、通常はうまくいかない。実験者の視線を追って報酬を見つける課題では、このことがもっとはっきりする。コールたちがあきらかにしたところによると、類人猿はこの課題にすぐれており、実験者がまちがった位置に誘導すると、問いかけるように実験者に目を戻す。しかしサルは、この課題ができないらしい。ある研究では、実験者が視線や指示動作を含むさまざまな手がかりをサルにあたえた。[21] その結果、手がかりとして動作だけをあたえた場合と、動作と視線をともにあたえた場合は、三頭のうちの二頭が報酬のありかを突きとめることができたが、視線だけの場合は一頭もできなかった。次に、実験者が報酬のほうに頭を近づけるという方法で課題をやさしくしてみたが、偶然を上まわる結果は出なかった。以上の観察結果から、この論文の著者たちは、サルは視線から視点取得をすることはできないと思われるので、サルが動作を理解するのは、実際は条件反応に過ぎないとの結論を出している。[22]

ゴリラはどうか

セルフ・アウェアネスと視点取得の能力を備えているらしいチンパンジーは、いろいろな面で

「ほとんど人間」のような存在と言える。チンパンジーと人間は、肉を好むこと、高度な道具使用、攻撃的な性向などが共通している。たとえばチンパンジーは、あらかじめ計画したと思われる状況で競争相手を殺すことがある。ボノボは人間と同じように快楽のためのセックスをするようだし、一部の見解によれば、チンパンジーは「記号的な」人間の言語を把握することもできるという。それに外見も人間によく似ている。

ゴリラについては、以上の点がことごとく違う。ゴリラは主として菜食主義で、道具使用も苦手だし、圧倒的な体の大きさや傾斜した姿勢など、ほかの霊長類よりずっと「動物的」に見える。チンパンジーが社会的役割の流動的な大集団で生活しているのに対し、ゴリラは、通常はただ一頭のオスであるアルファ・メイル［一位のオス］が支配する、小さな集団にまとまっている。人種と同様、霊長類の分野にもステレオタイプというものがあり、ゴリラはこれまで「おだやか」「鈍い」「頭が悪い」と描写されることが多かったのだが、近年の所見から実はそうではないとわかってきている。ゴリラは高次認知の領域にかなりすぐれていると判定されており、それ以上の証拠がない現状では、能力が劣っているとみなしたくなる誘惑に抵抗すべきである。著名な霊長類学者のベンジャミン・ベックは、一般に「チンパンジー中心」にむかいがちな傾向があると警告している。[23]

ゴリラが心の理論の能力を欠いていることを示す逸話的な証拠はあるが、ゴリラの心の理論を正式にテストした研究は非常に少ない。ある実験では、実験者が手の動きや表情であたえる手がかりをゴリラが利用できるかどうかが試された。[24] ゴリラたちは、実験者が報酬の入った容器をたたいたり、指さしたりした場合は、うまくそれを利用することができ、また実験者が注視の動作だけ、あるいは頭を動かす動作だけをした場合も、報酬を見つけることができた。しかし、視線の方向だけを手がかりとしてあたえた場合は、うまくいかなかった。これはゴリラがアイコンタクトを嫌うためだという見解が一部にある（先に述べたように、ギャラップも鏡のテストをするときに、鏡映像が少しずれるように設定しなくてはならなかった）。ゴリラはほかのゴリラをまっすぐに見るのを好まないので、実験者をまっすぐに見ることも好まないのかもしれない。ゴリラの欺瞞の可能性については（勃起したペニスを隠そうとしたチンパンジーと同じように）、あるゴリラがほかのゴリラに対して、ふざけたような表情を隠し、もっとまじめな表情を見せたという短い報告が一つある。これらのデータは、散発的ではあるが、あまり高度ではない心の理論が存在することを示しているのかもしれない。

以上のように、チンパンジーとオランウータンは、他者の心的状態を多かれ少なかれ把握できるということが証拠によって示されている。彼らにもなんらかのセルフ・アウェアネスがあると考えないかぎり、これらの所見を解釈するのはむずかしい。セルフ・アウェアネスのない動物、具体的に言うとサルは、心的状態の帰属を必要とする課題のほとんどを遂行できない。データはやや不十分だが、現行の所見は、心の理論を獲得するにはセルフ・アウェアネスが必要だという考えを支持している。

人間の「心の理論」のテスト

子どもを育てあげる大変さはタイタニック号の引きあげに匹敵するという言葉がある。しかし私の同僚たちは、それにみあうだけの報いがあると言う。なかでも一番わくわくするのは、子どもの心的能力が発達していく過程が見られることなのだそうだ。

ある友人から、自宅で一歳半の子どもがクッキーをくすねているのを見つけたときの話を聞いたことがある。現場をおさえられたその子は、母親の視界ではなく自分の視界からクッキーを隠そうとした。重要なのは母親の視点だということがわからなかったのだ。この話を聞いておもしろく感じた私は、それははっきりとした心の理論がまだ発達していないのだと説明した。そして、一年もすれば、もっとうまく人をだませるようになるし、あっというまに嘘の達人になるよと請けあった。

人間の子どもや赤ちゃんは、セルフ・アウェアネスと心の理論の結びつきを示す証拠をさらに提示してくれる。子どもは一般的に、研究の被験者として類人猿よりすぐれている。これは単なる人間中心の偏向や類人猿に対する偏見ではない。子どもの被験者は見つけやすいし、ほぼ全員が言語能力をもっている。それに母親がゴリラのママよりこわくない!

セルフ・アウェアネスのある霊長類は、少なくとも基本的な心的状態帰属の能力をもっている。セルフ・アウェアネスに欠ける霊長類は心の理論に欠けている。まだ自己を理解していない子どもは他者に対する理解もない。単純なレベルで言えば、子どもは基本的な自己感をもつようになると、基本的な心的状態帰属の能力を獲得する。そのような能力には、指さしや注視の理解が含まれる。二歳児は指さしが理解でき、指さしをしている人の意図を推察できるらしい。欺瞞的行動の徴候も二歳であらわれる。[25]

代名詞の使用から見て、セルフ・アウェアネスは心の理論に先行すると思われる。先にも述べた

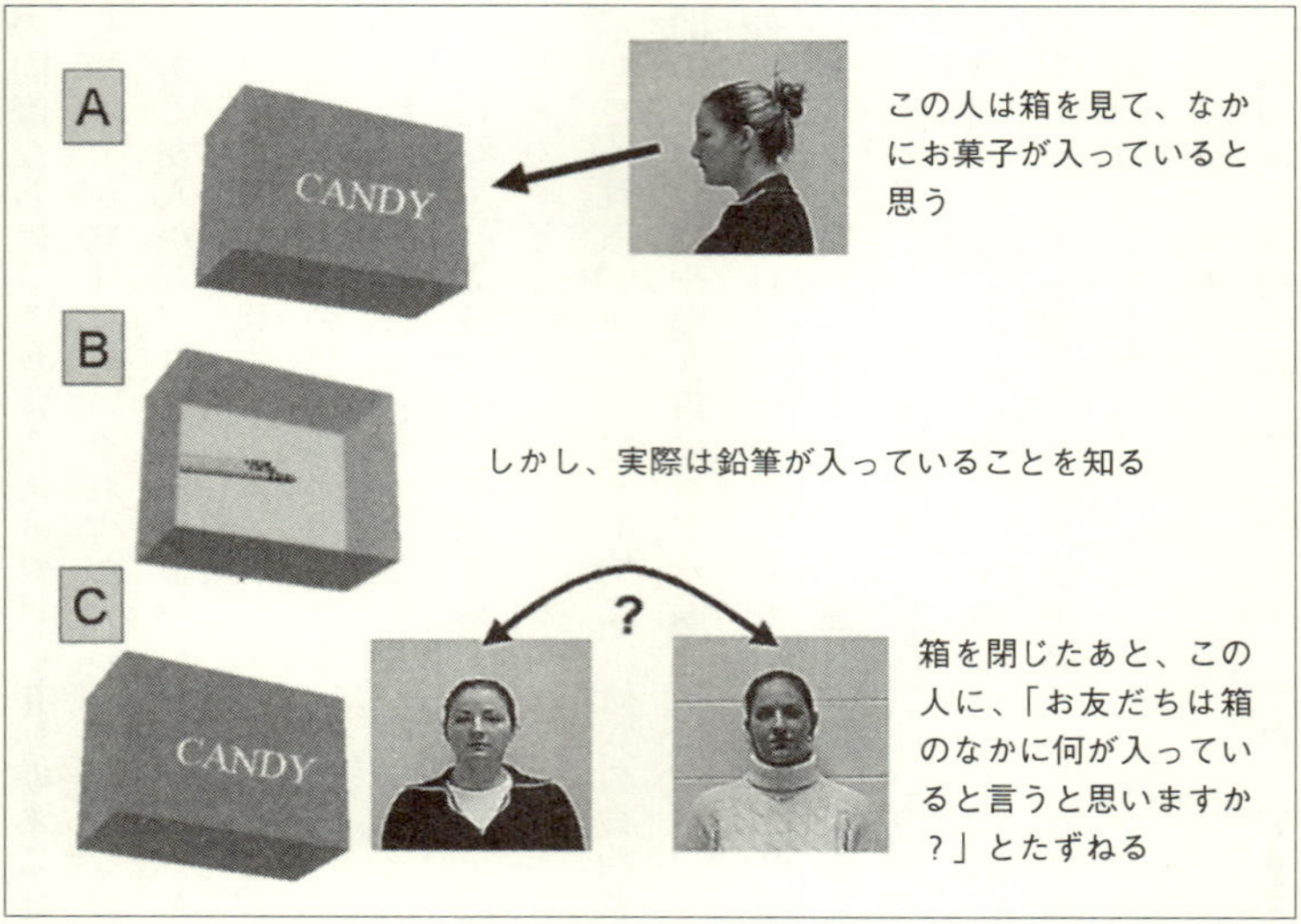
A
CANDY
この人は箱を見て、なかにお菓子が入っていると思う
B
しかし、実際は鉛筆が入っていることを知る
C
?
CANDY
箱を閉じたあと、この人に、「お友だちは箱のなかに何が入っていると言うと思いますか?」とたずねる

図 4–1　心の理論をテストするスマーティ・テストは三つの場面からなっている。第一の場面（A）では、被験者に「菓子」と書かれた箱を見せる。次の（B）で、被験者は、箱のなかに鉛筆が入っていることを知る。テストの山場の（C）では、被験者に、あなたの友だちは箱のなかに何が入っていると言うと思うかとたずねる。心的状態の帰属ができる人は、「お菓子」と答える（ジュリアン・キーナン）。

ように、子どもが人称代名詞を使いはじめるのは、鏡のテストに合格しはじめる頃である。生後三二カ月の時点では、正常な発育状態にあるすべての子どもに人称代名詞の使用が見られる。自己言及の代名詞の使用と他者言及の代名詞の使用には関係性があり、自己言及の代名詞（たとえば「Ｉ」）は、他者言及の代名詞（たとえば「ｙｏｕ」）が正しく使えるようになる前にあらわれる。(26) これは、子どもがまず自分の心を理解するようになり（これは「Ｉ」の使用に反映される）、それから他者の心を理解できるようになる（これは「ｙｏｕ」によって示される）ということのあらわれであろう。

子どもを対象にした心の理論の研究は、そのほとんどが、より高度な心的状態帰属のスキルに焦点をあわせている。子どもの心の理論を測定する課題のなかで、とくに有名なものの一つにスマーティ・テストと呼ばれるものがある（図４―１）。スマーティ・テストでは、子どもＡにスマーティというお菓子の箱を見せて、箱のなかに何が入っていると思うかとたずねる。Ａは当然、「お菓子」と答える。そこで研究者は箱を開けて、実は鉛筆が入っているのを見せる。研究者は鉛筆を箱に戻してから、「これからお友だちのＢちゃんがこの部屋に入ってくるんだけど、Ｂちゃんはこの箱のなかに何が入っていると思うかな?」とたずねる。もしＡが、「鉛筆」と答えたら、それはＡがＢの考え、あるいは心的状態を理解できないというしるしである。ＡがＢの心的状態を推察できるなら、正解は「お菓子」になるはずだ。

なぜ三歳児は不合格なのか

このテストでは、三歳児は合格せず四歳児は合格するという、一貫性のある結果が出ている。それでも疑問は残る――なぜ三歳児は不合格で、四歳児は合格するのだろうか？　セルフ・アウェアネスと心の理論のあいだに確たる結びつきがあるなら、二つの能力は連動しているはずである。この分野の先端的な研究者であるアリソン・ゴプニックは、この関係を調べるために一連の実験を考案した。[27]

ゴプニックたちは、三歳児が他者の心的状態をモデル化できないのは、その年齢では自己概念がまだ発達途上にあるためだろうと考えた。ゴプニックが実施した改変版のスマーティ・テストの一つは次のようなものである。まず三歳児に、外見をいつわったもの（たとえば鉛筆の入ったお菓子の箱）を見せる。すでに見たように、三歳児は、ほかの子どもも自分と同じように、実際は鉛筆の入っているお菓子の箱を見てお菓子が入っていると思うだろうと推測することができない。ここまでは先にあげたスマーティ・テストと同じである。しかしゴプニックはこのテストで、「最初にこの箱を見たとき、箱を開ける前は、なかに何が入っているとあなたは思っていた？」と子どもにたずねた。すると五〇パーセント以上の三歳児は、自分は最初から鉛筆が入っていると思っていたと答えた。つまり、自分の思考を正しくモデル化することができなかった。この実験の重大な問いは、「自分の思考を正しくモデル化することができなければ、ほかの子どもの思考もモデル化できないのではないだろうか？」だった。そして答はイエスだった。自分の心を正しくモデル化できない子どもは、他者の心もモデル化できないのである。

この研究は、二つの情報をあたえてくれる。第一に、鏡のテストに合格するのは、セルフ・アウェアネスがあるというしるしだが、その時点では、本格的な自己の理解はまだ完成していない。第二に、自分の心を理解することは、他者の心を理解することと関係している。

ゴプニックはこれらの所見などにもとづいて、心の理論と自己感は一緒に発達すると論じ、たがいに関連する二つの証拠をあげている。第一に、自分の心的状態の帰属ができない子どもは、他者の心的状態の帰属もできない。第二に、自分の心的状態の帰属ができるようになった子どもは、ほぼその直後に、他者の心的状態の帰属ができるようになる。自分の高度な心的状態の帰属ができることを示す証拠が見られる時期と、ある心的状態を他者に帰属させる能力が見られる時期にずれがないところから、高度なセルフ・アウェアネスと心的状態の帰属は同時期に出現するとゴプニックは考えている。

所見によれば、欺瞞は生後二四カ月頃にあらわれる。(28) 二歳児は嘘をつくのがまだあまりじょうずではないが、欺瞞の傾向はこの年齢であらわれる。これは、心の理論の構成要素のなかには、自己認知を獲得したすぐあとに出現するものもあるということを示している。子どもと欺瞞については、三歳児は欺瞞傾向が高いという事実を含めて、最終章でまたとりあげる。

それでは、こうした心の理論のテストで、人間と霊長類の認知能力についてはどんなことがわかるのだろうか？　欺瞞の能力や研究室およびフィールドでの実績を考えると、とくにチンパンジーは、心的状態帰属の能力を実証的に示している。これは鏡のテストに合格する能力をもっていることから予期されるとおりである。サルは、人間の幼児とは違って心の理論のテストに「合格」せず、人間の子どもでは一般に生後一八カ月から二四カ月にあらわれる自己鏡映像認知の徴候も示さない。したがってサルのセルフ・アウェアネスのレベルは一八カ月児のレベルより低く、チンパンジーのセルフ・アウェアネスのレベルは、高度な心的状態の帰属を理解しはじめたばかりの三、四歳児と同じくらいだろうと考えられる。

心の理論にはもう一つ、別の路線の研究があり、大きな関心が寄せられている。あとの第8章でくわしくとりあげるが、自閉症の子どもたちの心的状態帰属についての研究である。のちほどこの自閉症と、アスペルガー症候群と呼ばれる関連の障害をとりあげ、セルフ・アウェアネスと心の理論の関係について洞察を深めようと思う。しかしその前にまず、自己と脳との関係を考えなくてはならない。

第5章●右脳は劣位か――脳の構造と機能

ゴードン・ギャラップが一九六〇年代の終わりに鏡のテストを考案したとき、彼は知らなかったが、自己認知の研究はすでにかなり多くおこなわれていた。同様に、自己の起源と脳の関係についての研究もかなり前から実施され、多数の研究者が関連の問題について答を探究してきた。もちろん脳のなかで自己を分離同定するのに成功したとか、自己の責任領域として特定の脳部位を突きとめたとか、そんな研究者は一人もいないし、そもそもそんな発想をする研究者すらいない。デカルトは、松果体という小さな脳領域が意識の座だと考えた。デカルト以前のプラトンやアリストテレスも、私たちを精神的、知的に人間にしているものの物理的基盤を問題にした。プライヤーは、鏡とセルフ・アウェアネスと脳を結びつけた最初の科学者ではないかと思われるが、彼はこのような問題に実験的方法を適用することはしなかった。同時代の人びとと同じように、全般的な自己感を生み出しているかもしれない脳の領域を推測しただけで、そこから先には踏みこまなかったのである。

脳を調べると、科学、哲学、心理学にまたがる大きな謎――「自己は脳のどこにあるのか」という謎を探ることができる。正確な場所を見いだすのはとてつもない課題だが、テクノロジーの進歩のおかげで、問題の探索をいくつかの構成要素に分解してあつかいやすくすることができるようになってきた。しかしまずは、脳と、脳の秘密を解明するために研究者が用いるツールについて知っておかなくてはならない。

脳——無限のモビール

ジョン・アップダイクは、私と同じスポーツ・ファンで、テッド・ウィリアムズの野球伝説についてすばらしいエッセイを書いている。[1] ウィリアムズは一九四〇年代および五〇年代の偉大なプレイヤーだが、現役時代の最後はしつこい怪我に悩まされていた。フェンウェイパークで打席に入った高齢のウィリアムズは、あきらかに痛みをかかえており、「糸が一本切れたコールダーのモビール」のように見えた、とアップダイクは書いている［アレグザンダー・コールダー：アメリカの彫刻家（一八九八―一九七六）。バランスの力学的な原理を利用した、動く彫刻「モビール」の創始者として名高い］。このみごとなメタファーのおかげで、ぎくしゃくしながらバッターボックスにむかう野球選手を目に浮かべることができる。糸の切れたモビールという表現が、バランスを失った人間の体を想像させるのだ。アップダイクの文才はさておくとして、彼が書いたイメージは複雑な配線、すなわち私たちの脳についても、有用な全体像になる。[2]

脳にはおびただしい数のニューロン［神経細胞］や結合があるので、脳が完全かつ緻密に解明されることは永久にないかもしれない。しかし脳は、コールダーのモビール彫刻のように、美しく繊細で、多数の内部の要素や結合が相互依存しているものとしてとらえることもできる。モビール各部がいかに寄与しているかを正確にとらえるのは、たとえ構成要素が少なくて結合が最小限しかなくても、むずかしい。各部の重さや大きさや位置は内的依存の関係にあり、無限と思えるトルクや力の組みあわせで結びついている。脳もコールダーの彫刻と同じように、部分の総和を超えるという方法で形態の制約をのがれている。脳は可変的で自由度も高いが、予測可能な様式で機能するモジュールとネットワークからなっている。そしてコールダーのモビールと同じように、重要なのはバランスである。

脳がもつ能力や複雑さを考えると、灰白質《かいはくしつ》と白質にあらわれている驚異的な効率やみごとさに感銘を受けずにはいられない。私たちが知っていることも、私たちのありかたもすべて、この三ポンド［約一・四キログラム］の物質に由来しているのだ。その設計は人間の理解をはるかに超えており、ましてそれを記述することなどおよびもつかない。それは人に、神の御業《みわざ》か進化の働きのいずれかに対する信頼を、あるいは両方に対する信頼を、少しずつ深めさせる。いまのところ神経科学では、脳と行動の関係を完全に記述することは、たとえ単純な行動についてであっても不可能である。ある脳機能を、矢印のついた二、三個のボックスで説明しているチャートがあったら、そのモデルはよくてもあいまいだし、簡略化のしすぎなので、気をつけたほうがいい。CTスキャンやMRIなどの最新技術を使っても、おおまかな領域を特定の条件のもとで記述することしかできないし、統計的に見た結論しか出せないのである。

脳とセルフ・アウェアネスの関係についての記述にも同じことが言える。この結びつきを記述するには、脳の構成要素どうしのデリケートな関係に留意しなくてはならない。しかもセルフ・アウェアネスはいろいろな形式をとりうるので、セルフ・アウェアネスと脳の関係の記述はどんなものであれ、単一では不完全になるだろう。

脳機能の概論

脳という複雑なテーマを専門にあつかった本は多数あるので、ここでは、セルフ・アウェアネスとの関係を中心に、ごく基本的な機能と構造に触れるだけにする。

脳を構成する億単位のニューロンは、脳内でもっとも活動性の高い細胞である。脳は脊髄《せきずい》とともに中枢神経系をなし、脳と脊髄からのびた神経は末梢《まっしょう》神経系を構成する。ニューロンと末梢神経は相互につながり、神経系のなかにサブネットワークをつくっている。このニューロンと末梢神経のつながりやサブネットワークどうしの交信が、心拍数の調整や情動のバランスといった多様な機能を生み出す。

ニューロンは脳の最小機能単位である。脳の各部位にはいろいろなタイプのニューロンがあり、大きさや構造や応答性がさまざまに異なるが、大部分の「典型的な」ニューロンに共通する特性もある。ニューロンに共通する構造的要素の一部、たとえば核や細胞質などは、身体を構成するほとんどの細胞と共通である。そのほかの要素はニューロンに固有で、個々のニューロンが、ほかの単一ニューロンや複雑なニューロン・ネットワークとの交信という重要な機能を実行するためのものである。ニューロンの細胞体からのびた多数の樹状突起（この名前は「枝」を意味するギリシア語に由来する）は、ほかのニューロンから電気化学的な入力を受けとる。これらの入力信号は樹状突起や細胞体のなかで合計される。入力には、受け手側のニューロンを活性化させる興奮性の信号と、ニューロンの活動性を抑える抑制性の信号がある。合計された興奮性の信号が十分に多ければ、そのニューロンは「発火」して、活動電位と呼ばれる電気信号を出す。その電気信号はニューロンの出力線維である軸索を通り、末端の膨大部（終末ボタン）でほかのニューロンに伝達される。

ニューロンはこの活動電位を使って、たがいに「交信」する。活動電位は、軸索小丘（軸索と細胞体をつなぐ部分）から軸索の末端まで、波のように伝わっていく。この局所的な膜電位の変化の伝播《でんぱ》が、ニューロンどうしの交信の主要な様式である。活動電位のおもしろい特徴の一つは、「全か無か」の法則にしたがっていることである。つまり、ニューロンへの入力の総和が十分に大きければ完全な活動電位が発生し、そうでない場合は何も起こらない。ある意味でニューロンは、コンピュータと同じように、「0」と「1」という二種類の数字を使う二進数の言語でほかのニューロンと交信しており、情報は活動電位の二進法的なふるまいによって保証されている。つまりニューロンは、発火するかしないかのどちらかなのである。

「イエス」と「ノー」という二つの「単語」しかない言語を想像してみよう。二つの単語はニューロンが「発火する」「発火しない」に相当するのだが、この単純な言語が、脳のコミュニケーションの基本である。私たちの認知や行動はすべて、このコミュニケーションをとおして可能になっている。たとえばあなたがこの本を読めるのも、イエスとノーの総和によっている。あなたがページをめくるときは、一定のニューロン（指の動きを担当しているニューロン）が発火し、ほかのニューロン（舌の動きを担当しているニューロン）は発火しない。ページをめくるには、実際はほか

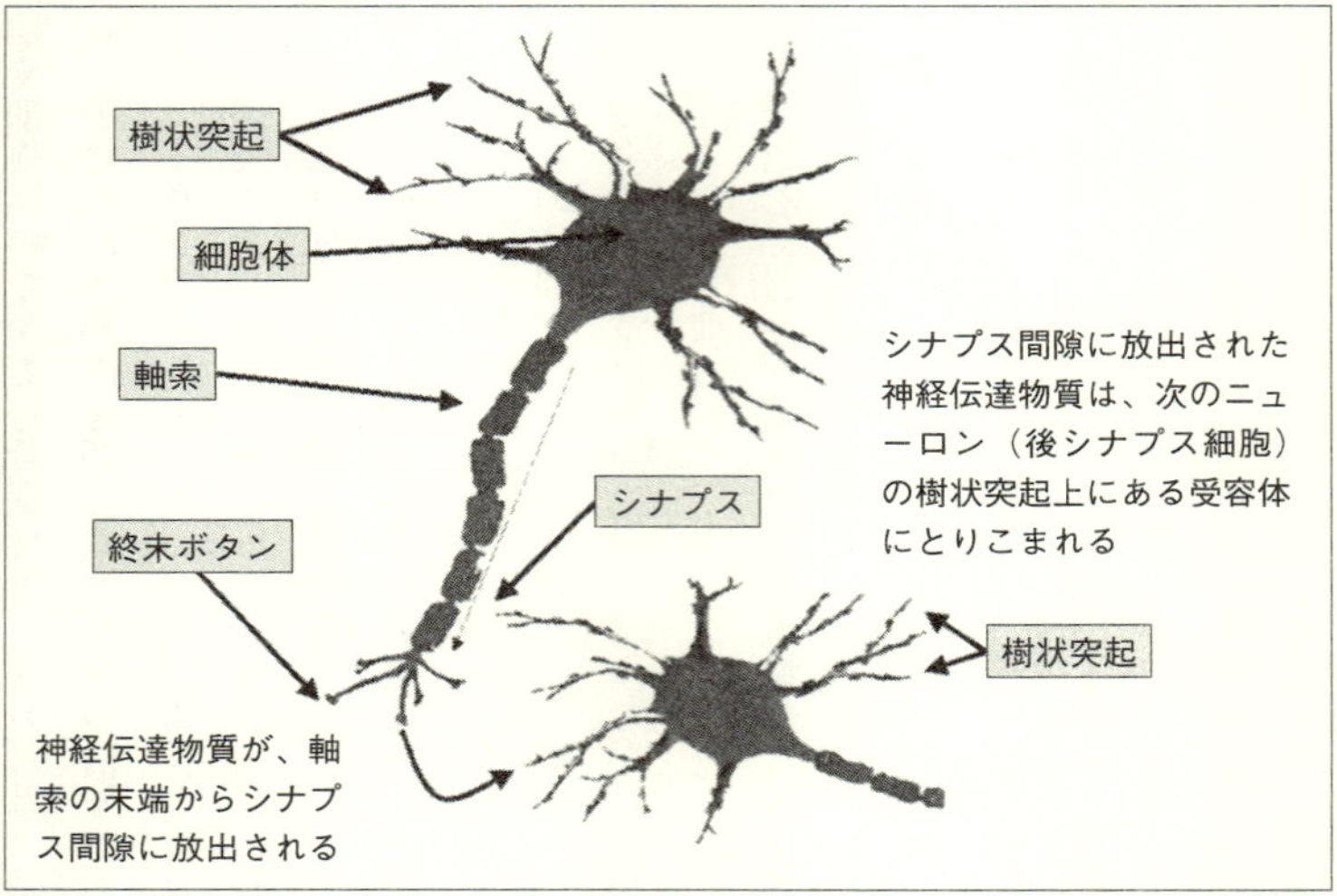

樹状突起
細胞体
軸索
シナプス間隙に放出された神経伝達物質は、次のニューロン（後シナプス細胞）の樹状突起上にある受容体にとりこまれる
シナプス
終末ボタン
樹状突起
神経伝達物質が、軸索の末端からシナプス間隙に放出される

図 5–1　脳は多数のニューロンで構成されている。入力情報は樹状突起を介して届き、出力情報は軸索を通って末端の膨大部（終末ボタン）まで伝達される。情報が軸索の末端にいたると、神経伝達物質がシナプス間隙に放出される。神経伝達物質はシナプス間隙をこえて次のニューロンにとりこまれる（ジュリアン・キーナン）。

にも多数の動きが必要なので、このような単純な動作にも多数のニューロンが関与する。

活動電位が軸索の末端に到達すると、特有の電気化学的な事象が連鎖的に起こって、発火ニューロンと受け手側のニューロンとの交信が可能になる（図5―1）。この連鎖のなかでもっとも重要な事象は、発火ニューロンからある種の化学物質（神経伝達物質）が放出されることである。放出された神経伝達物質は、ニューロンとニューロンのあいだのすきま（シナプス間隙《かんげき》）をこえて、受け手側のニューロン（後シナプス細胞）の受容器と相互作用する。神経伝達物質にはたくさんの種類があって、引き起こされる結果も非常に複雑なのだが、手短に言うと、入力の結果として、受け手側のニューロンは興奮して発火しやすくなるか、抑制されて発火しにくくなるかのどちらかになる。受け手側のニューロンが発火した場合、その活動電位は軸索をとおって、また別のニューロンに伝達される。この過程が、ある行動に必要なすべてのニューロン（一般に何百万という数のニューロン）にわたってくり返される。単一ニューロンの低レベルの電位変化は、最新の脳機能画像法で見るのにはあまり適さないが、ニューロン群の活動は、血流や電気的活動や神経伝達物質の放出などを測定することによって調べることができる。

脳の構造

脳の外表面の大部分は、くねくねと曲がった溝《みぞ》や隆起がたくさんある皮質《ひしつ》におおわれている。頭蓋骨と最外層の保護膜を開いたとき最初に見えるのが、この皮質である。皮質は多数の認知や行動にとって重要であり、隆起や溝やひだがたくさんあるのは、小さなスペースのなかで表面積を最大にするためと考えられている。紙をくしゃくしゃに丸めると、広い表面を小さな球体にできるのと同じようなものだ。人間の大脳皮質のしわは、とくに複雑に入り組んでいる。サルの脳と比べるとチンパンジーの脳のほうが入り組んでいるが、人間の脳はそれよりもさらに入り組んでいる。したがって大きな皮質は、人間の脳が進化していることを示す特徴の一つと考えられており、それは広い表面を複雑なしわにたたみこむことによって可能になっている。

脳は慣例により、前頭葉、頭頂葉、側頭葉、後頭葉という四つの脳葉に大別されている（図5―2）。この名称はそれぞれをおおう頭蓋骨の名称［前頭骨・頭頂骨・側頭骨・後頭骨］からきている。

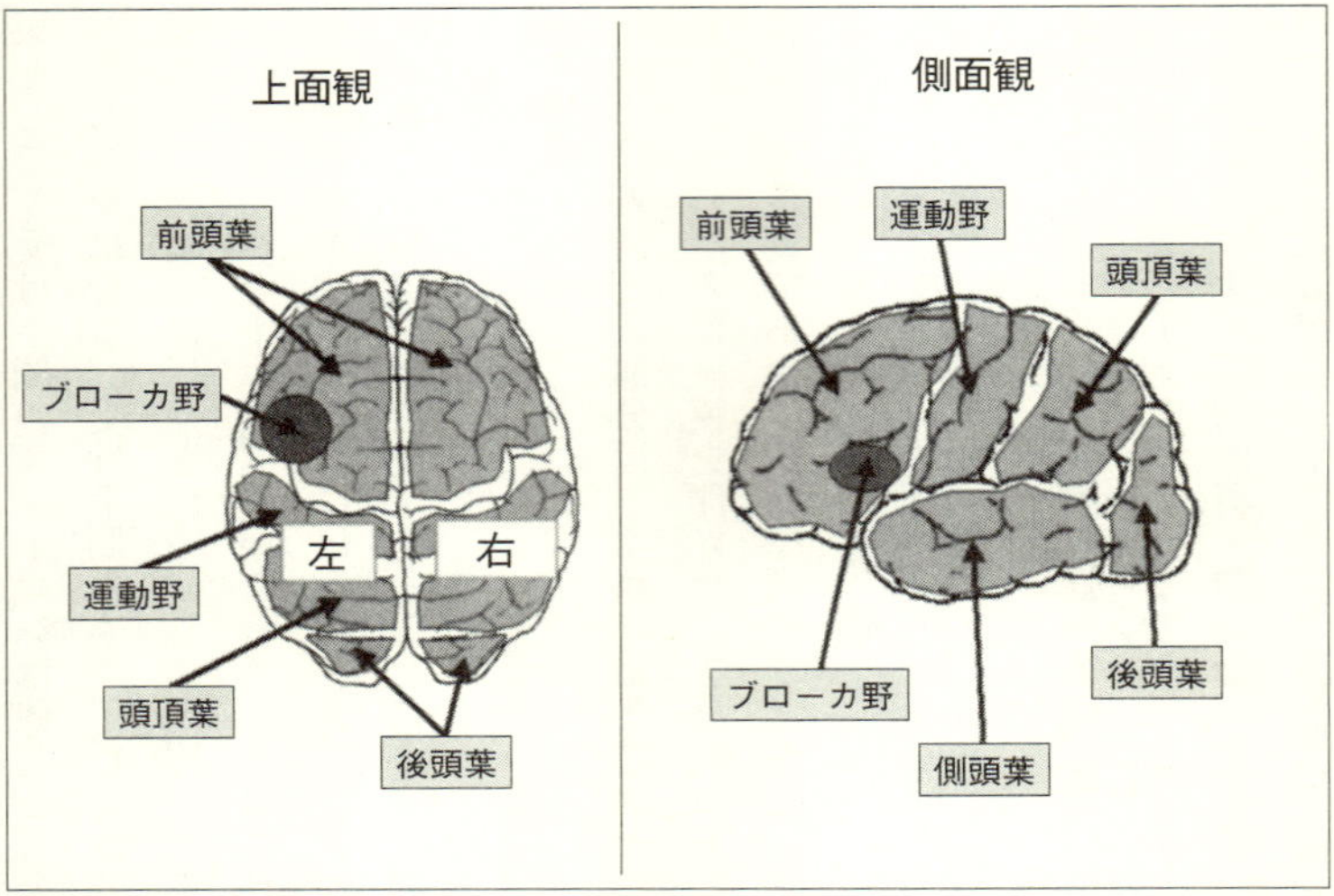

図 5-2　上方から見た脳と、側方から見た脳。おもな脳葉が見える（ジュリアン・キーナン）。

前頭葉は脳の前方部に位置する。こう言ってしまうのは単純化のしすぎなのだが、前頭葉は注意、発話、社会的に適切な行動、プランニングなどを含む多数の高次機能を担当していると考えられている。頭頂葉は前頭葉の後方に位置し、「自己空間」の知覚と運動に関与している。そのさらに後方に位置する後頭葉は視覚に関与している。側頭葉は聴覚と記憶に関与し、扁桃体《へんとうたい》など、情動を処理する構造を含んでいる。

前頭葉と頭頂葉の境界には、中心溝と呼ばれる深い溝がある。この溝の前方に一次運動皮質という細長い領域があり、そのまた前方に運動前野と補足運動野がある。「運動皮質 motor cortex」の motor とは、運動を指す用語であって、別に脳のなかに「モーター」があるわけではない。入門クラスの講義では、この注意を何度もくり返さなくてはならない。これらの運動野は運動のプラニングと実行に関与し、四肢、口腔《こうくう》、顔面といった身体各部のそれぞれに対応する領域がある。運動野の前側方の前頭皮質内に、言語の生成に関与するとされているブローカ野［運動性言語野］がある。また側頭葉の後上方部には、言語の受けとりに関与するウェルニッケ野［聴覚性言語野］がある。ほとんどの人の場合、これらの言語野は左半球に局在している。

側性化——左右半球の差異

知覚と運動の機能はどちらも「交差」しているので、脳の左半球は体の右半身を、右半球は左半身を制御する。この側性化《そくせい》、ないしは左右の半球特異性は知覚にも見られ、両眼の視野も交差している。

セルフ・アウェアネスを構成する多数の要素も、前頭皮質の領域において側性化していると考えられている。前頭皮質はプラニングやワーキング・メモリに関与している。また抽象概念の形成も、前頭皮質内の領域を活性化させるらしい。社会的状況への適切な対応や、非言語コミュニケーションの理解も、前頭葉の機能に関係している。体の大きさや脳全体の大きさに対する前頭皮質の比率を見ると、人間や類人猿は、ほかの霊長類と比べて前頭皮質が拡大している。また側性化も、高次認知の処理を確実にするためにきわめて重要であるらしい。言語機能は側性化の程度が高く、左半球は右半球に比べて言語野が拡大している。また、ある種の記憶の符号化（記銘）などが左半球の機能と考えられているのに対し、記憶の検索（想起）は右半球の機能であるらしい（これについては、第7章でまたとりあげる)。

左右の半球には解剖学的な差異もあって、右の前頭葉は左の前頭葉より前方に突き出ており、左の後頭葉には右の後頭葉よりも大きな突出がある。ここでは、大多数の人においてはこのような構造や機能が同じであると仮定しているが、そのような一貫性は平均にもとづいている。つまり人によっては、脳の構造と機能の関係にバリエーションがある。側性化についても、もちろんこれがあてはまる。たとえば左半球に生まれつき重度の損傷がある子どもでも、右半球が言語の仕事を肩代わりして、言語能力が正常に発達する場合がしばしばある。この神経可塑性《かそせい》(ある構造が、本来の機能ではない機能を引き受ける能力)は、先天盲の人たちでも見られ、通常は視覚を専門とする後頭葉が、視覚情報ではなく触覚情報を処理するように編成される。再度念を押すが、ここでする脳の構造と機能の関係の話は、あくまでも平均を念頭に置いたものである。

右脳独自の機能

左脳・右脳の議論はいつ頃からあるのか、その徴候を見ていくと、紀元前三世紀までさかのぼらなくてはならない。なんとその頃にも、左脳への偏向はあったのである。ヒポクラテスの時代には、心臓が左にあるところから、左脳が優位ではないかと考えられていた。興味深いことにこの時代には、右半球が損傷を受けると左半身に問題が起こり、逆に左半球の損傷は右半身の問題につながるという(正しい)示唆もされていた。

脳の左側と右側について触れた歴史上の文献はたくさんあるが、現代の神経科学でよくとりあげられるのは一九世紀の話である。著名な脳研究者のフランツ・ヨゼフ・ガルとヨハン・ガスパル・シュプルツハイムは、一九世紀初期に、脳機能が局在している可能性を最初に主張したとされている。機能の局在とは、ある特定の行動や認知が脳の特定の領域に見られるという意味である。しかし、ポール・ブローカをはじめとする近代の研究者が、機能局在のある脳領域を実際に発見したのは、一九世紀の中期から後期にかけてのことだった。

発話に障害のある患者たちを調べていたブローカは、患者の死後解剖で左の前頭皮質に損傷があることに気づいた。一八七四年には、ブローカの発見につづいて、カール・ウェルニッケが、特定の脳領域に関係する別の言語障害を記述した（すでにお気づきのことと思うが、ブローカとウェルニッケはともにその名を脳領域に残している）。左半球の前方部にあるブローカ野は、一般に言語の生成、すなわち話をするのに重要と考えられており、ウェルニッケ野は言語の受け取り、すなわち話を聞いて理解するのに重要と考えられている。

このように脳機能の局在化の歴史は、両半球の差異の発見と結びついていた。大衆紙報道では右脳と左脳の差異が歪曲《わいきょく》されすぎている場合もあるが、左右の半球の違いは実際に多数発見されている。初期の重要人物であるブローカとウェルニッケは、ともに、もっとも高次の認知の一つである言語機能が左半球に局在していることを発見した。大多数の人の場合、言語の生成と理解はどちらも左半球内の脳領域を介して生じる。つまり大多数の人の右半球は、左半球がなければ「無言」なのである。言語機能の局在は利き手とも関連している。右利きの人はほぼすべて、言語機能が左半球に側性化している。左利きの人の言語機能は左半球にあるか、左右両方にあるかのどちらかで、右半球優位の人はごく少数と考えられている。大多数の人は熟練した動作に右手を必要とし、したがって左半球を必要とする。

左半球はこのような能力をもっているので歴史的に「優位」半球とされ、一方の右半球は「劣位」半球とみなされてきた。これにはもっともなところがある。言語に注目すれば、左半球はたしかに右半球より優位だからだ。それに大多数の人の場合、左半球は身体の動きにも大きな役割をはたす。

しかし二〇世紀に入る前から、右半球にも独自の局在機能があるのではないかという見解があった。偉大な神経科学者のジョン・ヒューリングズ・ジャクソンは、二つの半球はそれぞれ別の重要な役割をもっていると提唱した。彼が提起したのは、左半球が言語関連の機能にとって重要であるのに対し、右半球は視空間機能や視覚的構築の機能にとって重要であるという見解だった。この考えは定着するまでに時間がかかったが、二〇世紀中に何度もくり返し確証されている。

ジャクソンが述べたとおり、視覚的構築と視空間の機能は右半球のきわめて重要な機能であるらしい。特定の脳領域が損傷された人で、半球の機能が明確にわかるケースがときどきある。右半球に損傷のある患者は、図形の模写などの視空間構成課題がうまくできなくなることが多い。また、半側無視になる可能性も高い。これは左側の空間を無視する症状で、患者はお皿にのった料理の左半分を無視したり、顔の左半分のひげを剃らなかったりする。重症例では、患者はあたかも左側の空間が存在しないかのようにふるまい、左の視野にあるものはなんでも、それが右側にくるまでは無視する。

また右半球損傷の患者は、空間的、時間的な見当識障害が見られる場合もある。くわえて右半球は、言語の優位脳ではないが、いくつかのコミュニケーションの構成要素にとって重要であるらしく、右半球損傷があるとプロソディ（韻律）が困難になったり、声の調子や言葉の区切りなどを介して、情動や感情や態度を伝達することが困難になったりする。また情動的な非言語コミュニケーションの認識や表出も、右半球と関連づけられている。

ロジャー・スペリーと分離脳

左右の脳半球の役割は、現代の研究者として初めて意識の座を探究した一人であるロジャー・スペリーのもっとも重要な研究テーマだった。スペリーはのちにノーベル賞を受賞したが、受賞理由の一つは、脳のセルフ・アウェアネスについて目覚ましい知見をもたらした、「分離脳」患者に関する研究だった。

左右の脳半球は通常、線維の束で結ばれているが、なかでも脳梁《のうりょう》と呼ばれる太い束がもっとも重要である。左右の半球はこの脳梁を介して情報をやりとりし、まとまりのある一体として働く。一九六一年に、脳梁を切断し、したがって両半球の結合の一部を切り離す、外科的手法が開発された。この手術は「分離脳」手術、あるいは脳梁離断術と呼ばれ、おもに難治性てんかんにともなう症状を緩和するために実施された。これは一般的な処置ではないが、重症例に対して実施された手術で、現在でも稀《まれ》におこなわれている。

手術の結果は、考えるほどひどいものではない。こうした患者を対象に、綿密に組み立てた実験をすると、両半球の機能を知ることができる。左右の脳をつなぐ結合は脳梁のほかにもあるので、脳梁を離断されても患者はまだ半球を両方とも使うことができる。眼や耳から入ってくる視覚や聴覚の情報は、普通の場合は両半球で処理されるので、外界の情報を統合することができるのである。

先にも述べたが、脳には交差というおもしろい特徴がある。たとえば右手を針で突くと、その刺激は左半球で処理される。同様に、左手に呈示された刺激は右半球で処理される。右手の動きは、左半球の活動によって起こる。一般に左半球は右半身を、右半球は左半身を制御している。このように側性化された様式で処理される刺激はほかにもある。たとえば右視野に呈示された刺激は左半球に、左視野に呈示された刺激は右半球に入る。

したがって、だれかが私の右手に物を置き、私がそれを視野全体で見ると（つまり左右両方の脳半球を使ってその物体を分析すると）、その情報は左右両半球で処理される。しかし私が右手に置かれた物を見ない場合は、左半球が初期の情報処理の主力選手になる。そしてもし機能に障害がなければ、その情報が左半球から右半球に伝えられて、両半球がともにその物体の情報を処理することになる。

しかし分離脳患者の場合は違う。分離脳患者が片方の手に物を置かれ、それを見ることができなければ、その情報は片方の半球だけで処理される。普通なら情報は反対側の半球にわたるが、分離脳患者の場合はそれができない。大多数の人では言語の生成は左半球に局在するので、左半球が情報を利用できる場合は、容易にその物の名前が言える。たとえば右手に鍵の束を置くと、その情報は左半球で処理されるので、分離脳患者でも、それを見ずに鍵という名前を支障なく言える。しかし鍵を左手に置くと、その情報は（一般的に）言葉を生成しない右半球で処理されるので、患者はその物の名前が言えない。なんであるかはわかっているが、それを指す言葉がわからないのだ。鍵を右手に置いた場合や、鍵を両眼で見た場合（したがって情報が両半球で処理された場合）は、名前を言える。

したがって分離脳患者は、両半球それぞれの役割を研究するうえで類のない機会をスペリーにあたえた。分離脳患者を対象にすれば、片方の半球だけに視覚情報を呈示することができる。片方の視野に物体を置くと、片方の半球だけがその情報を処理することになるからだ。この方法を用いると、ある視覚刺激の処理をどちらの半球がより得意とするかどうかがわかる。スペリーたちが実施した多数の実験では、右半球だけに物体や写真を呈示した場合、患者はその名前を言えないが、それがなんであるかは理解しているようだった。たとえばある女性患者の右半球に裸の女性の写真を見せると、その患者は顔を赤らめた。しかしなぜ赤くなったのかと訊かれても、理由を説明できなかった。この言語能力の欠如は、左半球（言語機能が局在する半球）が情報処理にあたっていないことを示している。しかし患者は、それがなんであるかは言えなくても、裸の写真から影響を受け、恥ずかしがって赤面したのである。

左半球は反応を言葉にすることができるので（たとえば、「えっ、いまのは裸の女の人ですよね」と言えるので）、右半球よりも「すぐれた意識」をもっていると考えられてきた。

左右の意識レベルは同等である

歴史的に見ると、分離脳患者の研究は、セルフ・アウェアネスの研究に興味深い進展をもたらした。その基本には、言語がほぼつねに左半球に局在しているのだから、意識の座も左半球にあるにちがいないという考えがあった。さらに、もし脳に二種類の意識があるとしたら、「より高度な」意識があるのは左半球のほうだろうという考えもあった。

この考えについては、あとでもっとくわしく説明するが、スペリーや同業のブルーノ・プレイロフスキーがこのような実験を思いたった理由を理解するには、この「偏向《バイアス》」について知っておく必要がある。さらに、両半球の意識経験のレベルをめぐる論争について言及した二つの論文もおさえておかなくてはならない。この論争は、今日までつづいている。まずスペリーが書いた、エラン・ザイデルおよびダーリア・ザイデルとの共著論文から見てみよう。[3] 冒頭の一文は、両半球についてのバイアスの一例と言える。

この論文は、右半球は左半球がもつ認知能力が欠けていると考えられていたことがわかる言葉——「離断された劣位半球における、意識経験の質とレベルは……」ではじまっている。どちらの半球が「劣位」なのかわからないという方のためにつけ加えると、それは右半球である。[4] 私の知るかぎり、この用語が右半球に付与されたのは、言語機能や運動機能の優位性に欠けるという理由からだ。これは一九七〇年代の科学界が両半球についてもっていた典型的な考えをはっきりと示している。しかしスペリーは、意識についてはこれに同意しなかった。彼は次のように書いている。

われわれは以前から、幅広く多様な片側性の検査成績にもとづいて、動物においても人間においても、離断された両半球には並行した別々の意識があり、そのレベルはかなりの高さで、ほぼ同じであるという見解を支持してきた。(5)

つまりスペリーは、右半球にも、少なくとも左半球と同程度の意識があるのではないかと考えていた。

しかし疑問は残る。いったいどうすれば、しゃべらない半球の意識をテストできるのだろうか？この本をじっくり読まれてきた読者のなかには、ここで思わず「右半球に自分の顔を見せればいい」と叫んでしまった方もいらっしゃるかもしれないが、それこそまさに、スペリーがしたことだった。スペリーはギャラップの研究を引いて、自己の顔は右半球のセルフ・アウェアネスをテストするのに申し分ない刺激になるだろうと考えたのである。もし右半球が自己の顔を認知できることが示されれば、それは右半球が自己感を保持できるという証拠になる。そして、それが示されれば、右半球に高次の能力があることも実証できたことになるとスペリーは考えた。

スペリーは二人の分離脳患者にテストを実施した。分離脳患者の場合は、各半球に対してそれぞれ単独に絵や写真を呈示できる。左半球は右半球の影響を受けずに、右半球は左半球の影響を受けずに、それぞれ絵を「見る」ことができるのだ。これには、片方の半球だけと交信する視野の部分に絵をぱっと見せるという方法がとられる。私たちの眼は両半球のそれぞれに情報を伝達するが、眼の視野の特定部分に絵を示すと、片方の半球だけに情報を呈示できる。そして分離脳患者の場合は、左右の半球が正常な被験者と同じようには情報交換をしていないので、それぞれの半球に独立して絵を見せることができる。

スペリーはこれを利用して、各半球にさまざまな写真や顔を呈示した。そのなかには、二人の患者自身の顔写真も含まれていた。実験の結果、右半球が左半球と同じように、自分の顔を認識して適切に反応できることがわかった。右半球は言葉で反応を示すことができないので、スペリーたちは患者に、親指を上げ下げするといった方法をとらせた。両半球とも自分の顔に対して同じように反応するようだったが、おもしろいことに、情動反応は全体に右半球のほうがやや大きかった。これは右半球が反応を言葉にできないためかもしれない。

スペリーたちはある一連の実験で、一回から六回までの試行は花や動物といった中立的な刺激を呈示し、そのあとの七回めの試行で自己の顔を呈示した。被験者本人の顔写真を四枚見せて、いちばん好きなものを選ぶように指示するという方法だった。写真を右半球に呈示すると、最初はとまどいが見られ、患者の一人は「写真には何が写っていたのですか?」と訊いた。これは左半球が情報処理に関与していなかった証拠とみなされた。しかしその患者は、何が写っていましたかと訊かれると、「何かいいもの」だったと答えた。スペリーは、自己認知を示す大きな情動反応が出ていたと記している。その患者は次に呈示されたときには、「ああ、あれは私の写真です」と(はっきりとした口調で)答えた。その後のテストでは、右半球が、複数の選択肢のなかから自分の顔を選び出せることもわかった。また自分の顔のほかに、歴史上の人物など、なじみのある顔も適切に認識できた。

スペリーは、くり返し再現されたこれらの観察結果にもとづいて、右半球は実際に自己の顔を認知でき、したがって左半球と同等の意識レベルをもっているとの結論を出した。また彼らは、これらの点で両半球のあいだに微妙な差異がもし存在するとすれば、そのような差異は、さまざまなテストであきらかになるはずだと述べた。

自己の局在——右半球優位か

プレイロフスキーはこの論文より二年前の一九七七年に、二人の分離脳患者に実験をおこなった。(6)彼は患者の反応の観察ではなく、皮膚電気抵抗（ＧＳＲ）と呼ばれる方法を採用した。この方法を使うと、各半球の活動性についての情報を得ることができる。交差があるため、右手の活動性をモニターすると左半球の活動性が、左手の活動性をモニターすると右半球の活動性が測定できる。基本的には、測定装置を被験者の手につなぎ、それぞれの半球の反応を測るという方法がとられる。スペリーたちがしたように絵や写真を各半球に呈示して、ＧＳＲを使えば、あたえられた刺激に対する各半球の反応を測定することができるのだ。

プレイロフスキーもスペリーと同様に、左半球は言語優位脳であるから「人間に独特の能力」は左半球のものだとする合意を検証するために、「自己意識の指標」として自己の顔を用いた。したがってプレイロフスキーの実験も、スペリーの場合と同様に、自己意識について、あるいは私たちがここでセルフ・アウェアネスと呼んでいるものについて、左右の半球に差異が存在するかどうかを見るために実施された。

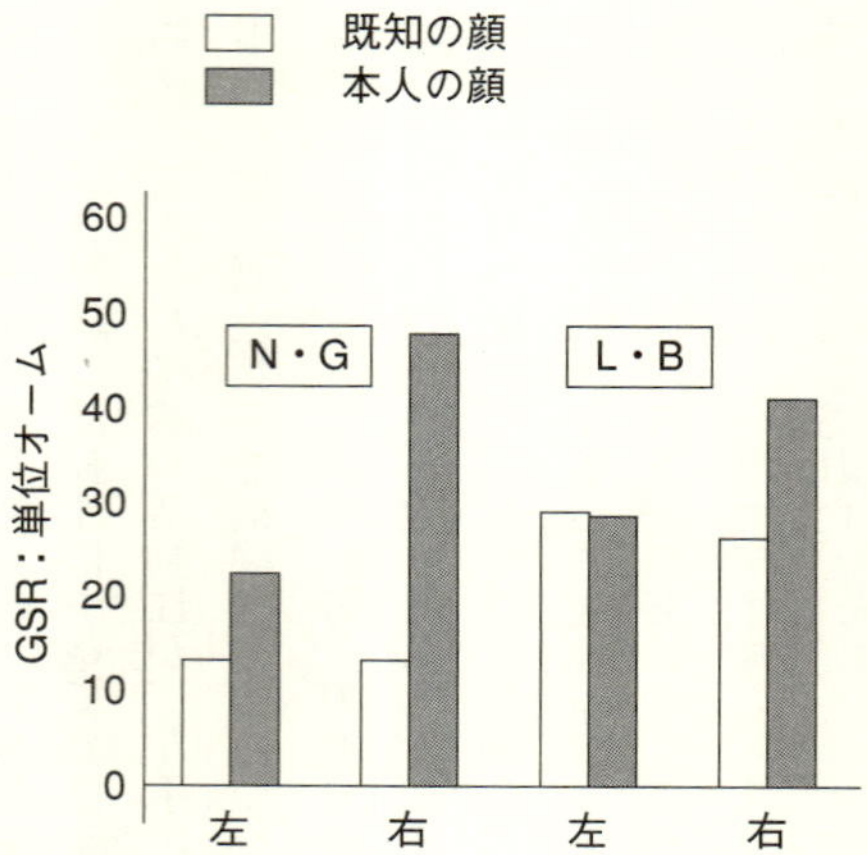

図5-3 プレイロフスキーは、右半球のほうが左半球よりも、自分の顔に対してはるかに大きく反応することを発見した。これは、右半球がセルフ・アウェアネス優位なのかもしれないという可能性をもっとも早く示した研究の一つである（ジュリアン・キーナン）。

プレイロフスキーはスペリーの被験者と同じ二人の患者を対象に、本人の顔、本人の親族の顔、有名人の顔、知らない人の顔を含むさまざまな刺激を呈示した。刺激は左右いずれかの半球に呈示され、半球の活動性を示すGSR反応が測定された。

その結果、どちらの患者とも、情動刺激を呈示したときの反応は、左半球のほうが右半球よりわずかに高かった。知っている顔を見せられたときは、二人とも、GSR反応で見た左右の脳の活動にほとんど差異は見られなかった。しかし本人の顔が呈示されたときは、左右の半球に大きな違いがあらわれた。自分の顔を見せられたときの右半球の活動は、患者N・Gでは左に比べて二倍以上も高く、患者L・Bも一・五倍に近かった。これらの結果は、自分の顔に対してより大きく反応したのは、実は右半球だったということを示している（図5―3）。

プレイロフスキーのデータを検討するには、もう一つ、各半球内で顔認知の差を比較するという方法もある。自分の顔を見たときの活動性と、既知の顔を認知したときの活動性を比べた場合も、同じパターンが見てとれる。患者N・Gの左半球では、自分の顔を見たときに生じる活動は、既知の顔を見たときより一・五倍高い。しかし右半球では、自分の顔と既知の顔との差は三・五倍以上もある。患者L・Bの左半球では、自分の顔を見たときと既知の顔を見たときの差はほとんどない。しかし右半球では、患者N・Gの場合と同様に、その差はかなり大きく、自分の顔を見たときのほうがほぼ一・五倍高い。

スペリーは、自己の顔認知において右半球が少なくとも左半球と同等であることを実証したが、プレイロフスキーは、実は右半球のほうが、自己については優位性をもっているのではないかと思われる所見を提示した。以上の結果は、自己の顔が、ほかのどの条件よりも右半球の活動性を増加させるということを示している。この実験は、セルフ・アウェアネスに対する優位性が右半球にある可能性を示すものだったが、その所見は一般的な考えに反していたため、長いあいだあまり知られないままになってしまった。

構造を見るか、機能を見るか

脳の研究をはじめた頃の私は、スペリーやプレイロフスキーの所見を知らないまま、脳画像の経験を重ね、PET、MRI、fMRI、ERP、EEG、TMS、SPECTの違いを見いだそうとしていた。症例研究（一般に、ある種の脳損傷をもつ患者の症例研究）は、いまもまだこの分野の基幹だが、脳画像法はこの一五年間で信じられないほど大きく進歩して、これから見ていくように、セルフ・アウェアネスを探る私自身の研究にも重要な役割をはたすことになった。これらはどれもすばらしい技法だが、それぞれ利点と欠点がある。ある技法では、脳内のある事象がいつ起こったかは正確にわかるが、正確な場所はわからない。別の技法は頭蓋の表面にしか適用できず、脳の深部で起こっている活動をとらえるには不向きである。したがって高次意識の本質をなす複雑な現象を調べるには、複数の技法を用いる必要がある。

脳を調べる方法はたくさんあるが、構造を見る方法と機能を見る方法におおむね大別できる。解剖学的な研究は、一般に基本的な構造上の違いについて知見を得ることを目的とし、通常は、さまざまな条件や集団における脳の解剖学的構造を比較することによって、脳の物理的な成り立ちを調べる。研究の種類は、たとえば男女の脳の違いを調べるとか、サルの脳と類人猿の脳の違いをあきらかにするとか、いろいろである。

機能的な研究は、さまざまな脳領域や、条件、集団における活動性の違いを見る。脳の物理的な構造に注目するのではなく、脳が特定の刺激を受けたときに脳のなかで実際に何が起こるかを調べる。一般に機能研究は高級な装置を使ってなんらかの測定をする。比較のために、腕のX線写真をとりあげてみよう。X線写真を見ると腕の基本的な構造についての情報が得られ、骨折や閉塞《へいそく》があるかどうかなどがわかる。しかし、腕のなかの血液循環についてはわからないし、神経がどのように発火しているかもわからない。機能を見る方法を使うと、特定の事象が起こっているあいだに脳のどの部位が活動しているかがわかる。たとえばPET（機能を見る技法の一つ）を使うと、目を開けているあいだは（視覚に関与する）後頭葉の皮質の活動性が高く、目を閉じているときは低いといったことがわかる。

初期の脳研究は解剖学的な研究で、おもには死後解剖に依存し、脳重量などの粗《あら》い測定法もしばしば使われた。なかには目覚ましい研究が何百年も前にもおこなわれた例もあるが、もっとも強い影響力をもった解剖学的な研究は一九世紀末から二〇世紀初め頃にはじまった。伝説的なポール・ブローカの実験もその一つで、ブローカは、先にも述べたように、言語障害のある患者とそのほかの患者の脳を死後に調べ、脳の左側の損傷が言語障害を引き起こすらしいという発見をした。

脳研究の歴史上、もっとも有名な解剖学的症例と言えば、まちがいなくフィネアス・ゲージだろう。一九世紀なかばに鉄道工事人として働いていたゲージは、爆発で吹きとんだ鉄の棒が頭蓋骨と前頭葉を貫通するという、悲惨な事故にみまわれた。そして驚くべき出来事が二つ起こった。一つは彼が命をとりとめたことで、これは、この症例を説明した記述のなかでしばしば見過ごされているが、驚異的な事実である。二つめは、ゲージの人格が大きく変わってしまったことである。かつては堅実でおだやかな人柄だったのに、突如としてギャンブルをするようになり、一つの仕事をつづけることもできなくなった。研究者たちはゲージの症例にもとづいて、人格はある程度、この事故で損傷された前頭葉で成立するのではないかと考えるようになった（これは不公平ではないかと思うのだが、一研究者にすぎないブローカは脳部位にその名を残したのに、鉄棒が脳を貫通するという被害にあったゲージには、そのような名誉はあたえられなかった）。

これらの例は、解剖学的研究のおもな使われ方を示している。第一は、二つの別々の集団を比較する実験的な対照研究である。第二は、ある脳領域が損傷された場合に行動や認知機能に生じる変化を調べる、病巣研究である。もちろんこの二種類の研究を一緒にしたり、突きあわせたりする場合もある。たとえば、ある領域に損傷のある患者を何人か比較して、同じ行動上の変化や認知上の変化があるかどうかを見ることもある。また比較の対象を広げて、いろいろな動物の脳や年齢層の異なる集団の脳を調べることもある。脳研究の分野の発展とともに、いくつかの方法が重視されるようになってきており、セルフ・アウェアネスをくわしく調べるうえでもとりわけ有用になってきている。

ＭＲＩ――脳の構造を見るツール

研究方法のいかんにかかわらず、解剖学的な研究でもっとも大きな進歩は、生きている人の脳の詳細な情報が得られるようになったことである。研究者も臨床医も、磁気共鳴画像法（ＭＲＩ）を用いれば、頭蓋骨を開かなくても脳を調べることができる。この進歩のおかげで脳研究も臨床神経学も多大な恩恵を受けている。まず、同一人物の情報を生涯にわたって得られるようになった。また、受傷した部位をすぐに特定できる。死後解剖に頼らなくてもすむということは、関心のある集団を、関心をもったそのときに調べることが可能だという意味でもある。たとえば私は近頃、絶対音感のある音楽家の脳構造を、そのほかの人の脳構造と比較する研究にたずさわった。もし死後の脳からサンプルを集めなくてはならなかったとしたら、被験者の死因や、死亡時期と脳を調べる時期との時間差など、混乱要因がたくさんあっただろう。それに、遺族から話を聞くよりも、生きている被験者本人に聞くほうが、ずっと正確な情報が得られる。またＭＲＩは一ミリ以下の間隔で脳を三次元的に見ることができる。つまりＭＲＩの画像は一ミリまでの精度がある（ＭＲＩはＣＴ、すなわちコンピュータ断層撮影法と関連性がある。どちらも脳構造を画像化するが、解像度はＭＲ

Iのほうがずっと高い)。
MRIは研究にも使われているし、全米各地のたいていの病院で臨床にも使われているが、欠点もある。第一に、撮影するにはトンネル状のせまい空間に入らなくてはならないので、閉所恐怖の人に使うのはむずかしい。第二に、撮影時に大きな音がするので、研究者も患者も耳栓をしなくてはならない(私は何度も撮影される役を経験したので、実を言うと、いまではまるで平気になって、たいてい眠ってしまうのだが)。

磁気共鳴画像がとれるのは、脳のさまざまな組織や構造の磁性がそれぞれ異なるためである。生体組織をきわめて強い磁場のなかに置くと、組織や構造の識別が可能になる。たとえば頭蓋骨と脳組織は磁性が違うので識別される。このような磁性の違いを利用して、詳細な三次元画像が構成される。MRIは、脳の静的な写真をとるX線撮影に似たものと考えるとわかりやすい。MRI画像では、脳の解剖学的構造は観察できるが、機能の観察はできない。

このMRIを、セルフ・アウェアネスと脳という観点からどのように利用できるだろうか？ まず、セルフ・アウェアネスがあると考えられている動物と、ないと考えられている動物の構造上の違いを比較して、セルフ・アウェアネスに関係しているかもしれない構造を探すという方法がある。また、外傷を負ってセルフ・アウェアネスがそこなわれた人をMRIで調べるという方法もある。MRIで受傷部位を特定できれば、その領域はセルフ・アウェアネスの成立や維持に重要だという結論が出せるだろう。

MRIの使用には不都合な点もいくつかある。閉所恐怖症の人は撮影が困難だろうし、個体の体格によって（たとえばゴリラのように）、撮影が不可能な場合もある。オープンＭＲＩ［開放型のＭＲＩ］は、被験者をせまいトンネル型のスキャナのなかに入れる必要がないので便利だが、一般に通常のＭＲＩより解像度が落ちる。またＭＲＩは、撮影中に被験者が体を動かすと画像が不正確になるので、よく動く被験者、たとえば子どもの撮影はむずかしい。そのほかに、金属の影響を受けやすいという欠点もある。ＭＲＩ検査の前には、あらかじめ「金属加工の仕事をしていますか？あるいは過去にしていたことがありますか？」など、妙な質問をされることが多い。ＭＲＩの磁石は非常に強力なので、金属があると飛びはねたり発熱したりするからだ。また、ＭＲＩ装置のなかに金属がもちこまれると、「ゴースト」が発生したり、画像が不鮮明になったりする。最後に、ＭＲＩは新しい技術なので、長期的な検討の範囲がかぎられる。たとえばブローカなどの初期の研究は、ＭＲＩのない時代におこなわれたためデータもない。

ｆＭＲＩ、ＰＥＴ、ＳＰＥＣＴ——脳の機能を探るツール

ＭＲＩは構造の観察にかぎられるが、ｆＭＲＩ（機能磁気共鳴画像法）、ＰＥＴ（陽電子放射断層撮影法）、ＳＰＥＣＴ（単光子放射断層撮影法）という最近の技術を使うと、生きている脳の三次元的な機能の情報がある程度まで得られる。たとえば私たちが、情動に重要な脳領域をあきらかにしたいと思っているとしよう。具体的には、しあわせな気分のときにはある領域が活動し、悲しいときには別の領域が活動するのかどうかをあきらかにしたいとする。普通のＭＲＩを使うと、被験者の精神状態がどうであれ、脳に存在する構造は変わらないということがわかるだけだが、機能

を見る装置を使うと、被験者がしあわせな気分でいるときの脳の「ふるまい」を（間接的に）見ることができ、またそれを、悲しい気分のときの脳のふるまいと比較することもできる。ひょっとすると、悲しいときはある領域の活動性が高くなり、しあわせなときは別の領域の活動性が高くなるという発見ができるかもしれない。

セルフ・アウェアネスや意識にとって重要な脳領域を見つけるのに、このような脳機能画像法をどのように使えばいいかは容易にわかる。まず被験者たちに本人の顔を見せ、それから別人の顔を見せる。そして脳の活動性の違いを測定する。そうすれば、自分の顔を見たときは他人の顔を見たときとは違って、どこか一つの部位が、あるいは複数の部位が反応を示すということがわかるかもしれない。また、あるときは被験者に自分自身の思考について考えてもらい、別のときにはほかの人の思考について考えてもらうという方法もある。

こうした技法を使った分解には、二つのタイプが考えられる。一つは空間的分解あるいは脳の「マップ作成」で、測定可能な物理的詳細のレベルに関係する。一般的に分解能は高いほどいい。ロンドンの通りのナビゲーションに地球儀が役に立たないのと同じように、脳の「ロードマップ」も精密な拡大図であるほうが望ましいからだ。この点で、とくにｆＭＲＩは空間分解能の高い画像が得られる。ここでは三つの脳機能画像法の違いはあまり重要ではないが、空間分解の性能ではｆＭＲＩがＳＰＥＣＴやＰＥＴよりもすぐれている。

二つめは時間的分解である。活動中の脳の画像を得るのはきわめてむずかしい。第一に、集めなくてはならない情報の量が多く、最高の性能をもつコンピュータでもデータの収集に時間がかかる。

第二に、fMRIのような機能画像法では、神経活動性を直接測定することはできず、代わりに脳の特定部位の血流を測定する（実際は血流も直接には測定できないのだが、ここでは脳血流を測定するという説明で十分に用がたりる）。だが血液の流れは比較的遅く、ある領域に到達するまでに数秒かかり、ふたたびなくなるのにも数秒かかる。わかりやすいたとえとして、古い時代に家族写真を撮影しているところを考えてみよう。家族全員が長いあいだじっとしたまま、同じ表情を浮かべていないと、写真はピンボケになってしまう。機能画像にもこれと同じことが言える。撮影される人は、データを収集して画像を構成するまでの一定時間、同じ状態でいなくてはならない。もしその装置の時間分解能が三〇秒なら、三〇秒間、悲しい気分でいなくてはならない。もし被験者が三〇秒間ずっと悲しい気分でいなかったら、画像は「ピンボケ」になり、活性化が見られる脳領域は悲しみの領域だけを反映したものではなくなってしまうのだ。

PETスキャンやSPECTスキャンは、装置によっては画像を取得するのに数分かかる場合もある。最新のPETは取得時間が短縮されたが、それでも三〇秒くらいかかる。fMRIは最高で二秒程度である。セルフ・アウェアネスの研究では、時間分解能は重大なポイントである。仮に時間分解能が六〇秒のPETを実験に使ったとしよう。そうすると私たちは、被験者がある条件下で六〇秒間、自己を意識した状態を保ち、別の条件下で六〇秒間、自己を意識していない状態を保つように実験を組み立てなくてはならなくなる。そして、これは脳機能画像を使った実験すべてについて言えることだが、分析に必要なデータが十分に得られるまで、その六〇秒間の単位を何度もくり返さなくてはならない。これはつまり、被験者は六〇秒間、課題に集中しつづける必要があるということだが、どんなにうぬぼれの強い人でも、六〇秒単位で何度もくり返し自分の顔に集中しつづけることなどできるものではない。

ＭＲＩと同じように、これらの技術にも不都合な点がある。ＰＥＴ、ＳＰＥＣＴ、ｆＭＲＩは最高の状態でも、全般的に時間分解能が低いとされている。ある人に気が滅入るような写真を見せて、その人がいつ悲しいと感じたかを正確に知りたいとしたら、これらの方法は役に立たない。もっと長い時間にわたる平均の活動性でよしとしなくてはならない。また、ＭＲＩのやっかいなところ（たとえば金属をもちこんではいけない、動いてはいけないなど）はｆＭＲＩにもあてはまる。またPETとSPECTは、放射能を出す薬剤（トレーサー）を注射しなくてはならない場合がしばしばある。少量なら害はないが、同じ被験者にしばしば投与するのは望ましくないので、脳内の変化を一カ月に七、八回観察したいような場合には、ＰＥＴやＳＰＥＣＴは適さない。もう一つの不都合な点は、空間分解能である。空間分解能が一平方ミリならいいほうだが、脳の基本的な細胞であるニューロンの大きさは、ＭＲＩが「見る」ことのできるレベルよりもはるかに下で、場合によっては一平方ミリの範囲に何十万個というレベルで存在する。したがってｆＭＲＩの画像は、一度に多数のニューロンについてのデータを表示することになる。

ERP——情報の流れを突きとめるツール

ＥＲＰ（事象関連電位）とＥＥＧ（脳波図）は、ＭＲＩ、ｆＭＲＩ、ＰＥＴ、ＳＰＥＣＴよりも古くからある。ＥＲＰもＥＥＧも機能測定の技法であるから、一般に脳の構造ではなく脳の活動性を見るために用いられる。ＥＲＰは、ほかの機能測定法に比べるとはるかに古くからあるが、実はほかの方法よりも時間分解能にすぐれている。現在のＥＲＰの時間分解能は一ミリ秒以下、すなわち一〇〇〇分の一秒以下で、ｆＭＲＩよりも二〇〇〇倍近くすぐれている。

ＥＲＰの測定方法はｆＭＲＩや、ＳＰＥＣＴ、ＰＥＴとはかなり違う。ニューロンが活性化すると脳内に電気的活動が生じる。一般に、ある領域のニューロン群は一緒に発火し、その神経活動の総和が測定可能な変化を生み出す。ＥＲＰは頭蓋に記録電極をつけて測定される。この電極は脳内の電気的活動の変化をとらえる。たとえばしあわせな気分と悲しい気分の例で言うと、被験者の頭蓋の左右両側に電極をつけ、しあわせなイメージを見せると、脳の片側の活動性が上がり、悲しい顔を見せるともう片方の活動性が上がるかもしれない。電極は、脳に直接つけるわけではない。脳の手術を受ける患者には術前処置として実施することもあるが、普通はだれも不必要に頭蓋骨を開けたいとは思わない。したがってＥＲＰも、ＭＲＩやそのほかの方法と同様に、非侵襲性とみなされている。

ＥＲＰは記録電極が頭蓋に置かれるため、空間分解能が低い。また、脳内の活動性がどこからきたものかを正確に知るのがむずかしいため、脳の深部にある領域のどれが活動しているかを突きとめるには無理がある。ＥＲＰの空間分解能を高めるには、電極数を多くするという方法があり、最近の研究では一二八個もの電極が用いられている。電極数を増やしても深部の脳構造の記録という問題は解決されないが、下位領域の活動を発見するのに役立つ数学的な方法が開発されている。

ＥＲＰでは、「どこ」はややあいまいだが、「いつ」はきわめて正確である。これは、脳がいかに働いているかを完全に理解するうえで重要である。たとえば、ある人に悲しい写真を見せると、X領域は二〇〇ミリ秒後に活動し、Y領域は四〇〇ミリ秒後に、Z領域は五〇〇ミリ秒後に活動するかもしれない。活動している領域を正確に知ることはできないが、いつ活動したかがわかるので、事象の進行順序が確認できる。したがって脳のなかで情報がどのように伝わっていくかがわかる。

セルフ・アウェアネスが脳のどこにあるのかを発見するために、いくつかの方法でERPを利用できるのではないかと思われる。たとえば、ある人にその人自身の顔を見せたとき、脳のどの領域がいつ活動するかを調べ、その部位やタイミングを、ほかの人の顔を見せた場合と比較するという方法がある。ここでも、「いつ」についてはすぐれた情報が得られるが、「どこ」についてはかならずしもそうではないだろう。この方法は、自己関連の処理のさまざまな面に、さまざまなタイミングがあるかどうかを調べるのにも使えるかもしれない。

最後にNMAを

NMAとは、「No More Abbreviation!（略語はもうたくさんだ！）」の略語である。これは神経科学を学んでいる私の学生たちがよく口にする泣き言で、口にした当座だけはこの泣き言が功を奏する。たしかにこういう略語はまぎらわしいが、基本的な考えかたとして、fMRI、SPECT、ERP、PETは機能的な方法で、活動中の脳を測定するのに対し、MRIなどは脳の構造を測定する方法である（fMRIの画像分析はMRIの分析に比べてはるかにむずかしいので、学生たちは、「f」は何の略かという冗談をよく言う）［fMRIのfはfunctionalの略だが、Fはfailureの略でもあり、落第点や「不可」を指す記号として使われる」。

どの方法にもそれぞれ一つは大きな欠点がある。したがって脳のなかで何が起きているかを見きわめるには、一般にこれらのツールを組みあわせて使う必要がある。基本的な症例研究から最新のｆＭＲＩまで、どのツールも、ほかのツールではできない何かを全体像につけくわえることができる。それに組みあわせて使えば、それぞれの欠点を補いあうこともできる。

神経科学者はなぜ自己認知に注目するのか

次章では自己認知に関する現代の神経科学研究を見ていくが、その前に、セルフ・アウェアネスや意識の座の解明に関心をもつ脳研究者が、自己の顔を認知する能力に注目する理由を理解しておくと、話がわかりやすいのではないかと思う。

脳と意識の関係性をテーマとする研究者にとって、自己認知が有用なのは、第一に自己認知のテストが言葉を必要としないからである。神経科学の領域には、ほかには何も問題がないのに話すことができないという患者がたくさんいる。この患者たちは、意識ははっきりしているが、言葉を必要とする意識のテストや自己のテストには合格できないので、もしそのようなテストで判定されたら、定義上、意識がないとみなされてしまうだろう。

意識やセルフ・アウェアネスの研究から言葉を排除することには、もう一つ大きな利点がある。脳には言語と結びついた領域と、結びついていない領域があるからだ（これこそまさに、初期の研究者たちが、自己の顔認知に注目した理由だった）。脳を左右の半球という観点から見ると、ほとんどの人の場合は左半球が言語優位で、右半球は一般に言葉を話す能力を欠いている。右半球は、単独では、考えていることを「話せない」ので、研究者たちは、セルフ・アウェアネスや意識が右半球の機能かどうかを調べるために、独特のアプローチ法を考案してきた。自己の顔認知のテストは言葉で応答する必要がないので、右半球の意識を調べるのに自己の顔認知のテストが用いられたのは自然な流れだったと言える。

自己認知は実験の操作という点でも都合がいい。内省に頼ったり、被験者に自分の思考を省みてもらったりしなくても、単純な呈示刺激を使って結果を観察するだけですむからだ。本人の顔と他人の顔を比較する実験は容易に設定できる。被験者に本人の顔を見せるだけで、さまざまな測定法を使って、脳のどの領域が自己の顔認知に重要であるかを判定できるのだ。脳画像法の多くは、実験の設定が簡単であればおおいに都合がいいので、これは重要な点である。

それに自己の顔については、一〇〇年以上にわたるデータの集積がある。すでに見たように、霊長類のあいだにあきらかな差異があり、類人猿は自分の顔を認知できるがサルはできないということが証拠によって示されている。また、自己の顔認知にはたしかな発達順序があり、子どもは生後一八カ月頃まで自分の顔を認知できないということもわかっている。

そして最後に、これはもっとも重要な点だが、自己の顔認知がセルフ・アウェアネスと相関することも立証されている。マイケル・ルイスの実験がみごとに実証したように、自己鏡映像認知テストに合格する子どもは、ほかの重要なセルフ・アウェアネスの徴候を示し、合格しない子どもは、そのような徴候を示さない。またすでに見たように、自己認知とセルフ・アウェアネスと心的状態の帰属のあいだにも関係がある。自己認知は最初にあらわれ、基本的なセルフ・アウェアネスをともなう。そしてそのすぐあとに、確固とした自己感を必要とする心の理論があらわれる。

セルフ・アウェアネスほど複雑な現象を研究するには、すでに何がしかのことがわかっているトピックからとりかかるのが賢いやりかただろう。したがって自己の顔認知は、脳内の自己を記述するための出発点としてきわめて有用と考えられる。自己の顔認知と対応する脳活動を確定できれば、それは脳が自己理解や他者理解を生じさせる仕組みをあきらかにするための論理的なステップになるだろう。次章ではそうしたおもしろい研究をとりあげる。

第6章●脳はどこで自分を見るのか

私はオールバニーでゴードン・ギャラップと一緒に仕事をするようになってすぐ、心理学分野でもう一人、興味ある人物に会った。ブルース・マカチェンである。長年、大学で仕事をしてきた生物心理学者として、齧歯《げっし》類のあつかいや実験作業に熟達しているブルースは、細部に注意をおこたらず、根本を大切にする姿勢で知られていた。

ブルースは、私がセルフ・アウェアネスというトピックと脳画像法に関心をもっていること、若年のアルコール依存症者の脳についての研究を終えたばかりだということを知っていた。ある日の午後、ブルースは私を自分の研究室に引き入れて、黒板に絵とチャートを描いた。絵は二つの顔と一つの円筒を描いた簡単なものだった。彼は一九九〇年代に開発された新しい脳画像装置を使って（幸運なことに、一九九〇年代は「脳の一〇年」だった）、「自己」の領域を突きとめられるかもしれないと考えていたのである。

ブルースのアイディアはだれかをその円筒（つまりｆＭＲＩ装置）に入れて、本人の顔を見せ、他人の顔を見せた場合と比較するというものだった。被験者が自分の顔を見たときに活性化する領域をモニターし、他人の顔を見たときに活性化する領域をそこから除けば、残った活性化領域はセルフ・アウェアネスに特有の部位にちがいないと彼は考えた。ｆＭＲＩを使えば、「自己」が脳のどこにあるかを解明していけるはずだと言う。

ふだんは淡々としているブルースが、説明を終える頃には熱くなっていた。そして最後に、どう思うかと訊いた。彼がすごいアイディアを思いついたということは、私にも即座にわかった。

実験プランを立てる

ブルースと私は、その研究をはじめるために、まず適切な実験プランを立てなくてはならなかった。私たちは当時、スペリーやプレイロフスキーの研究のことを知らなかったが、（彼らと同じように）被験者自身の顔と他人の顔を比較するのが一番いい方法だと考えた。そしてｆＭＲＩの実験で、私たちの関心の対象である刺激（自己の顔）を、自己の顔に近いものと比較することに決めた。もしＸについて知りたければ、ＸＹＺを見ているときの脳の活動性と、ＹＺを見ているときの活動性とを比較する。その差分の活動性はＸに特有のものであるはずだ。目標は、顔全般の認知に関与している領域ではなく、自己の顔認知に関与している領域を割り出すことだった。

適切な対照刺激（自己の顔ではない顔）を探すのは容易ではなかった。ｆＭＲＩでいいデータを得るには、実験のあいだじゅう何度もそれらの顔を呈示しなくてはならない。しかし顔ならなんでもいいというわけではない。あまり情動的ではなく、しかも見る気のする顔が望ましかった。情動を喚起しすぎる顔だと、「自己」の領域ではなく、「情動」に関与する領域を検出することになってしまうかもしれないし、かといってあまりにも味気のない顔だと、「退屈」の中枢が検出されてしまうかもしれないからだ。

　パイロット実験をいくつかやってみたあと、アルバート・アインシュタインの顔を対照刺激として使うことになった。アインシュタインはすぐにそれとわかる容貌をしているし、予備テストでも、彼の顔に対する反応はばらつきがほとんどなかった。そしてさらに重要な点として、被験者たちは、彼の顔ならかなりの時間、注視しつづけることができた。

　ブルースと私、そして新たにくわわったオールバニーのグレン・サンダーズは、実験を自己の顔認知だけにかぎってしまうべきではないと判断した。もし脳のなかにセルフ・アウェアネスを生じさせる領域があるなら、その領域は自己の顔にかぎらず、どんな「自己」刺激を呈示しても活性化されるはずだ。そこで私たちは、被験者に自分の声を聞かせたときの反応と他人の声を聞かせたときの反応も比較することにした。プランとしては被験者本人の声を録音し、ｆＭＲＩでスキャニングをしているあいだそれを再生するつもりだった。ところがそこにｆＭＲＩの制約が立ちはだかった。

　被験者の耳に聴覚情報を入れるのは容易なことではなかった。金属製の道具は使わずに、なんとかｆＭＲＩ装置のなかにいる被験者に自分の声を聞かせなくてはならない。なにしろｆＭＲＩを使った研究がさかんになる前の一九九〇年代なかばの話なので、今日のように高級な装備はなかった。私たちはやむなく、金属部分のない音声伝達装置を独自に設計した。それは漏斗《ろうと》、長さ九メートルのゴムチューブ、プラスティック製のおもちゃの聴診器からなる装置だった。ポータブルラジカセを部屋の外に置いてそれに漏斗をつけ、そこからチューブをｆＭＲＩ装置のなかまで引いて、被験

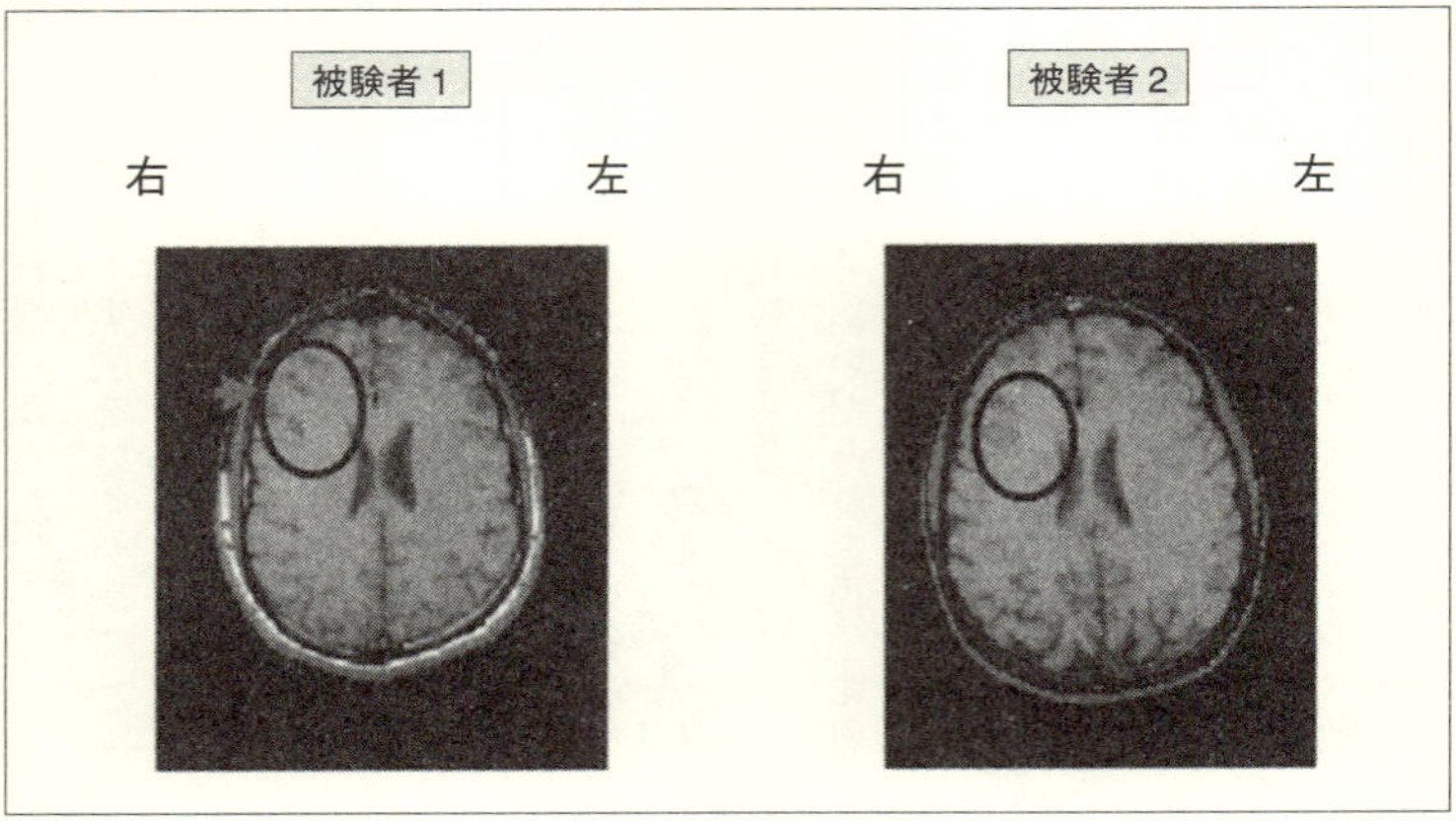

図6–1　自分の顔に反応しているときの二人の被験者の脳。丸く囲んだ部分は、被験者が自分の顔を見ているときの血流の増加を示している（ジュリアン・キーナン）。

者に聴診器で自分の声を聞かせるというプランだった。できあがった装置は、中学生が理科実習でつくる作品のように見えた。しかも結局は不要になってしまった。なんと、私たちが入手したｆＭＲＩ装置には、最新型のマイクとヘッドフォンが装備されていたからだ。

右前頭部という発見

私たちは、著名な脳研究者であるサウスカロライナ医科大学のマーク・ジョージの研究室で実験をした。二人の被験者にそれぞれ、本人の顔とアインシュタインの顔を見せ、あらかじめ録音した本人の声と他人の声を聞かせる実験である。実験はとどこおりなく進行したが、結果が出てくるのを待つあいだはどきどき、はらはらした。なにしろ私たちは、マーク・ジョージや彼の同僚と一緒に、ｆＭＲＩを使った初の自己顔認知の実験をしたのだから。

データを待つ私たちは、きっと傍目《はため》には誕生日のプレゼントを開けるのを待っている六歳児のようだったと思うが、結果は待ったかいのあるものだった。自己の顔を見たときの活性化領域は、右半球の活動性を示していた（図6―1）。この結果は、自己の顔に対する反応は左半球より右半球のほうが大きかったというプレイロフスキーの所見に似ていた。具体的には、私たちは自己認知に関与しているのは右の前頭前皮質ではないかという所見を得た。自己の声のデータも、右半球の活動性を示していたが、こちらの結果はやや説得力が低かった。ともあれ私たちは、セルフ・アウェアネスの処理において右半球が重要であることを発見する、正確に言えば再発見する途上にあった。

ブルースとグレンと私はサウスカロライナで研究をするかたわら、オールバニー医科大学でも、カンワルジット・アナンドという名の大学院生の助けを借りて同じ現象を研究した。カンワルジットは私に、fMRI分析の初歩的なテクニックのほかに、作業中はどの神に祈るべきかも教えてくれた。あとでわかったのだが、これは非常に重要なステップだった。オールバニーでは実験方法を少し変更した。まず、既知の顔はアインシュタインに代えて、ビル・クリントンの顔を使った。これは、モニカという名をまだだれも耳にしていなかった頃の話で、被験者たちが大統領の顔写真に対しておおむね肯定的な反応を示したことにもとづいた選択だった。

私たちは呈示刺激をさらに改変したが、それはグレン・サンダーズの洞察のおかげだった。彼の提案は、被験者が自分の顔を見ているあいだ、被験者のセルフ・アウェアネスを高めてはどうかというものだった。そこで私たちは、本人の顔を見せて、それをビル・クリントンの顔を見せた場合と比較するだけにとどまらず、もう一つ課題をくわえることに決め、たとえば本人の顔写真の下に「私は考える」、あるいは「私は信じる」といった自己言及的な言葉を書きいれた。クリントンの顔写真の下には、「彼は考える」「彼は信じる」といった言葉を使った。そして実験のあいだ、その写真と言葉に集中するようにと被験者に指示した。自分の顔という呈示刺激に、自分の思考について考える必要のある言葉がくわわったのだから、かなりのセルフ・アウェアネスが得られるのはまずまちがいなかった。

結果はサウスカロライナで得た実験データと同様で、二人の被験者の活動パターンは右の前頭部領域に見られた。(1) 自己の顔を呈示したとき、右半球はより大きな活動性を示し、その活動性はおもに前頭部領域に集中していたのである。この研究結果は、先行のほかの研究と同様に、自己の顔認知に右半球が重要である可能性を示すものだった。

いかに自分の顔に集中させるか

私は生粋のニューヨーカーだが、現在はニュージャージー州に住んでいる。私の知るかぎり、ニュージャージーに関する俗説や新聞紙上の悪評は一般的に誇張されているが、ショッピングモールが多いという噂だけはあたっている。私はそうしたショッピング街で、人がだまされやすいトリックを発見し、それを「モール効果」と名づけた。ショッピングモールには鏡がたくさんあって、意外な場所にもよくある。モール効果が生じるのは、思わぬところで鏡に出くわして、鏡のなかの人をちょっとのあいだ、だれかほかの人だと思ったときだ。もちろんすぐに自分だと気づくが、動揺してしまうこともある。

このモール効果は、自己の顔認知に関するおもしろい問題の例証になる。私たちが自分の顔を見る機会はとても多い。毎朝、鏡を見ながらひげを剃り、化粧をし、服装を点検し、髪をとかす。日中も引きつづき、鏡を見ては、その情報を利用して身だしなみを整える。実験でPETやｆＭＲＩのスキャナに入ってもらう人たちは、それまでに鏡に映った自分を見る経験をたくさん重ねている。しかし、自分を認知できるのはセルフ・アウェアネスの能力があるということだが、自分の像を見るときにかならずセルフ・アウェアネスが生じているか（自分を意識しているか）と言えば、そうではない。

ちょっとした実験を家でしてみてほしい。鏡を見るたびに、自分自身だけに集中しようとしてみる。たとえば化粧をするときは、ずっと自分の顔立ちだけに集中する。ひげを剃っているときは、顔の凹凸だけに集中する。やってみると、非常にむずかしいことがわかるだろう。私たちは鏡を見るとき、最初は自分の姿をながめるが、すぐに心がそこからそれてしまう。思考はあちこちに流れ、その日に起こった出来事について考えたり、仕事のことや人間関係のことを考えたりする。別の世界をさまよったり、その日の計画を立てたり、あと一時間寝ていられたらどんなにいいだろうと考えたりする。テンプル大学のマーク・ウィーラーは、こうした状況についてくわしく書き、人は鏡を見ても、それどころか自己を認知していても、それだけではかならずしもセルフ・アウェアネスの状態にはならないと述べている。(2)

私たちは、自己の顔を使ってセルフ・アウェアネスをテストするなら、被験者が自分の顔を見ているあいだ、本当にセルフ・アウェアネスの状態にあるようにしなくてはならないということを承知していた。ｆＭＲＩで活動中の脳の画像をきれいにとるには長ければ三〇秒くらいかかることもある。その場合、被験者は自分の顔を三〇秒間ずっと見つづけ、それを多ければ一〇回くらいくり返さなくてはならない。オールバニーで実施した予備テストのときは、無理もないが、自分の顔を見ているうちに居眠りをしてしまった人たちもいた。私たちは、顔写真を見るのと書きくわえた文字を読むのを交互におこなえば、この問題を克服できるのではないかと考えた。そして実際にやってから訊いてみると、被験者たちは注意を集中できたと答えた。

スキャニングをしているあいだ、確実にこちらの希望どおりにふるまってもらうには、もう一つ、課題をあたえるという方法もある。たとえばある顔を見るたびにボタンを押してもらうという方法が考えられる。そうすれば被験者は注意を集中し、目を覚ましていられるだろう。スキャナ装置のなかというのは、驚くほど眠気をさそう環境なのである。

各領域は相互依存する

二〇〇〇年に日本のある研究チームがＰＥＴを使って、私たちの研究と共通する問題を直接に調べる研究をした(3)。彼らも私たちと同様に、自己の顔認知に関与する領域を調べることを目的としていたのである。著名な神経科学者の杉浦元亮《もとあき》をはじめとするこの研究者チームは、「受動的」「能動的」という二つのタイプの自己認知について検討するために、独創的な実験条件を設定し、その結果を印象深い研究にまとめあげた。

彼らはまず、いろいろな角度を［正面から左右に四五度から九〇度の範囲で］つけた、本人の顔写真と未知の人の顔写真を用意した。被験者には、顔写真を次つぎに呈示して、顔が左右のどちらをむいているかを判断する課題を実行してもらい、そのときの脳活動をPETで測定した。実験条件は、対照、受動的認知、能動的認知の三つで、対照条件では未知の人の顔写真だけを呈示し、受動的および能動的認知の条件では、未知の人の顔写真に本人の顔写真を混ぜてランダムに呈示した。受動的認知の条件のときは、本人の顔も呈示するということを被験者に予告しない。これが受動的認知の条件になるのは、被験者が自分の顔を弁別しようとしていないからである。能動的認知の条件のときは、被験者に本人の顔も呈示することをはっきり予告し、自分の顔を見た場合は合図するように指示した。

杉浦たちは、この実験データをさまざまな角度から分析している。自分の顔を受動的に認知したときの結果を、対照の顔（未知の人の顔）を呈示した場合と比較すると、右半球全体の活性化領域の大きさは左半球の活性化領域の一・二六倍だった。これは自分の顔をただ受動的に見ることに、右半球のほうが左半球より大きく関与していることを示している。能動的条件を対照条件と比較した場合は、左右半球の活性化領域の大きさに差異は見られなかった。ところが自分の顔を能動的に見た場合を受動的に見た場合と比較すると、右半球の活性化領域の大きさは、なんと左半球の二・一八倍も大きかった。つまり右半球では、左半球よりも多くの領域が活性化しているようだった。

PETは活性化領域を特定することが可能なので、杉浦の実験では、自分の顔を受動的ではなく能動的に見ることに関与していた領域を特定することができた。右半球内では、右の前頭部領域、右の前部帯状回《たいじょうかい》、および視床枕《ししょうちん》と呼ばれる部位が、自分の顔を能動的に見たときに特異的に活動した。左半球の活動性は、脳の後方の深部にある紡錘状回《ぼうすいじょうかい》と呼ばれる部位に見られた。紡錘状回は顔全般の認知に大きく関係している。たとえばこの部位が損傷されると、相貌失認という、知っている顔を認識できなくなる病状を生じる場合がある。[4] また紡錘状回は、人間でもほかの霊長類でも、顔の弁別課題や確認課題をしているときに活動する。[5] したがって顔の情報を処理する課題をしているときに、この部位に活動が見られるのは意外ではないが、紡錘状回が自己の顔認知に大きく関係しているとは思えない。紡錘状回が損傷したときに起こる顔認知の障害は、自己の顔認知にかぎられてはいないからである。

　したがって、私たちの所見と同様に、自己の顔認知には右半球がきわめて重要と考えられる。杉浦の所見によれば、具体的には脳の前方部に位置する領域が能動的な自己の顔認知に重要だった。しかし能動的な認知と受動的な認知に共通して重要な領域は、脳全体にいくつかあった。つまり自己の顔認知は、単独の領域に孤立していたわけではなく、活性化領域は両半球ともに見られた。脳を、相互に結びついたモビールとしてとらえたイメージを思い出してほしいのだが、モビールの各ユニットのバランスがほかのユニットにも依存しているように、記憶、プラニング、セルフ・アウェアネスといった複雑な認知現象が、単一の領野や領域だけに見られることはない。これらの認知を構成するさまざまな部分が、それぞれどこか一つの部位に単独で存在しているように見えることはあるかもしれないが、それらの部分は、実際には、ほかの脳領域の機能に依存しているのである。

　プレイロフスキーの報告も、杉浦の報告も、私自身の報告も、自己の情報処理において右半球が優位であることを示していた。しかしスペリーとプレイロフスキーは両半球に自己認知の能力があることを示し、杉浦は自己の顔の処理に多様な領域が関与していることをあきらかにした。そして私たちの結果も同じことを示していた。自己の顔の処理にはおもに右半球が関与しているのではないかと思われるが、そのほかの領域も自己の顔認知にかかわっているようだった。

それでもこれらの結果は、きわめて刺激的だった。何世紀も研究者の頭を悩ませてきた謎の解明がはじまって、セルフ・アウェアネスを生み出している可能性のある脳領域がわかりはじめてきたのだから。

自己関連の刺激はどう評価されるか

しかし私たちはまたしても、自己が自己に対してどのように反応するかを調べる実験を実施したのは自分たちが初めてではないことを知った。一九二五年にドイツの研究者ヴェルナー・ヴォルフが、被験者に本人の声、手、筆跡、横顔などの自己関連の刺激を呈示する実験をすでに実施していたのである。ヴォルフはこの実験で、多くの被験者が自分に関連した呈示刺激を自分のものと認識できないらしいということをあきらかにした。さらに重要なのは、被験者が、呈示刺激を「自己」と認識していないときも、それに対して、対照の「非自己」刺激に対する反応とは異なる反応を示したことだった。つまり自分の横顔を呈示された被験者は、それを自分の顔と認識していなくても、別人の横顔を呈示されたときとは異なる反応を示したのである。ヴォルフは、人は自分のものだと認識していない自己関連の刺激に対して極端な反応を示す——それを非常に好むか、非常に嫌うかのどちらかである——ということをあきらかにした。専門的に言えば、被験者は、魅力度などの評価尺度において、認識されていない「自己」刺激を「きわめて好ましい」あるいは「きわめて好ましくない」と判断したのである。

一九四〇年代にハーヴァード大学のC・W・ハントリーが、ヴォルフの所見を追試した。[6] コンピュータが簡単に利用できるようになる五〇年ほど前に実施されたその研究は、実にみごとなものだった。ハントリーは、被験者本人には知らせずに、別の実験をするふりをしながら、筆跡のサンプル、手の写真、横顔の写真など、あらゆる種類の自己関連の資料を採取した。「実験のこの部分でいちばん大事なのは、本当は何を調べる研究なのかということについて、疑念をいっさいまねかずに、さまざまな種類の記録をとることだった」と彼は書いている。「したがって各被験者には、最初の実験では〈連想と協調〉を測定すると告げた」。

資料採取の手順は、たとえば次のようなものだった。ベルベットでおおった机に二つのボタンをとりつけて、その前に、小さな穴を二つ開けたスクリーンを置く。被験者に、その穴から両手をさしこんで、ボタンの上に指を置くように指示する。一連の単語を読みあげ、被験者は連想にしたがってどちらか一方のボタンを押す。実験者はそのあいだに、ひろげた状態の手と握った状態の手を写真に撮る。もう一台の隠しカメラは、「頭の協調を調べる検査」と称するものをしているあいだに、頭部のシルエットを撮影する。そして「どちらの場合も、キモグラフの音で撮影をごまかした」。

ハントリーは、今日の科学ではめったに見られない忍耐強さを示し、六カ月待ってから被験者を呼び戻した。そして今度は各実験で、被験者にそれぞれ四つの刺激を呈示した。たとえば、本人の横顔（シルエット写真）と別の三人の横顔を示し、いくつかの判断をしてもらった。被験者は、四つのそれぞれについて、「好き」「嫌い」を判断して好ましい順番をつけた。その結果を、判断に要した時間とともに記録した。そして最後に、基準となる評価を得るために、それらの刺激をほかの判定者にも評価してもらった。

ハントリーは、呈示刺激についての認識の程度を調べ、「認識あり」から「認識なし」までに分けたが、自分の顔がありましたかと被験者に直接たずねるのは避けた。そうしないと、気がついていない被験者に、本人の顔（やそのほかの自己関連の刺激）を使ったことがばれてしまうからだ。横顔については、被験者の約五〇パーセントが自分の横顔を自分と認識し、二五パーセントはまったく認識なし、二五パーセントは不確かだった（たとえば、自分のものではないかと思ったり、感じたりしたという程度だった）。手については、七三パーセントが自分の手だという認識がなく、もっとも「認識されなかった」刺激は握った状態の手だった。

女性は自分の声がお好き

また、評価には性差が見られた。ある呈示刺激を自分のものと認識しなかった場合、男性は女性よりも、その刺激に対して「きわめて好ましい」、ときには「きわめて好ましくない」という極端な評価をするケースが多かった。したがって男性の場合は、自己を「意識下で認識」すると極端な反応をするということから、自己関連の刺激は、自分のものだという認識がない場合でも、ほかの刺激とは評価のされかたが違うという興味深い事実がわかる。つまり男性は、自己関連の刺激に対して無意識の強い反応があるらしく、呈示刺激を自分のものと認識した場合のほうが、評価ははるかに中立的だった。女性については、認識のある場合とない場合で、自己関連の刺激に対する評価に明確な差は見られなかった。

男女を対象に実施された二つめの研究では（こちらも認識なしの率が高かったのだが）、男女とも、意識されない自己関連の刺激に対して極端な反応を示した。自己関連の刺激はほかの刺激より好感度の評価が高かったが、自分のものだと認識されていない場合は、評価が極端に（きわめて魅力的、きわめて魅力がないなどに）分かれたのである。この結果から、人は呈示刺激が自分のものだとわかると、評価がほどほどになるということがわかる。しかし、意識下での認識は、強い影響力をもっているようである。

ハントリーはこれとは別の実験で、被験者の声を（隠しマイクを使って）録音し、あとでそれを本人に聞かせた。自分の声は認識されにくかったが、ここでも性差が見られた。男性は自分の声を、他人の声と比べてきわめて好ましくないと評価する傾向があったが、女性の場合は、自分の声に対する好感度評価は、いろいろな自己関連の刺激のなかでもっとも高かった。すなわち自分の手や筆跡と比較して、自分の声は呈示刺激のなかでもっとも好ましいと評価される率が高かった。クラスでこの所見のことを話したとき、ある男子学生が、「それは女性がおしゃべりで、自分の声を聞くのが好きだから」ではないかと発言した。そのクラスは女子学生がほとんどだったので、その場はたちまち騒然となり、三〇分たってもおさまらなかった。私はあたりさわりのないように、解釈についてはは発言を避け、飛び交う叫び声にかぶせて「さらに研究が必要だ」とだけ言った。

自分の声が自分の声だとわからないのは、別にびっくりするようなことではない。自分の耳に聞こえる自分の声は、人が聞く自分の声とは違うからで、それは自分が録音した留守番電話の声を聞いてみるとわかる。人が聞く自分の声は空気を通して伝わるが、自分がしゃべっている声は、それだけではなく、骨伝導によっても「聞こえる」。私たちは、自己の声は自己認知を見るのに理想的な呈示刺激ではないという所見を得ている。これについては次章でまたとりあげる。

以上を考えると、「モール効果」はきわめて興味深い現象である。人は自分の顔などの自己関連の刺激に対して、たとえそれを自分と認識していなくても、ほかの刺激に対する反応とは違う反応をするのである。杉浦は、能動的認知と受動的認知では活性化される脳領域が異なることを見いだした。また、あとで検討するが、ジム・タナカという研究者は、自己の顔の能動的認知にも受動的認知にも右半球が関与しているという所見を出している。

モーフィング画像を使う

私はサウスカロライナとオールバニーでの実験を終えて、セルフ・アウェアネスと脳についていくつか重要な発見をしたと感じていたが、考えてみるとロジャー・スペリーは、早期の研究ですでに、自己の顔についてはもっと精度の高い測定方法が必要だと述べていた。スペリーは、自己認知については、右半球が少なくとも左半球と同等であることを示したが、さらに高度な測定方法があれば差異がより明確になるだろうと考えていた。問題の一つは、ある顔は自分の顔かそうでないかのどちらかだということだった。精度の高い測定をするには、「ほぼ自分」という顔や、「ちょっと自分」という顔を使う必要があるのかもしれない。

私は自己の顔についての最初の実験をしたあと、当時スペインにいた脳研究者のアルヴァロ・パスカル＝レオン博士に連絡をとって、脳刺激に関する彼の論文の別刷りを送ってもらえないかと頼んだ。彼は電子メールで、論文を発送したというていねいな返事をくれた。ところがしばらくたっても届かないので、もう一度、送ってくれたかどうか問いあわせをした。彼は送ったというのだが、いっこうに届かない。それからさらに二、三度メールでやりとりをしたあとに、再度の問い合わせをしたところ、ハーヴァード医科大学に移ることになったから、よかったらボストンに来ないかという返事が来た。私はその申し出に飛びついて、彼と一緒に仕事をすることにした（つけ加えると、例の別刷りはまだ受けとっていない）。

ボストンに移った私は、ロイ・ハミルトンという若い医学生と出会い、たがいによき友人、仕事仲間になった。仕事が熾烈《しれつ》になると彼が一つの実験室に、私がもう一つの実験室に泊まりこむということが何度かあった。そうしたある日の夜に、スペリーが提起した、「自己の顔認知の測定精度を高めるにはどうすればいいのか」という難題について、二人で話しあった。自己の顔については、ウィーラーが指摘した、自分の顔は見慣れているため親近性が高すぎて注意をひかないという問題と、もう一つ、測定に段階性がないという問題がある。顔は、自分の顔か自分の顔ではないかのどちらかだからだ。

ロイとそういう話をしているあいだに、私はモーフィング技術［二つの画像から中間画像を作成する技術］を使って自己の顔認知をテストする新しい方法を思いついた。モーフィングで二つの顔を合成し、それぞれの要素を半々にもつ第三の顔をつくればいいのではないか、と考えたのである。顔の研究には一世紀も前からモーフィング技術が用いられているが、今日ではコンピュータのおかげでそれが簡単にできる。私はロイから助言をもらって、いくつかアイディアを思いついた。

私は自己の顔に関する問題をモーフィングですべて解消できるのではないかと考えた。ある人の顔を別の人の顔と組みあわせれば、できあがった顔は本人の注意を引くものになるだろう。つまり、自分の顔に再び新奇性をもたせることができるだろう。それに、自己の顔に段階性をもたせることもできる。「完全に本人」「ほぼ本人」「ほとんど本人ではない」といった顔を作成できるからだ。ある顔を「自分」と認識するには、「本人」の要素がどれくらい必要なのだろうか？　このアイディアを試してみたくてたまらなくなった私は、翌朝さっそくコンピュータの大型専門店に出むき、開店と同時に入ってモーフィングのソフトウェアを探した。そしてお買い得コーナーで、九・九九ドルのソフトを見つけた。

安あがりの買い物だったが、試してみると研究用の顔の作成に十分使えることがわかったので、さっそく一連のモーフィング実験を組み立てる作業にかかった。まず被験者本人の顔と組みあわせる顔を決めなくてはならない。いろいろな顔写真を試してみたが、結局ビル・クリントン、アルバート・アインシュタイン、ダイアナ妃、マリリン・モンローという四人の有名人の顔写真を使うことになった。異性どうしの組みあわせもやってみようと思ったが、その考えは、私とマリリン・モンローを組みあわせた顔を見たとたんにお払い箱となり、男は男と、女は女と組みあわせることになった。

私たちは、各被験者について、それぞれモーフィング画像を多数作成した。各被験者の顔と有名人の顔の中間画像を一〇パーセントきざみで作成するという方法で、たとえば三〇パーセントが自己、七〇パーセントが有名人というふうに、「自己」の割合が異なる一連の顔画像を用意した。

実験そのものは単純だった。コンピュータ画面にモーフィング画像を示して被験者に見せ、自分の顔だと思ったら、自分の顔だと判定してもらう。左右の半球をテストするために、判定の結果はどちらか片方の手で答えてもらった。実験に先立って、反応時間を調べるテストをしたところ、モーフィングをしていない自己の顔の場合は、左手のほうが右手よりも判断が早いということがわかった。[7]これは、ある条件下では、左手／右半球を使って反応したほうが、自分の顔を識別するのが早いということである。

モーフィング画像の実験では、被験者が左手を使って反応した場合、自分の顔が「目に飛びこんでくる」ことがわかった。言いかえれば、右半球が関与している場合は、中間画像のなかに自分の顔がよりはっきりと見えた。この左手優位は、自分の顔を見分けるテストにおいてつねに見られたわけではなかったが、右手優位はまったく見られなかった。[8]

ほかの実験はどうか

鏡を使ってセルフ・アウェアネスを調べたのはギャラップが初めてではないし、自己の顔を使って脳内の意識を探ったのも私たちが初めてではない。それと同じように、自己の顔のモーフィングを使ったのも私たちが初めてではない。H・ベロフとJ・ベロフという二人の研究者が、一九五〇年代に合成画像を使って自己の顔認知を調べている。[9] 彼らはステレオスコープという装置のなかに二つの顔写真を置くという方法で、合成画像を得たと報告している。ステレオスコープは、二つの顔を別々の二つの視野に呈示する。適切に呈示すれば、二つの顔が「融合」して、二つの顔で構成された一つの顔になる。

ベロフらはこの研究で、融合させた顔を三つ、被験者に見せた。一つめは練習用、二つめは対照の顔、そして三つめが、未知の他人と被験者本人の顔を組みあわせたものだった。被験者はそれらの画像を魅力という点で評価することになっていた。実験の結果、最初の二つは完全に融合して見えたが、被験者本人の顔と他人の顔を組みあわせたものでは、被験者の約三分の一が自分の顔を認識した。残りの被験者（自分の顔が融合された顔の一部を構成していることがわからなかったらしい人たち）は、その融合顔の魅力度を、対照の顔よりもやや高く評価した。これらの結果は、ハントリーのものほどあざやかではないが、私たちの研究よりもずっと以前に、合成顔を研究に使用したという点で重要である。

私たちの実験以来、左手／右半球の優位性は、かなりエレガントな方法で再現されている。現在ドレクセル大学に所属しているスティーヴン・プラテクは、左手のほうが右手よりも自己の顔を認識するのが早いということにくわえて、その早さが想定されたセルフ・アウェアネスの程度によってさまざまに異なることを見いだした。[10] プラテクはこの研究で、分裂型人格特性を調べているが、それは分裂型人格特性の傾向が強い人ほど「自己を意識している」程度が低いと想定してのことだった。この想定は分裂型の特性には自己の知覚障害や「自我」の分裂がかかわっているという考えにもとづいていた。実験の結果、左手の優位は、分裂型人格特性の傾向が少ない人のほうが顕著だった。別の言いかたをすれば、分裂型の人格傾向を強く示した人ほど、左手の反応時間の優位性が低い傾向にあった。このプラテクの研究でもっとも重要なのは、セルフ・アウェアネスが高いほど半球間の差異が大きいという所見である。

この反応時間や識別・認識の方式を使えば、昔の研究所見の一部を、はるかに簡単な方法で裏づけることができる。fMRIやPETの研究に比べれば被験者への指示が単純だし、データの分析もさほど複雑ではない。それに精度の高い自己の測定ができる。自分の顔か否かではなく、段階的に測定できるからだ。

和田テスト

「ワダ」テストと言うと、生粋のニューヨーカーが「水《ウオーター》」と言っているように聞こえるが、和田テスト〔別名アミタール・テスト〕は、セルフ・アウェアネスの座を求める探究をさらに進めるためのすぐれた神経学的ツールである。考案者の和田淳の名をとったこのテストは、一九五〇年代に開発された方法で、脳に短時間の麻酔をほどこして機能を一時的に不活性化する。和田テストは、適切に実施されればきわめて選択性が高いので、左右の脳半球に別々に麻酔をかけ、片方だけを短時間、眠らせることができる（典型的には、一分から一〇分間くらい効果が持続する）。

和田テストは、脳手術に先立って、重要な機能がどちらの半球にあるかを調べるために考案された。脳手術をするときは、言語や記憶などの認知機能に不可欠の領域を調べ、手術中にそれらの領

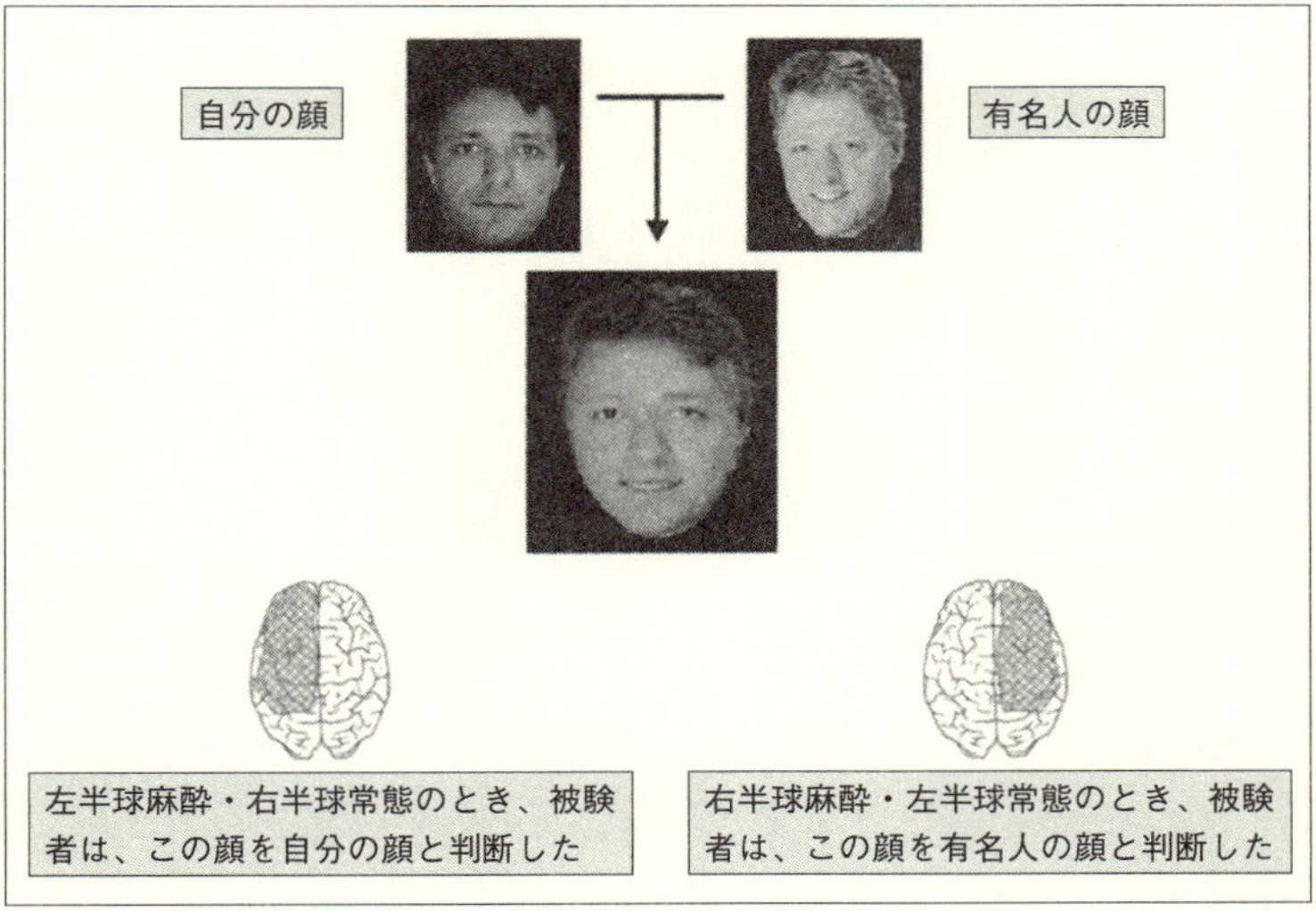
自分の顔
有名人の顔
左半球麻酔・右半球常態のとき、被験者は、この顔を自分の顔と判断した
右半球麻酔・左半球常態のとき、被験者は、この顔を有名人の顔と判断した

図 6-2 和田テストの手法を用いると、左右の各半球に選択的な麻酔をほどこすことができる。この実験では麻酔下で被験者に 50% の中間画像を見せた。被験者は右半球を麻酔したときは、この中間画像を有名人の顔（この場合はビル・クリントン）であると判断し、左半球を麻酔したとき（すなわち右半球が常態のとき）は、自分の顔であると判断した（ジュリアン・キーナン）。

域に侵襲をあたえるのをとくに避けるために、通常、神経心理学の専門医の協力を得て、さまざまな検査を実施する。たとえば言語の生成にどちらの半球が優位であるかを診断するには、患者の半球を片方ずつ麻酔で眠らせて、発話能力を調べる。すでに述べたように、大多数の人の場合、言語の生成は左半球に局在する。したがって典型的には、左半球に麻酔をすると、その患者はものの名前が言えなくなる。単純なものを描いたカードを見せると、患者は言葉を出そうと苦心する。ほとんどの人の場合、右半球に麻酔をかけたときには、そのような呼称障害は起こらない。

したがって和田テストは半球特異

性を調べるのに有用である。

私たちは独特の機会を提供するこの和田テストを利用して、自己の顔認知が右半球優位であるかどうかを調べるモーフィングの実験をふたたび試みた[11]（図6―2）。方法としては、まず患者の顔写真を有名人の顔写真と五〇対五〇の割合でモーフィングした中間画像を作成する。次に患者の脳半球が選択的に麻酔されているあいだに、この中間画像を見せ、その顔を憶えておいてくださいと言う。そして麻酔が醒めてから、見せたのは自分の顔でしたか、それとも有名人の顔でしたかとたずねる。実際は、麻酔中に本人の顔写真や有名人の顔写真は見せていない。見せたのは中間画像だけである。左半球に麻酔をしたときは、患者は全員、自分の顔だったと答えた。つまり中間の顔を自分の顔と判断した。しかし右半球に麻酔をしたときは、ほとんどの患者が、有名人の顔だったと答えた。言いかえれば、右半球が常態にあるときは自分の顔を認識し、左半球が常態にあるときは有名人の顔を認識する傾向があった。この所見は、右半球が自己の顔に選択的に反応していたことを示している。

右半球優位の可能性

私たちはこの和田テストの結果を確証する目的で、経《けい》頭蓋《とうがい》磁気刺激法（ＴＭＳ――またも略称！）という手法を用いた二つめの実験をした。ＴＭＳを用いると、正常な被験者の脳領域を刺激することができる。電磁気を用いて苦痛をともなわずに脳内のニューロンを脱分極させる（つまりは刺激する）ことができるのだ。私たちはこのＴＭＳを使って手の動きを観察した。

左右の手はそれぞれ反対側の脳領域に支配されている。具体的に言うと、左手の運動には右半球の運動野と呼ばれる領域が関与しており、右の運動野の適切な部位を刺激すると左手が動く。同様に、左の運動野を刺激すると右手が動く。したがってＴＭＳを右の運動野に適用すれば、左手の運動を起こすことができる。そして、その手の動きを測定することによって、脳がどれくらい「興奮」状態にあるかを知ることができる。もし右半球が興奮していれば、ニューロンが刺激されやすい状態にあるので、左手により大きな反応が出る。私たちはまさにそれを見いだした。[12]

自己の顔のモーフィング画像を呈示しながら右半球を刺激すると、自己の顔を含まないモーフィング画像を呈示した場合よりも、大きな活動性が左手に見られた。これに対して左半球は、自己の顔を含むモーフィング画像でも、含まない画像でも、興奮のレベルは同じだった。つまり右半球は自己の顔のモーフィング画像によって興奮を促進されたが、左半球は促進されなかったのである。

これと似た方法を用いて実験をした研究者は私たちのほかにもいる。[13]彼らは被験者に自己の顔のモーフィング画像（被験者本人の顔と未知の顔を合成した中間画像）と、既知の人物のモーフィング画像（被験者が知っている人の顔と未知の顔とを合成した中間画像）を呈示し、そのときの脳活動の状態をｆＭＲＩで見た。自己の顔のモーフィング画像を呈示した場合を未知の顔（対照刺激）を呈示した場合と比較すると、右半球のほうが左半球よりも活性化されたピクセル［画像の基本単位］の数が多く、左半球の一・八倍だった。興味深いことに、既知の顔のモーフィング画像を呈示したときの活動状態は、未知の顔の場合とさほど変わらなかった。自己の顔のモーフィング画像を呈示した場合を既知の顔の場合と比較すると、活性化ピクセルの数は右半球のほうが左半球よりも多く、左半球の一・三倍だった。自己の情報処理に関与する具体的な領域を知るために、自己の顔のモーフィング画像を未知の顔と比較したときの活性化領域を見ると、もっとも大きな活性化領域は、右の島皮質《とうひしつ》（中脳にある領域）と右の前部帯状回《たいじょうかい》（脳の前方部にある領域）だった。左半球では、紡錘状回（顔の情報処理に関与する領域）や前頭皮質など、さまざまな領域に活性化が見られた。

この研究結果は、自己の顔と右半球についての私たちのデータを支持していた。活性化は左半球にも見られるが、全体的に見ると右半球のほうが大きい。したがってこのモーフィング画像の研究結果も、自己認知については、左半球より右半球のほうが関与の程度が大きいという可能性を示していた。

私は特別

私はモーフィング画像の実験結果をまとめながら、ほかの研究者はモーフィングという新しい技術を使ってどんな結果を出しているのかということに興味をもった。オバーリン大学のすぐれた神経科学者、ジム・タナカは、自己の顔と既知の顔との差を調べ、この分野でもっとも興味深い研究結果をいくつか出していた。ジムは、学生のグループに本人の顔と複数の他人の顔を呈示して、ERPの測定をした(14)。すると、自分の顔を見たときのほうが他人の顔を見たときよりも、N170波（一般的に刺激の呈示から一七〇ミリ秒後に生じる波形）が大きいという結果が出た。なかでも重要なのは、右の側頭皮質の活動レベルの増加が左よりも大きかったことだ。

この結果は興味あるところだったが、この実験には問題点がある可能性があった。自分の顔を探すという行為そのものが脳の活動性を高めているのではないか、と考えることもできるからだ。被験者はいろいろな他人の顔を見ながら自分の顔が出てくるのを待っているのかもしれない。そしてスクリーンに自分の顔が映ると、脳が「これだ、これだ！」と興奮するのかもしれない。そこでジムは、彼が「Ｊｏｅ／ＮｏＪｏｅ」実験と呼ぶ別の実験もおこなった。神経科学の分野には「Ｇｏ／ＮｏＧｏ」課題という古典的な課題があるので、神経科学者の方はニヤリとされたかもしれないが、この話のポイントは、ジムが問題点を排除する方法を考え出したというところにある［Ｇｏ／ＮｏＧｏ課題は、二種類の呈示刺激のうち、片方（Ｇｏ刺激）に対しては反応し、もう片方（ＮｏＧｏ刺激）に対しては反応しないという設定の課題］。

この実験では、被験者は自分の顔ではなく、知っている人の顔（たとえば「ジョー」の顔）を探すように指示された。驚いたことに、それでも結果はまったく同じだった。被験者が自分の顔を探していなくても、自己の顔はより強い反応を誘い出したのだ。この実験結果も、先の結果と同様に、自己の顔は実際にほかの顔とは処理のされ方が異なるということを示している。またＥＲＰのデータを見ると、右側頭葉の上方にあたるＴ６という位置の電極の活動性は、その差異がおもに右半球で生じているという手がかりを示している。自己の顔認知は、能動的認知、受動的認知とも右半球優位なのかもしれないのである。

反証登場

科学には論争がつきもので、私の研究に対しても批判はある。そして実は、そうした議論は、科学というういとなみの楽しさの一部をなしている。

近年、ダートマス大学のある研究グループが一人の分離脳患者を調べた(15)。彼らは私が用いたのと同じモーフィング画像の手法を使った実験で、自己の顔の認知度は左半球に呈示したときのほうが高いという結果を出した。私はそれが事実かどうかを確認するために、著名な研究者マリス・ラソンドとともに、モントリオールで分離脳患者一名を対象に同様の研究をした。そして、ダートマス大学のグループが出した結果とは反対に、自己の顔認知については右半球のほうが優位であるという所見を得た。

私たちはこの所見を確認するために、実験をくり返しおこなった。またモーフィング画像のほかに、操作をくわえていない顔写真も使った。実験全体の八〇パーセントにおいては、右半球のほうが左半球よりも成績がよく、残りの二〇パーセントは左右に差がなかった。左半球のほうが優位という場合も可能性としてはあるらしいが、私たちの患者ではそういうケースはこれまでまったく見られなかった。

病巣研究の重要性

こうした実験においては、利用できるツールが重要な役割をはたす。先にも強調したように、各種の脳画像法にはそれぞれ利点と欠点がある。したがって脳と行動の複雑な関係を発見するには、いろいろな方法を使うことが大切である。脳とセルフ・アウェアネスの話は、さまざまな方法と多数の研究者の頭脳を集結することによって、進展しはじめている。

すでに見たように、自己の顔の識別や認知や処理に右半球が優位である可能性を示す所見はある。[16]しかしfMRIのデータは、右半球の優位性を示すと同時に、左半球の領域を含む多数の領域が自己の顔認知に関与している可能性も示している（たとえば私たちは、デンマークのハンス・ルーとともに、一部の自己のテストにおいては脳の内側《ないそく》領域にある構造も重要であるということをあきらかにした）。しかし、右半球優位の仮説を支持するセルフ・アウェアネスの研究結果は次つぎに出ている。次章では、自己の顔のほかにも、脳内で部位を特定できるセルフ・アウェアネスの表出があるだろうか、という問題を検討してみようと思う。セルフ・アウェアネスという「未知の国」を探検するにあたっては、高次意識と対応する脳領域という問題を考えに入れなくてはならない。

脳機能画像の大きな問題点の一つは対応関係である。fMRI、PET、SPECTを使うと、一定の行動と結びつきのある脳領域がわかる。私たちのグループの（fMRIを使った）所見と、杉浦の（PETを使った）所見は、一定の脳領域と自己の顔認知とのあいだに対応関係があることを示している。しかし、これはたびたび学生に言っていることだが、対応関係と因果関係は同じではない。昨年、私のひいきチームのニュージャージー・デヴィルズがスタンリーカップ決勝をダラスと争った。七回戦制で三勝一敗、優勝まであと一勝という第五戦めの日、私はずっとソファの右側に座ってテレビ観戦したのだが、デヴィルズは負けてしまった。自分のせいで負けてしまったと思った私は、次の試合のときはずっと左側に座っていた。するとジェイソン・アーノットがオーバータイムで得点し、デヴィルズはスタンリーカップを制してリーグ優勝した。私は自分の座る位置がデヴィルズの勝敗を決める原因になっていると思いたいが、二つの事象が対応していても、それだけでは一方が他方の原因であるとは言えないのはあきらかだ。

脳画像にも同じことがあてはまる。二つの事象が時間的あるいは空間的に一緒に起こっても、それだけではかならずしも関連しているとは言えない。ある行動をしているときにある脳領域に活動が見られたとしても、その関係は単なる対応関係で、因果関係ではないかもしれない。したがって自己を認知しているときに右半球の領域に活動が見られたとしても、それらの領域が自己認知を「生じさせている」と確信をもつことはできない。当該の行動と単に関係があるだけかもしれないからだ。

そこで病巣研究が重要になる。Xという脳領域が除去あるいは損傷されて、セルフ・アウェアネスがそこなわれたとしたら、Xはセルフ・アウェアネスに直接的に関与していると推定できる。さまざまな脳領域を選択的に除去したときに出てくる影響を観察すれば、ある認知や行動に関与している脳領域をすべて網羅したマップをつくり、因果関係や認知機能をより明確に見通すことが可能になる。たとえば領域Xを除去してセルフ・アウェアネスを測定する。次は領域Yを除去してセルフ・アウェアネスを測定し、その次は領域Zを除去してセルフ・アウェアネスを測定し、結果を比較する。また、XとZを除去するというふうに組みあわせて、セルフ・アウェアネスにおよぼす影響を調べることもできる。

もちろんそのような研究を実施するのはむずかしい。ラットやマウスといったセルフ・アウェアネスのない動物で実験をしても有用な所見はほとんど得られないし、だからと言って自己認知のできる動物、たとえばチンパンジーや人間でそのような研究をするわけにはいかないからだ。しかし、セルフ・アウェアネスに対応する脳領域をさらに探る方法はある。それは、自分自身を認識する能力を失った人たちを対象にするという方法である。

過去の神経学の文献には、さまざまな認知障害をもつ患者の症例が山ほど載っているが、自己の顔認知の喪失をともなう症例の研究報告はきわめて少ない。報告されている症例の数が少ないのは、研究者や臨床医が神経心理学の標準的な検査はもとより、詳細な検査においても、自己の顔を認知できるかどうかを調べていないためかもしれない。あるいは自己の顔認知には複数の神経基盤があって、どれか一つだけでも認知が成立するのかもしれない。ひょっとするとこの二つの要因が組みあわされて、自己の顔認知の障害は稀にしか起こらず、起こった場合もめったに報告されないという結果が生じているのかもしれない。しかし、少ないとは言っても、鏡に映った自分を自分と識別できない症状を指す「鏡徴候」(鏡失認)という用語が考案されているくらいなので、まったくないわけではない。このような患者は、鏡に映った自分の姿に対して、あたかもそれが他人の鏡映像であるかのように反応する。

本当の鏡徴候の症例は稀であるから、まず、ほかに原因となる障害があるものを除外しなくてはならない。たとえば、顔全般が識別できない相貌失認がある患者の場合は、自己を認知できないのは、全般的な顔の情報処理に問題があることの結果だと推定できる。また樹木、動物、人など、識別できない対象がたくさんある患者も、自分の顔が認知ができない可能性がある。多くの呈示刺激に対する反応に全般的な混乱のあるアルツハイマー病でも、自分の顔が認知できない症例は珍しくない。しかし真の鏡徴候は、神経学研究のなかでももっとも驚くべきものである。

鏡徴候

報告されている数少ない鏡徴候のなかでも古いものの一つに、トッド・ファインバーグおよびトッド・シャピロが一九八九年に報告したS・Mという患者の症例がある。(1) S・Mは七七歳の右利きの女性で、五歳のときから耳が聞こえなかった。この患者は寝室の鏡の前で手話を使うようになり、何をしているのかと訊かれると、「もう一人のS・M」と話をしているところだと答えた。彼女の話によると、もう一人のS・Mは年齢も容姿もそれまでの経歴も自分とまったく同じで、耳が聞こえないところも同じだという。二人は学校も一緒だったが、その当時はたがいを知らなかった。もう一人のS・Mと自分はそっくりだが、おしゃべりで、自分ほど手話があまりうまくないようだ、と彼女は語った。驚いたことに彼女は、鏡に映った自分の像は誤認するのに、ほかの人が鏡に映るとそれはきちんと認識できた。彼女が鏡を見ているときに息子や診察者が背後に立つと、それがだれであるかは正しく識別できたのである。

S・Mには、物理的空間の解釈に困難をきたす視空間障害を含むいくつかの問題があったが、言語能力は正常で、学習能力と記憶力が低いことを別にすれば、ほかの面ではうまく機能しているようだった。それに自分の顔を別にすれば、知っている人の顔はきちんと認識できた。しかしMRI

で見ると、右半球の側頭頭頂領域に軽度の萎縮《いしゅく》があった。両側性の機能障害も、画像の所見から右半球のほうが障害の程度が大きいと思われた。したがって、脳画像研究から予測されるとおり、自己認知と右半球には対応関係があるようだった。

文献になっている鏡徴候の症例はほかにもある。医学者のカレン・スパンジェンバーグたちは、八二歳の女性の症例を報告している。(2) この女性は以前から鏡を見るときに視覚のゆがみがあって、自分に似た「若い女性」が見えたという。その誤認が時とともにだんだんひどくなり、鏡だけではなくショーウィンドウなどの反射面にも、若い女性が映って見えるようになった。彼女は病院でテストをしたときも、鏡に映った自分の顔を見て、「あの子だわ！ ここで何をしているのかしら。家にいると思っていたのに」と叫んだ。そして、その娘は自分に似ているが自分よりずっと若い女だと言った。さらにテストをしていくにつれて、鏡に映っているのは彼女自身の姿であると「指導」したり「納得」させたりするのは無理だということがわかった。鏡に映ったほかの人は識別できるのに、自分が鏡を見ているのだから映っているのはあきらかに自分の顔だということを、納得させることはできなかったのである。

この患者の脳をCTスキャンで見ると、いくつかの領域に両側性の損傷があり、損傷の程度は右半球のほうが大きいということがわかった。右半球の損傷がとくに顕著だったのは、頭頂後頭領域と視床と呼ばれる下位領域だった。神経心理学的な検査では右半球損傷に特有の障害が見られ、視空間障害もあったが、言語能力は正常のようだった。そして、これは重要な点だが、全般的な相貌失認の徴候はなく、家族の顔も、親戚の顔写真も、検査をしている医療関係者の顔も識別できた。

また研究者たちは、自分の鏡映像を一貫して「若い女性」として認識している点も（まちがった認識ではあるが）、相貌失認の症状とは一致しないと指摘している。以上の所見は、ファインバーグとシャピロの所見と驚くほど似ている。すなわち、二つの症例はともに右半球が関係しており、どちらも右側頭葉に損傷があった。二人の患者はともに顔全般の識別ができ、自分以外の人が鏡に映った場合も、それがだれであるかを識別することができた。

鏡のなかの他人

私がこれらの症例報告を読んだ時点では、包括的な研究はまだおこなわれていなかったが、私たちが実験で注目した自己の顔認知と右半球との結びつきは、しだいにあきらかになってきていた。そしてその後に、ノラ・ブリーンたちが、あきらかな鏡徴候のある二つの症例を報告した。[3] 私が初めてブリーンの患者たちのビデオ映像を見たのは、カナダのオンタリオで開催されたある学会の席上だった。会場を見渡すと、そこには私と同様にその映像に見入っている同業者たちの姿があった。

一例めのF・Eという患者は八七歳の男性で、かつては有能なビジネスマンだった。F・Eは鏡のなかに見える人物を、自分をつけまわしている人間だと思いこみ、自宅だけではなく反射面のあるところならどこにでもついてくるのだと思っていた。彼は鏡のなかのその人物とコミュニケーションをとろうとしたが、相手が応答しないので不安がっていた。彼は鏡を適切に使うことはできた（鏡に映った物やその位置を理解できた）が、「実在の」妻を妄想のなかに組み入れているらしく、鏡のなかの人物にも妻がいるが、その妻もコミュニケーションはしないというふうな話をした。

ブリーンが紹介した二人めの患者はT・Hという七七歳の男性で、かつてはおもに労働者として働いていた。T・Hは、鏡に映る人物を自分とそっくりの人間だと思っていた。T・HもF・Eと同様に、鏡のなかの人間に話しかけたが、返事は一度も返ってこなかった。T・Hもときおり妻について混同するらしく、鏡のなかの人物にも自分の妻とよく似た妻がいるという発言をした。T・Hは、鏡のなかの人物は自分と同じアパートの隣の住戸に住んでいると思いこんでいる。

F・Eは、典型的な相貌失認の症例ではないが、有名人の顔や個人的に知っている人の顔を認識するのがやや困難だった。また、見知らぬ人の顔を誤認して、一度も見たことのない人を知っている人だと思ってしまうこともあった。たとえばまったく知らない人の顔を見て、家族の一人とまちがえることがよくあった。T・HはF・Eと比べると、はるかによく顔の認知ができたが、知らない人の顔を知っている人の顔だと思っているらしい発言をすることはあった。しかし知っている人の顔や有名人の顔の識別はできて、ときには妻よりもうまく識別できるほどだった。このようにT・Hは、全般的な顔認知がかなりよくできるので、彼の鏡徴候を全般的な顔認知の障害のせいにしてしまうのは無理がある。

T・Hは鏡徴候を発症したときと、五カ月後の検診のときにCTスキャンをとっているが、結果はどちらも正常だった。発症から六カ月後に受けたMRI検査では、白質病変と右前頭前皮質の梗《こう》塞《そく》が認められ、SPECTスキャンでは、両側性の頭頂葉の障害があきらかになった。T・Hもスパンジェンバーグの患者と同様に、右半球優位と考えられる認知課題がうまくできなかった。

セルフ・アウェアネスとの関係

鏡を使ったテストでは、興味深い事実がいくつか判明した。T・Hは、鏡に映ったほかの人は識別できるのに、自分の像は自分だとわからなかった。また彼は、鏡に映った物体の位置関係の把握がうまくできなかった。ブリーンたちがT・Hの肩ごしに、あるいは背後で、リンゴなどの物体をもって見せると、彼は鏡に映ったその物体がなんであるかは識別できたが、うしろに手をのばしてつかもうとはせず、鏡の裏側や鏡のなかにむかって手をのばした。物体を自分の肩ごしにつかむためには、ある程度のセルフ・アウェアネスが必要なのかもしれないと考えると、どうしてT・Hが自分を鏡の図式のなかにはめこむことができないのかが理解できる。診査者が、「それでは、あなたの像はどこにあるですか?」とたずねると、T・Hは、「私のうしろに、たぶん背中のうしろあたりにあると思います。自分の姿があの人と一緒に見えたことは一度もありません」と答えた。T・Hは「鏡のシーン」のなかに自分をはめこむことができなかったのである。

この患者たちは自分自身を認識することができないのであるから、全般的なセルフ・アウェアネスの能力を見てみると参考になるだろう。患者のなかには、絵や写真なら自分の顔がわかる人たちもいた。このことは、絵や写真のなかの自分がわかることと、鏡に映った自分がわかることは違うという可能性を示しているが、それは別に驚くほどのことではない。たとえば写真のなかの自分を見分けるには、鏡を見るよりも、記憶の要素を多く必要とする。ブリーンたちは、患者が自分の私物(ベルトや室内履きなど)を見分けることができるかどうかを調べているが、それによるとT・Hは問題なく見分けられたが、F・Eは自分の持ち物をそれと認識するのがやや困難だった。もし研究者たちが、ゴプニックが子どもたちに実施したような、自分をいろいろな状況のなかに置く能力を調べる実験をこの患者たちに実施して、真のセルフ・アウェアネスの能力（あるいは心の理論）をもっているかどうかを調べていたら、おもしろい結果が得られていたかもしれない。

ともあれ、この驚くべき症例の患者たちは、鏡を使うことはできるし、ほかの人が鏡に映った場合はそれがだれであるかを識別できるのに、鏡に映った自分がわからない。あるいは鏡の図式のなかに自分をはめこむことができない。そしてどの症例も、自己の構築に右半球が関与している可能性を示唆している。

私の手ではありません――身体失認

自己、および自己と脳、自己と両半球との関係性をとらえる包括的なモデルは、今日にいたるまでまったく構築されていない。私がプレイロフスキーの研究報告を見つけたのは別にたいした手柄ではなく、めだたない雑誌に掲載されていて、その雑誌がたまたま運よくハーヴァード大学の図書館にあったというだけのことなのだが、その文献を徹底的に読みこみ、ほかの研究者がどんな発見をしてきたかを見てみると、私たちの研究結果や、ほかの研究者たちが出した近年の結果は、さほど驚くべきものではないということがはっきりしてきた。実のところ、私は「自己の顔の男」として知られるようになってきたが、自己関連の現象にとりくんだ研究者は昔からいた。しかしだれも、そのような所見を総合的にまとめてはいなかった。そうした研究を集めてみると、非常におもしろい傾向が見えてきたのである。

先にも述べたとおり、私たちのグループが出したデータは、プレイロフスキーのデータによく似ていた。私たちは、被験者に本人の顔を呈示すると右半球が高度に活性化されることを見いだした。また左手のほうが自己の顔に対して反応時間や識別が優位であるということもあきらかにした。杉浦たちも自己の顔の実験をおこない、とくに能動的な自己の顔認知が広範囲な右半球の活動に関係していることを見いだした。しかし文献をさかのぼって調べてみると、右半球がセルフ・アウェアネスに関与していることを示す所見は、自己の顔ではなくそのほかの測定法を用いたものではあるが、私が研究をはじめるずっと前にすでに出されていた。

すでに見たように、もし自己の顔に対する優位性の基盤となる脳領域があるなら、その領域は自己に関連するほかの現象にも重要であるはずだ。したがって、「論理的」に見て、私たちが次に調べるべき現象は、ほかの自己身体部位の認知だった。ここでも、ある種の認知障害をもつ患者が手がかりになった。右半球の損傷後に自己認知の喪失が見られるのだから、そのような損傷のあとには、そのほかの身体部位の認知も失われるのではないかと考えたのである。

この分野の第一人者はトッド・ファインバーグである。彼は、先に述べたとおり、初めて鏡徴候を記述した研究者の一人だった。ファインバーグはこの二〇年ほど、自己の座を突きとめる研究の最前線にいる。マンハッタンのイーストサイドにあるベス・イスラエル病院に所属している彼のオフィスは、セルフ・アウェアネスに関係する書籍や論文や歴史的な遺物がそろったバーチャル・ライブラリのようである。トッドと私は、仕事に対するアプローチ法が違う。彼は神経科医として考える教育を受け、私は実験心理学者として考える教育を受けてきた。彼は患者を調べるが、私は被験者を（あるいは実験参加者を）調べる。しかし異なる観点をもつ人びとがたがいに学び、たがいが採用している研究方法を利用しあえば、それぞれが解明を試みている現象をよりよく理解することができる。実際トッドは、初めて会った頃に、彼も以前に病棟で患者に鏡を見せ、ギャラップの所見の検証を試みたことがあると言っていた。

その後ファインバーグは、身体失認として知られている非常に変わった認知障害の権威になった。身体失認の患者は、自分の身体部位を自分のものと認識できず、典型的には自分の手や腕を自分の手や腕として認識できない。ファインバーグはこれまで大勢の身体失認の患者に関する論文や記事を書いており、著書『自我が揺らぐとき』（*Altered Ego*）でも、ミーナという名の女性について書いている。(4) ファインバーグは脳卒中で入院したミーナを診察した。ファインバーグが手を握っても、ミーナはそれが自分の手だということを信じなかった。

ファインバーグ　これはあなたの手ですよと言ったらどうします？
ミーナ　信じられません。
ファインバーグ　私が信じられないのですか？
ミーナ　ええ。

ミーナは自分の手を、これはファインバーグ先生の手だと言い張ったが、ほかの人の手や、手の絵や、ほかの身体部位の絵は問題なく識別できた。自分の手だけが識別できないのだ。

ミーナは右半球に卒中を起こし、その後遺症で左の手と腕が麻痺していた。興味深いことに、自分の体として識別できないのは麻痺した左の腕と手だけで、右手は問題なく識別できた。右半球を損傷すると、左視野の無視（半側空間無視）が生じる場合があり、そうなると、患者は左側にあるものをすべて無視する。そこでファインバーグは、彼女の左手を動かして両方の視野に入るようにしたが、それでも彼女はそれが自分の手だとは思えなかったし、自分の手だと言われても納得しなかった。それどころかその手は、少し前に亡くなった夫の手だと思うようにさえなった。

鏡徴候との共通点

この症例は、鏡徴候の患者と似た点がある。第一にミーナは、右半球が損傷されたあとに、身体失認になった。第二に、彼女の誤認は自分のことにかぎられており、診査者の手については、実際の手であれ写真であれ、問題なく識別できた。鏡徴候の患者が鏡に映ったほかの人を識別できるのと同様に、ミーナもほかの人の手なら正しく識別できたのである。また、鏡徴候の患者と同じく、いくら教えても、自分が自分の手の識別をまちがっているということがわからなかった。しかし鏡徴候がきわめて稀であるのに対して、身体失認の症例は一〇〇例以上報告されている。

ファインバーグによれば、身体失認は言語的なものと非言語的なものに分けられる。ミーナが示したのは言語タイプの身体失認で、身体部位を言葉ではっきり否認したり誤認したりする。言語タイプの身体失認で、患者が「自分のものだということを否認する」のは通常、手や腕である。しかしときには脚など、そのほかの身体部位が否認されることもある。否認の対象はほぼ左半身の部位にかぎられる。否認や誤認の内容ははなばなしい。ミーナは自分の手をほかの人の手だと言ったが、自分の手を「乳房」だとか、「脱臭剤」だとか言う患者もいるし、なかには義母の手だと言う患者もいる。ある患者はファインバーグが彼女の腕のことをたずねると、次のように答えた。

シャーリー　何も言わずに休暇をとっていたんですよ。
ファインバーグ　何がですか?
シャーリー　私のペットロックですよ［ペットロックは、ペット代わりに持ち歩く石。一時期アメリカで流行した］。

シャーリーはしゃべりながら、なんの話をしているかを示すために、動かない左腕をもちあげてみせた。彼女はその後、自分の腕を、エヴァリー・ブラザーズの「起きろよスージー《ウェイク・アップ・リトル・スージー》」という歌にちなんで「リトル・スージー」と呼ぶようになった。

この言語タイプの身体失認患者と脳との関係はどうなっているのだろうか? ファインバーグはそれを検討するために、脳卒中患者のCTスキャンを調べた。(5) 調べたのは身体失認のある患者一二名と、ない患者四名で、いずれも右半球に損傷があった。その結果、側頭葉と頭頂葉の境目あたりに位置する縁上回《えんじょうかい》が重要な領域らしいということがわかった。この部位は、身体失認のある患者でもっともよく損傷が見られた部位で、身体失認のない患者では損傷が見られなかった。ファインバーグは、「左半球内の、十分な検査のできる部位に卒中を起こした患者も多数調べたが、右腕に対する言語タイプの身体失認は一例もなかった」と書いた。そして、当初のこの見解から一〇年後には、「二〇〇例を超える患者を調べたが、左半球の損傷によって起こった症例は一例もなかった」と述べている。つまり腕や脚の言語タイプの誤認は、右半球が損傷された場合だけに起こるのである。

鏡徴候と言語タイプの身体失認という二つの障害を比較してみると、両者とも右半球の損傷に関連していることがわかる。しかし両者のあいだには重要な違いがいくつかある。身体失認には一般に麻痺がともなっているが、鏡徴候には麻痺はない。また鏡徴候は、誤認が左半身にかぎられない。そして鏡徴候にはあきらかな感覚障害がないのに対し、身体失認にはある。二つの障害はこのように症状は異なるが、自己の誤認と右半球の損傷は共通している。ファインバーグはこのことから、右半球が自己の知覚とセルフ・アウェアネスに重要な役割をはたしているのではないかと示唆している。

どこも悪いところはありません

自己識別の問題は、身体失認と関連のある病態失認という障害にも見られる。病態失認の患者は、病気や障害があることがわからなかったり、病気や障害の存在を否認したりする。病態失認はあらゆるタイプの障害に対する否認を指すが、一般的には片麻痺《へんまひ》（半身不随）に関連しており、とくに四肢の片麻痺に関するものが多い。先にも述べたように、身体失認症例のミーナは、右半球に卒中が起こったあとに左の手や腕が麻痺した。病態失認の患者はそのような障害に気づかなかったり、障害があることを否定したりする。しかも自分が気づいていないということに気づいていないので、麻痺は全面的に否認される。

たとえば、脳外傷の後遺症で腕が麻痺したとする。その患者に病態失認があると、本人はその腕が支障なく動いていると思う。身体失認の場合と同じように、あきらかに障害があっても、その説明として奇妙な話がもち出されておしまいになる。麻痺した腕を動かしてみてくださいと言われると、現実は動かそうとしても動かないのに、疲れているからできないとか、動かす気になれないとか答える。病態失認のバリエーションとして、障害を認めることはあるが関心を示さないケース（疾病《しっぺい》無関心）や、麻痺した手足に敵意をむけるケース（麻痺嫌悪）などがある。病態失認の患者は、どんなに教えさとしても、その腕が実際に麻痺しているという事実を納得しない。[6] ファインバーグは、脳卒中の後遺症で左半身が麻痺してしまったパツィという名の女性患者と次のようなやりとりをした。

ファインバーグ　それでは、どうしてここに入院しているのですか？
パツィ　体の左側に力が入らないと、ここのみなさんが言うからです。
ファインバーグ　なんですって？
パツィ　左側に力が入らないとみなさんが言うんです。
ファインバーグ　左側に力が入らないと私たちが言う？
パツィ　私はそうは思っていません。

ファインバーグ　そうは思っていないですって？
パツィ　思っていません。
ファインバーグ　どうしてですか？
パツィ　そんなことはないとわかっているからです！

パツィは左腕を上げられないにもかかわらず、上げられると言い張った。やりとりがつづいて、ファインバーグは腕が麻痺していることをなんとか「教え」ようとした。すると彼女は、みだらな動作をしてしまうかもしれないので手を動かすつもりはないと答えた。

二つの症状と右半球との関連

病態失認にも身体失認と同じく、右半球の損傷とそれにともなう左の腕や手や脚の麻痺、あるいはそれらの組みあわせが見られる[7]。片方には（通常、麻痺した）手足の誤認があり、もう片方には、あきらかに存在する手足の障害の否認がある。病態失認は、よくあるというほどではないが多数の症例が報告されており、身体失認のほうはそれよりもかなり少ない。どちらも自己の障害と思われ、ともに右半球の外傷や破壊にともなって生じる。研究者たちは、病態失認と身体失認の関係を突きとめることに大きな関心をもっているが、この二つにおいても、右半球がセルフ・アウェアネスの障害に関係している。

私が和田テストを利用した自己の顔の研究をしていた頃、アトランタの著名な研究者キム・ミダーも、トッド・ファインバーグを含む多数の共同研究者たちとともに、同様の方法を使ってこの障害を検討していた。[8] 和田テストは、先にも述べたとおり、左右の半球をそれぞれ別に麻酔して一時的に不活性化させる方法で、通常は脳手術に先立って重要な脳機能をテストするために用いられる。片方の半球に麻酔をすると、反対側の手足が麻痺する。したがって和田テストを利用すると、病態失認や身体失認の症状を実験的に操作することができる。

ミダーたちが最初にとりくんだ問題は、右半球を麻酔したあとに、これらの障害が出現する頻度だった。彼らは、患者六二名という異例の大規模なサンプルをほぼ半数ずつ二つのグループに分けて、右半球の麻酔下でさまざまな質問をした。たとえば身体失認のテストでは、麻痺した患者の手をもって、「これはだれの手ですか？」といった質問をし、病態失認のテストでは、「どちらかの手に力が入らなくはないですか？」といった質問をした。

すると驚いたことに、右半球が麻酔されているときは、この二つの失認がともに高い率で出現することがわかった。患者の八二パーセントが身体失認の症状を示し、八八パーセントが病態失認の症状を示したのである。そのほかにも興味ある知見が得られた。まず、どちらの症状も示さない患者はわずか三パーセントしかいなかった。また、身体失認は病態失認よりもすみやかに解消した。すなわち、自分の腕が自分のものであることがわからないという状態から醒めるほうが、自分の腕は麻痺していないと思いこんでいる状態から醒めるよりも早かった。研究者たちはここから、身体失認が成立するには、病態失認よりも量的に大きな脳の不活性化を要するという結論を出した。

研究者たちは、この二つの障害の症状がそれぞれ独立に生じうることを発見した。つまり身体失認だけが生じて病態失認は生じないという場合も、その逆の場合もあった。また、腕が麻痺しているのがわかっていることと、非言語的にその腕を特定する（その腕を指さす）能力とのあいだの乖離《かいり》も見られた。これはつまり、全般的なセルフ・アウェアネスに関連する要因以外の要因がこれらの症状を引き起こしていると考えるのはむずかしいということである。たとえば身体失認は、病態失認がなくても生じうる。つまり自分の手の誤認は、その手に脱力や麻痺があるということを患者が知っていても起こりうるのだ。

自分の声の認識

自分の声の認知は、ほかの自己関連の刺激の認知とは違って、あまり研究されていない。先にも述べたが、自己の声の研究を早期におこなったハントリーなどの研究者たちは、自分の声は認識されにくいということを発見した。録音された被験者本人の声は、ほかの自己関連の刺激に比べて、自分のものであると認識されにくかったのである。しかし自分の声に対する被験者の評価は、被験者がその声を自分のものと認識していない場合でも、ほかの声に対する評価とは違っていた。この所見は、自己の顔と同様に自己の声も、自分のものであるとはっきり認識されていなくても、処理のされかたに違いがあるのではないかということを示している。自己の声にはやっかいな点があるが（自分がしゃべっている声と録音した声では聞こえかたが違うので）、それでも非常におもしろい研究がいくつかある。

まず、自分の声を認識する能力は向上が可能らしい。ラウジー・ホルツマンとフィリップ・ホルツマンは一九六七年に、自分の声をたくさん聞けば、それだけ認識しやすくなると予測した。[9] ところが実験では、再生時間の長さは認識の重要な要因ではないという結果が出た。自己の声の長時間サンプル（五秒間）の認識率と、短時間サンプル（一秒間）の認識率に、有意な差はなかったのである。また、再生をいつするかも問題ではなく、三〇分後、一週間後、三カ月後に実施したテストの結果に差はなかった。どの実験条件でも被験者全体の自己の声の認識率はおよそ三八パーセントだった。

しかし長期にわたって自分の声を聞く経験をすると、違いが出てくるらしく、自分の声を聞く機会が週に二回以上あると答えた人たちは、自分の声が自分のものだとわかる率が八三パーセントで、聞く機会があまりない人（三四パーセント）や、まったくない人（二八パーセント）に比べて、はるかに高かった。

ホルツマンたちは、この所見をさらにくわしく検討するために、自分の声を日常的に聞いているラジオのアナウンサー二八名を対象に、二つめの実験をした。また、訓練で自分の声によく注意を払っているが、録音した自分の声はめったに聞かない、神学生二〇名にも同様の実験をした。するとラジオのアナウンサーは全員、神学生は六八パーセントが自分の声を認識した。したがって自己の声の認識には、経験も関係する。

ホルツマンは、これとほぼ同じ頃に、自分の声を呈示されたときの被験者の生理的な反応も調べている。[10] この研究では、脳の反応は調べられていないが、筋の活動をはじめとする生理的反応を記録した結果、自分の声の再生音に対する生理的反応は、自分以外の人の声の再生音に対する反応より有意に大きいことがわかった。もっとも大きな生理的反応が見られたのは、被験者が自分の声を認識していたときだったが、自分の声だと認識していない場合でも、およそ半数の被験者で、自分の声に対してより大きな生理的反応を示す傾向が見られた。

この結果は、ギジェルモ・オリボスという別の研究者が出した同時代の所見によって追認されている。[11] オリボスは、被験者に本人の声を呈示すると生理的反応は大きくなるが、自分の声だと認識していない被験者も、それを上まわるくらい、自分の声に対して大きく反応することを示した。言いかえれば被験者は自己の声に対して、それを「意識的に」認識していたかどうかにかかわらず、ほかの人の声に対するのとは違う生理的反応を示したのである。この所見は、意識にのぼらない自己認知が、ほかとは違う反応を生じさせることを示唆した、一九四〇年のハントリーの研究や、それよりさらに二、三〇年前のヴォルフの研究を追認しているように思える。

また、眠っているあいだに自分の声を聞かせた、おもしろい研究もある。[12] この研究では、一連の実験から、自分の声の再生音を聞かせると、夢のなかで活動的、自主的、自己主張的になりやすいという結果が出た。自分の声を聞かせた被験者の一人は、自分が「市民権運動の団体で活動し」、学校で講演をしてもらうために黒人指導者に会う「段取りをつけようとしている」夢を見た。彼は、呈示刺激として自分以外の人の声が用いられた実験では、上司から「トラブルメーカー」だと思われているのではないかとおそれている夢を見た。彼は夢のなかで、「上司につぶされるのではないかと心配し、首になるかもしれない、自分のキャリアに傷がつくようなことをされるかもしれないと思った」という。

理想的な呈示刺激

近年にも、自己の声を用いて脳の反応を見る研究が、非常に少ないながらおこなわれている。fMRIを用いた私自身の研究では、被験者に本人の声を聞かせているあいだ、右の前頭領域に活動が見られた。これとは別に、中村克樹、杉浦元亮たち日本の研究者グループが、洗練された実験をおこない、自己の声認知に対応する脳活動を理解するうえでもっとも有用な手がかりとなる所見を出している[13]（彼らが実施した自己の顔の研究についてはすでに述べた）。実験は、被験者にいろいろな音声刺激を聞かせているあいだPETで脳活動を計測するという方法でおこなわれた。被験者本人の声を聞かせる、被験者が知っている人の声（友人の声など）を聞かせるという条件設定のほかに、文章を［未知の人の声で］聞かせて母音からはじまるかどうかを判断してもらうという設定もあった。

既知の声を聞かせる条件では、両半球のいくつかの領域に活性化が見られた。おもな活性化領域は左の前頭極（左前頭葉の先端部分）と右の側頭極だった。自己の条件（自分の声を聞いているときの脳活動）を、母音を聞きとる条件のときと比較すると、主要な活性化領域は右半球内にあり、なかでも右前頭葉がもっとも活動性が高かった。また、それよりも規模は小さいが、左前頭葉にも活性化が見られた。しかし既知の声の要素を除外して、自己の要素だけを残すと、関与する領域は右の前頭皮質を含む右半球だけにかぎられていた。

中村たちの所見は、自分の声を聞いているときに、自分の顔を見ているときと同じ領域が活性化されるということを示しており、きわめて印象深い。しかもその「同じ」領域は、私たちが自己の顔および自己の声の認知を調べたときに見いだした領域でもある。

人は録音した自分の声を聞きなれていないので、自己の声は自己認知の研究に用いるのに理想的ではないかもしれないという指摘はすでにした。しかしこのやっかいさを別の角度からとらえることもできそうだ。もし録音再生した自分の声が本当に聞きなれない声であるなら、それは理想的な呈示刺激かもしれないという見方である。自己の顔を呈示刺激に用いる際の問題点の一つは、先にも述べたとおり、人は自分の顔を見なれすぎているという点である。マーク・ウィーラーが指摘しているように、私たちは自分の顔を見ていても、自分のことを考えているとはかぎらない。つまり、自分の顔を見たときに活動する脳領域は、親近性のある呈示刺激ならどんなものに対しても活動するのかもしれないという可能性がある。そこで、過度な親近性のない自己関連の刺激を利用すれば、結果の解釈から親近性を除外することができる。右にあげた所見は、自己の顔と自己の声に対して同じ領域が活性化されることを示しているので、自己認知に対する右半球の関与が親近性によって引き起こされていると考えることはほぼ不可能だろう。

名前に対する反応

独立系映画の『リストラ・マン』（*Office Space*）は、現代の会社勤めにまつわるあれこれをユーモラスに描いた作品だが、この映画に出てくるマイケル・ボルトンは、不運にも、あやしげなミュージシャンと同姓同名だった。通称を「マイケル」ではなく「マイク」にすればいいのにと人から言われた彼は、有名なほうの「マイケル・ボルトン」こそ名前を変えるべきだ、おかしな音楽をつくっているのはあっちなのだからと答える。この話には、私たちがみな自分の名前に対してもっている愛着がよくあらわれている。人が大勢いる騒がしい部屋のなかでも、自分の名前ははっきり聞こえる。心理学で「カクテルパーティ効果」と呼ばれている現象である。

自分の名前に対する反応を調べるには、名前を目で見る、耳で聞くという二つの方法がある。一九九五年に、自分の名前を聞いたときの脳の状態をERPで調べる研究がおこなわれた。(14) この研究者たちは「何が起こるか」に注目し、「どこ」にはあまり関心をもっていなかったが、それでも自分の名前を聞くと被験者の脳の活動性が上がることがあきらかになった。その後、自分の名前を聞いたときの影響を覚醒時と睡眠時で調べる実験がおこなわれ、脳は覚醒時でも睡眠時でも、自分の名前に対して、ほかの名前に対するのとは違う反応を示すということがわかった。(15) この実験では、左半球と右半球とを全面的に比較する分析はおこなわれなかったが、睡眠時には、とくに後方の領域において左半球のほうが右半球よりも活動性が高かった。

このようなデータは、自分の名前の影響を調べた別の研究で、さらにくわしく検討されている。(16) この研究では、被験者は仮の名前をあたえられ、実験中ずっとそれが自分の名前だというふりをするように指示された。被験者は、あたえられた仮名が文のなかに出てくると「はい」と回答し、そのほかの名前が出てくると、自分の本名を含めて「いいえ」と回答することになっていた。ERPで測定したところ、本名に対して反応したときと、そのほかの違う名前に反応したときとでは、前頭領域の活動性に有意な差が見られた。被験者が仮名を名乗っているつもりでいても、本当の名前は前頭皮質を活性化させるらしい。しかしこの研究では、左右の違いは調べられていない。

これとは別に、自分の名前とそのほかのいろいろな自己関連の刺激とを組みあわせる、もう少し複雑な設定の研究もおこなわれている。[17] この実験では、被験者に自分についての情報を提供してもらい、それらの自己言及の一部を、「強い指標」（名前、髪の色、職業など）と「弱い指標」（好きなスポーツ、通常とっている交通手段、就寝時刻など）に分類した。実験者は、各被験者に関する強い指標と弱い指標を記録したうえで、その情報を変えて一部をまちがった記述にした。そして各被験者に、ＥＲＰで脳活動を計測しながら、強い指標と弱い指標の正しい記述とまちがった記述を呈示した。その結果、強い指標、弱い指標とも、正しい記述とまちがった記述のあいだに大きな活動性の差異が見られた。また、さらに重要なことに、自己言及的な記述を見たときに生じる活動性は、文のタイプにかかわらず、右半球のほうが左半球よりも大きく、前頭領域においてはとくにそうだった。

以上の研究結果を見ると、もっとも洗練された研究では、自分の名前や自己関連の記述に右半球が関係している可能性が示されているが、左右の差異が調べられていないケースもあるなど、データは決定的ではない。それでも自己の声認知の研究結果とあわせると、一貫性のある傾向が見えてきそうである。右半球は、高次機能の処理において「劣位」とみなせるどころか、そうした課題におおいに関与しているように見えるのだ。

記憶の研究は複雑でむずかしい分野である。ほとんどの読者は長期記憶、短期記憶といった区別のしかたをご存知だと思うが、記憶にはそのほかにもたくさんの種類があり、重なりあっている部分もある。中立的な記憶とトラウマ記憶、真の記憶と偽の記憶もあるし、未来記憶（展望的記憶）、過去記憶というものまである。したがって記憶の文献は膨大だが、ここでは私たちの目的にそって、自己の記憶と非自己の記憶に焦点をしぼる。そうすることによって、自己の記憶（たとえば高校の卒業記念パーティについての記憶）と非自己の記憶（「私には夢がある」はだれの言葉か、といった記憶）は、別々の脳領域を使っているのではないか、あるいは別々の脳領域によって制御されているのではないかという可能性を探ることができる。自己の記憶については「自伝的記憶」という用語が使えそうなので、非自己の記憶には「伝記的記憶」というラベルをつけるのが適切かもしれない。

歴史的に見ると、このような基本的区別には、意味記憶、エピソード記憶というラベルがつけられてきた。意味記憶は特定の事実ないしは個別的な情報断片の回想であり、エピソード記憶には、その特定の記憶を獲得したときの事象あるいは状況の再体験がともなう。エピソード記憶とは、たとえば初めて車の運転を習ったときの思い出のように、教えてくれた人のこと、運転した車のこと、道路を運転する楽しさ、同乗者が叫び声をあげたことなど、そのときの体験（実際には再体験）を思い出せる記憶である。このタイプの記憶は、体験の「記録」ないしはエピソードを再生し、自分自身をそのときに戻して思い出すことができる。目を閉じて高校の卒業式を再体験してみなさいと学生に言うと、多くの学生は、その日の天気や、総代の答辞、卒業式に臨んだ自分の気持などを思い出せる。これに対して意味記憶は、事象の再体験を必要としない。意味記憶を思い出すのに、それを学んだときに自分を戻す必要はないし、しようとしてもできない。たとえば、ビートルズのドラマーはだれだったかと訊かれたら、あなたはたぶん正しい答(リンゴ・スター)を思い出せるだろうが、自分がいつどこでその情報を知ったのかは思い出せないだろう。実際、意味記憶の多くは、このように、いつ学んだかは思い出せないが「ただ知っている」というものごとの記憶である。

ここでの目的のためには、(読者のみなさんはすでに察しておられるかもしれないが)エピソード記憶がつねにセルフ・アウェアネスを必要とするわけではないということと、意味記憶のなかにもセルフ・アウェアネスを必要とするものがあるということを指摘しておかなくてはならない。たとえば単語のリストを勉強して思い出せるようになるのには、エピソード記憶が関係しているかもしれない。たいていの場合は、こうした細かい区別はあまり重要ではない。しかし自己を理解するという観点から見ると、自己の記憶と非自己の記憶の区別は重要である。

一部の研究者が提唱している、HERA(Hemispheric Encoding/Retrieval Asymmetry 符号化/検索の半球非対称性)モデルという概念では、エピソード記憶は左半球に符号化(記銘)され、右半球の活動性を通して検索(想起)されるという図式が提起されている。言いかえれば、記憶を「形成する」、あるいは記憶を貯蔵するときは、左半球のほうが右半球よりも大きく関与し、逆にすでに貯蔵された記憶を想起するには右半球の活動性をより多く必要とするという仮説である。しかしこのモデルにしたがって、自伝的記憶の貯蔵には左半球が、自伝的記憶の想起には右半球が必要だと言うのは、正確さに欠けるし、エピソード記憶はセルフ・アウェアネスとまったく同じものではないという点も強調しておきたい。

自伝的記憶と右半球の関係

何年か前に、有名な脳画像研究者のゲレオン・フィンクを筆頭とするグループが、伝記的記憶（非自伝的記憶）と自伝的記憶にはそれぞれ別の脳領域が関与しているのではないかというアイディアを検証するための研究を実施した。(18) 彼らは、自伝的記憶には、エピソード記憶に関与する領域とも違う、別の領域が関与しているのではないかという仮説を立てた。エピソード記憶のテストでは、被験者に前もって新しい情報を教え、その情報を思い出してもらいながら脳活動を計測するという方法がよくとられる。このタイプのテストも、「学習が成立したときに自分を戻すこと」をともなうかもしれないが、フィンクたちは、実際の個人的な出来事の再体験を調べることにした。したがってこれは、ほかのエピソード記憶の研究とは違って、セルフ・アウェアネスに直接関係する研究だった。

フィンクはシンプルだが気の利いた設定のテストを考案した。まず、実際に脳活動を計測する数週間前に、被験者全員の過去に関する情報を、青少年時代の情報を含めて集めた。そしてその情報をもとに、実験中に被験者に聞かせる一連の文章をつくった。たとえば、「あなたは一五歳のときに遠泳に参加して一〇マイルを泳ぎきりました」というような、各被験者の過去の情報（自伝的情報）から構成した文章である。そして各被験者に、自分自身の過去についての文章と、ほかの被験者（知らない人）の過去についての文章を聞かせたときの脳活動を、それぞれPETで計測した

［ほかの被験者についての文章は、計測の一時間前にあらかじめ呈示した］。そうすることによって各被験者それぞれに、自伝的記憶と非自伝的記憶の両方を呈示することができるという設定だった。

自伝的記憶を呈示した場合を非自伝的記憶を呈示した場合と比較すると、右半球全体にわたって有意な活動性が見られた。活動は広範囲に見られたが、おもな活性化領域は側頭葉にあった。記憶の再生に側頭葉がきわめて重要であることは以前から知られていたが、この研究では、右の側頭葉が個人の自伝的記憶に対応していることが実証的に示された。フィンクたちはこれらのデータが、それまでにおこなわれた同様のエピソード記憶の研究結果と類似しているが、まったく同じではないことを指摘している。それらの研究で示されているのは、エピソード記憶の想起中には右半球に活性化が見られ、事実に関する意味記憶の想起中には左半球に活性化が見られるということだが、フィンクたちがこの研究で示したのは、自伝的記憶の想起に右半球が関与しているということだった。

フィンクたちのデータは追試で再現されているが、自伝的記憶と右半球に関係があることを、すべての研究者が認めているわけではない。イギリスの研究者エレノア・マグワイアは、自伝的記憶の想起には（左右の）内側前頭前野と左の海馬《かいば》のほうが重要であると論じている(19)。マグワイアは脳機能画像を用いて、自伝的記憶に左の側頭領域が関与していることを示したが、そのほかの領域も関係していた。脳をモビール彫刻ととらえるモデルに立ち戻るなら、自伝的記憶の想起のような複雑なプロセスに、諸領域のネットワークが関与していることは当然考えられる。自伝的記憶と非自伝的記憶との差異に焦点をしぼることさえむずかしい。側頭葉や海馬は記憶に大きく関与しており、前頭葉も同様である。これらの領域を含めて、今後さらに多くの領域が記憶の記銘、貯蔵、想起に重要であることがわかってくるだろう。私は自己に関する研究をひととおり調べたが、セルフ・アウェアネスに左半球がまったく関与していないという、全か無かの現象は見られなかった。研究者たちが見いだしてきたのは、そのような現象ではなく、右半球の優位性なのである。

自己を探して

自己関連の処理に関する脳画像研究のなかでもっとも興味深い論文の一つには、「自己を探して」というぴったりのタイトルがついている。[20] これは、ファーガス・クレイクをはじめとするトロントの研究者たちが、自己帰属の記銘に関係する領域を調べた研究である。「記銘」とは、劇のセリフを練習するときや、試験にそなえて教材を復習するときのように、対象を記憶の貯蔵庫に入れるプロセスを指す。この研究は、結果にいくぶんあいまいなところがあるが、自己関連のプロセスに対応する脳活動をPETで突きとめようとする初めての試みの一つだった。

この研究では、被験者がいろいろな条件下で一連の単語（形容詞）について判断をしているときの脳活動をPETで計測した。「自己」の条件では、ある形容詞がどれくらい自分にあてはまるかを被験者に判断してもらった。たとえば「しあわせな」という言葉が表示されると、被験者はそれがどれくらい自分自身にあてはまるかを判断する。「他者」の条件では、表示された形容詞がカナダの首相にどれくらいあてはまるかを判断してもらった。「音節」の条件では、それぞれの単語について、音節の数を答えてもらい、「一般」の条件では、その形容詞があらわす特性が社会的に望ましいかどうかを判断してもらった。判断の結果は、各判断の程度を表示したボタンを押して回答してもらった。

条件が「自己」のとき（自己について形容詞を判断しているとき）と、「他者」のとき（首相について形容詞を判断しているとき）では、ＰＥＴで計測した脳活動の結果がかなり違うだろうと、読者のみなさんは思われたかもしれない。しかし実際は、この二つの比較では、差異は見られなかった。「自己」を「一般」（社会的な望ましさを判断しているとき）と比較すると、右の前頭前野の近くに位置する右の帯状回領域に活動が見られた。「自己」を「音節」（形容詞に音節がいくつあるかを考えているとき）と比較すると、左の前頭領域に活動が見られた。つまり「自己」の条件を三つの対照条件（他者、一般、音節）と比較した結果はそれぞれ、活性化領域なし、右帯状回に活動あり、左前頭部に活動ありだった。つづいて「自己」の条件を、三つの対照条件をあわせたものと比較したところ、右側および内側の前頭前野に活性化領域が見られた。したがって自己についての判断をしているときを、そのほかのすべての判断と比較すると、主として右の前頭前皮質が活動していたことになる。

この所見からどんなことが考えられるだろうか？　ほとんどの研究者は、このデータを、右の前頭皮質および帯状回が自己の処理に重要であることを示すものととらえている。しかしこの解釈にはあきらかにあいまいさがある。たしかにこの研究でおこなわれた四つの分析のうち二つは右前方部の活動性を示している。しかし四つのうちの一つは左脳の活動性を示し、もう一つには活動性が見られない。私はつねづね学生に、対照条件が実験条件（この場合は「自己」の条件）と同等の重要性をもつ場合があるという話をするが、これもそうしたケースの一つだと思う。したがって、これらのデータを見るときには、「自己」の条件は、何との比較において、ある脳領域を活動させているのかを考えたほうがよさそうだ。首相という条件との比較では、活動性は見られなかった。対照条件をすべてあわせたものとの比較では、右側および内側の前頭皮質に活動性が見られた。

この研究の興味深い点の一つは、「ほかの人」を使っていることだ。私がアメリカでおこなった研究にビル・クリントンを使ったように、カナダの研究者たちはブライアン・マルローニー首相を使った。前述のように私たちのｆＭＲＩ実験では、ビル・クリントンの顔写真の下に四つの言葉（記述語）を入れたものを使ったが、これにはいくつかの理由があった。まず被験者が退屈するのを防止するには、じっくり考えるためのセンテンスが少なくとも四つ必要だったからだが、もう一つ、記述語のなかに考えがいのあるものが含まれるようにするためという理由もあった。おかげで被験者は、スキャニング中にクリントンの属性について考えることができた（四つ用意したのは、むずかしすぎる場合に備えてのことだった）。クレイクの研究では、被験者は首相についての質問に次つぎと答えなくてはならなかった。被験者はたぶん首相に会ったことがないだろうから、これはむずかしい課題だと思う。たとえば、一面識もない人が「自発的」かどうか見当をつけるのは、不可能に近い。したがって、「自己」と「他者」との比較で活動が見られなかったのはきわめて興味深い。私たちはクレイクの実験の一部を、首相の代わりに被験者の親友のイメージを使って、実施してみた。つまり面識のない人が「つまらない人」であるかどうかを判断してもらうのではなく、親しい人についてそれを判断してもらった。いまの段階では、このような条件で実施した結果は、右の前頭前皮質が自己の処理に関与していることを示している。

脳の活動性というものをどのように認識するかという問題も、考えてみたほうがよさそうだ。PETやfMRIのカラー画像を見ると、たいていの人は、活発に見える領域が実際に活動していると考える。赤く光った脳画像を示した専門誌の論文を見ると、そのデータが解釈のしかたでいろいろに読めるとは思わない。しかしクレイクの研究の場合は、かならずしもそうではなく、データの検討のしかたによって解釈が左右される。したがって私は、どの領域が自己の記憶に関与しているかを解明するには、さらに脳画像研究を重ねなくてはならないと確信している。よい神経科学者であるための重要な教義は、何度も強調してきたように、つねに利用可能なツールをすべて利用する必要があるということである。ある方法やデータからあいまいな答が出たら、そのときはたぶん、ほかの方法に目をむけるべきなのだ。

自伝的記憶の喪失

選択的な記憶障害をもつ患者の症例研究を通して、自伝的記憶と脳の関係を直接的に調べた研究もいくつかある。具体的に言えば、自伝的記憶ないしは自己認識的記憶（autonoetic memory）と、意味記憶ないしは認識的記憶（noetic memory）との乖離が見られる患者の研究である。ハンス・マルコヴィッチとブライアン・レヴィンという二人のすぐれた研究者が、脳外傷後に起こった個人的、エピソード的、自伝的記憶の選択的喪失（あるいは選択的保持）について、かなりくわしく記述している。右半球の損傷が選択的記憶喪失とどのように関係しているかを見てみよう。

ハンス・マルコヴィッチは、セルフ・アウェアネスや自己にもとづく記憶を調べている研究者のなかでも、もっとも洞察力にすぐれた一人で、非常に愉快な男でもあるが、これはセルフ・アウェアネスの一つの徴候かもしれない（ユーモアとセルフ・アウェアネスの関係については、第8章でとりあげる）。マルコヴィッチたちはある研究で、落馬して記憶喪失になった患者を調べた。[21] その患者が失ったのは昔の個人的な出来事の記憶で、意味記憶や知識タイプの記憶はほとんどそこなわれなかった。つまり、貯蔵された記憶の想起が困難あるいは不能になる、逆向健忘と呼ばれる症状がおもだった。これに対して前向健忘は、新しい記憶の形成や貯蔵が困難あるいは不能になる。逆向健忘の患者は知っていることを思い出せず、前向健忘の患者は新しい記憶の形成ができない（読者のなかに、昼のテレビドラマの脚本を書いている方がいらっしゃったら、この二つの健忘はそれぞれまったく違う筋書きに使えるので、区別をメモしておかれるといいと思う）。マルコヴィッチが研究した患者は逆向健忘で、おもに自伝的記憶、すなわち個人にかかわる出来事の記憶が影響を受けていた。

ＭＲＩ検査で見ると、側頭葉に両側性の損傷があったが、損傷の程度は右側のほうが左側よりも大きかった。また、前頭前野は右側だけに損傷があり、左半球のその部位はそこなわれていなかった。この症例は、直接的に右半球を示唆しているわけではないが、右前頭前野の構成要素が両側の側頭葉とともに、自伝的記憶の想起に重要である可能性を示している。マルコヴィッチはこのような検査結果が典型的であることをあきらかにした。たとえば個人的記憶を選択的に喪失した別の患者でも、ＭＲＩでは構造的な損傷は認められなかったが、右の前頭葉と側頭葉に機能的な障害が見

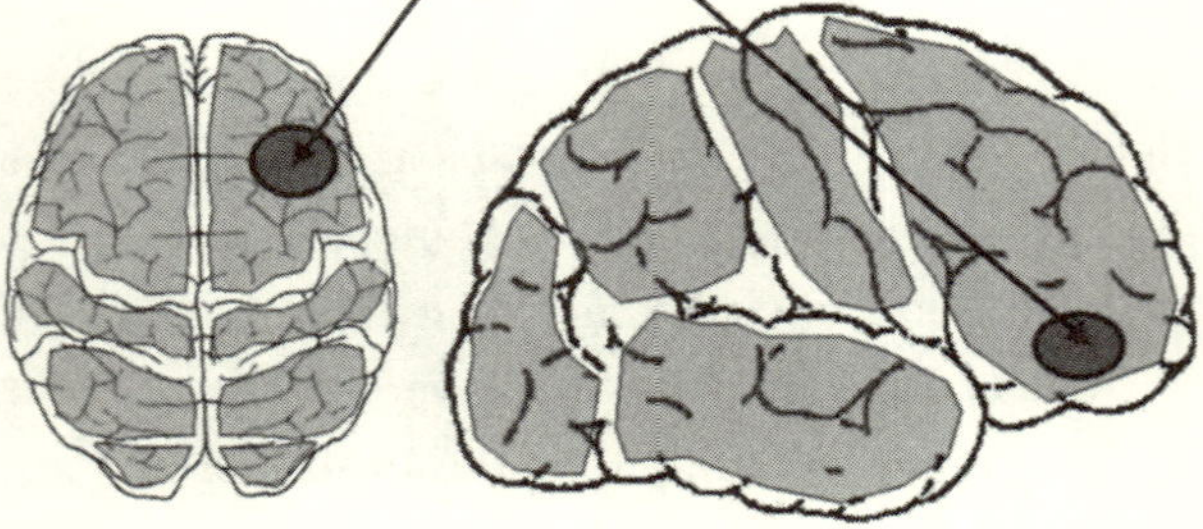

図 7–1　患者M・Lは、右の前頭前野の損傷が選択的な自伝的記憶の喪失につながった。図は損傷された領域をおおまかに示している（ジュリアン・キーナン）。

られた[22]。この患者が個人的記憶の想起を試みたときに見られた脳活動の低下は、これらの右半球領域が関与している可能性を示していた。マルコヴィッチはこのほかにも、右前頭前野と右側頭葉が自伝的記憶の想起にきわめて重要であることを示す症例をいくつか報告しており、これらの領域が損傷されると自伝的記憶がそこなわれると考えている。

右半球損傷は何をもたらしたか

トロントのブライアン・レヴィンも、自伝的記憶の専門家で、脳外傷後に起こった自伝的記憶の選択的喪失について、徹底した手法を用いて詳細に報告している。なかでもある患者についての報告は、自伝的記憶の選択的喪失に関するものとしては、いまのところもっとも正確な情報と言える[23]。

レヴィンはM・Lという患者について広範

囲な研究をした。M・Lは三三歳のとき脳に外傷を受けた。当時はハイテク企業の営業マンで、妻と娘があり、妻のおなかに息子がいた。彼はスポーツマンで（トライアスロンをしていた）、身体機能も高いようだった。車にひかれて脳に外傷を受けたあと数日間、昏睡状態がつづき、およそ一カ月間は、ほぼすべての出来事について記憶障害があった（全健忘に近い状態だった）。MRIで見ると、損傷は多数の領域にわたっていたが、損傷の主領域は右の前頭前野だった（図7―1）。具体的に言うと、その損傷は右前頭前野の腹側寄りの領域に位置しており、ニューロンが位置する皮質（灰白質）だけでなく、白質にもおよんでいた。この損傷のために、ほかの脳領域との交信がそこなわれてしまったものと思われた。

M・Lが受傷後何年かたって受けた知能検査の結果は、視空間の問題はあったものの、認知能力はほとんどの分野で平均あるいは平均以上の成績だった。これは順調な回復と言えるだろう。しかしM・Lは、たいていの人が簡単に思い出せる、あるいは再体験できるような、過去の出来事が思い出せなかった。レヴィンたちは、M・Lの自己認識的な能力に特異的な障害があることに気づいた。ほかの能力はあまりそこなわれていないのに、脳の損傷によって、過去の出来事を再体験する能力だけが特異的にそこなわれていたのである。M・Lは、意味的な情報ないしは事実に関する情報は思い出せたが、自伝的記憶を想起することができなかった。検査中に本人が語った話にそれがあらわれている。「むずかしいのは妻のことです。私は以前と同じ人間ではありません。なぜ妻と結婚したのかわからないのです。しあわせに暮らしていたはずだと自分に言い聞かせました。みんなもそう言っていますし」。

マルコヴィッチの考えから予測されるとおり、右半球損傷と個人的な記憶を思い出す能力とのあいだに関係が見られたのである。M・Lには、セルフ・アウェアネスに関連する検査の一つとして、リメンバー・ノウ（Remember/Know）テストと呼ばれる検査を実施した。標準的なタイプのリメンバー・ノウ・テストでは、ある特定の情報について、それを知っている（know）のか、それとも憶えている（remember）のかを被験者に答えてもらう。この場合の「知っている」は、その情報を単に知っているとしか言えないという意味で、「憶えている」は、その情報を知った時と場所を思い出せるという意味である。たとえばだれかに、オールバニーはニューヨーク州の州都だということをいつ知ったのかと聞いてみると、たいていの人は、「さあ、わかりませんね。ただ知っているだけです」と答えるだろう。しかし、「クイズ番組を見て知りました」というように、それを知った文脈（時や場所や状況）を思い出せる場合もある。したがってこのテストで言う「憶えている」とは、その情報を知った時に自分を置きなおすことができるという意味である。M・Lは、当然と言えば当然だが、リメンバー・ノウ・テストの課題がうまくできなかった。特定の情報を知ってはいるが、いつどのようにしてそれを知ったかを思い出すことができなかったのである。

M・Lの症例は、自己認識的／自己参照的な意識（あるいはセルフ・アウェアネス）と右前頭領域との関係性を示している。右前頭部の受傷につづいて、自伝的記憶の想起が選択的に失われた。注目してほしいのは、すべての記憶がそこなわれたわけではないことだ。M・Lは、過去に学習した事柄や概念を思い出すことはできたが、個人的な出来事を再体験することができなかった。しかもそれは抽象的な現象ではなかった。たとえば本人の言葉にもあるように、彼は自分が妻と結婚した理由を思い出すことができなかったのである。

自分を未来に置く力

研究者たちがM・Lの症例をこれほど徹底的に調べた理由の一つは、自伝的記憶の喪失と、自己を構成するそのほかの要素との関係の解明を深めるためだった。具体的に言うと、レヴィンたちは、M・Lに見られる自己認識的／自己参照的な分野の障害は、自己制御の障害と関係しているのではないか、すなわち内的な目標と内的な抑制に関連して生じる行動の制御と関係しているのではないかと感じていた。自己制御障害のある患者は、目標やプラニングという観点から適切な行動を企図したり実行したりすることができない。レヴィンたちは、この二つの障害に類似性があるのではないかと考えたのである。

すでに見たように、セルフ・アウェアネスには、自分自身を未来に置けるという属性がある。一例をあげると、私の同僚は近頃、給料のいいポストにつくために面接を受けることになり、その準備として、面接がどんなふうにおこなわれるかを予想する必要が出てきた。彼は自分が、上司になる予定の相手と昼食をとりながら面談している場面や、自分の研究について質問に答えている場面、学生たちとざっくばらんに話している場面を予想し、何もしないよりはずっとよく面接に備えることができた。このようにセルフ・アウェアネスには、目標の達成に役立つという利点がありそうである。わたしはこの能力を「認知的ゴルディロックス」と呼んでいる［ゴルディロックスは、童話『さんびきのくま』に出てくる女の子の名前］。セルフ・アウェアネスのある人は、ゴルディロックスのように実際に三つのベッドをそれぞれ試したり、三つのうつわに入ったおかゆを食べてみたりしなくても、頭のなかでそれぞれの出来事に自分をあてはめ、行動を起こす前にプランを立てることができる。セルフ・アウェアネスをもたない動物でもある程度まではできるが、私たち人間は日々、複雑な認知プロセスをたどってこれを実行している。

一例をあげると、私はこのあいだ夕食を買って帰ることになっていたのに、買うのを忘れてしまった。妻のアイリーンががっかりするのはわかっていたので、目標（妻を満足させる）を達成するために、最良の解決策を考え出さなくてはならなかった。私は階段をのぼりながら、認知的ゴルディロックスを実行し、選択肢を検討した。自分を未来にあてはめて妻との会話を想像し、弁解の言葉をいくつか試してみた。「あのレストランが火事で丸焼けになっちゃって」「今日が水曜だと思わなかったんだよ、火曜だと思いこんでてさ」「きみはダイエット中じゃなかったっけ」「ごめん、忘れちゃった」。驚いたことに、この心的活動はすべて、階段を踊り場まであがるあいだに起こった。私はほんの数秒のうちに、数種類の状況のなかに自分を置いたのである。もちろん、それには心の理論が働いていた。だから私は全力をあげて、まずい言い訳に対する妻の反応を予測することができた。自己制御障害のある患者は、この能力が欠けているらしい。

その問題がとりわけはっきりするのは、就職の面接を受けた私の同僚の場合のような、定まったかたちのない状況においてだろう。同僚はそのポストを切望していたが、面接がどんな展開になるかは知りようがなかった。そこで彼は、セルフ・アウェアネスを備えた生きものとして、いくつかの状況に自分をあてはめ、起こりそうな事態に備えることができた。彼は自分の考えをモデル化することができるから、面接者が訊くかもしれないさまざまな質問に対して、可能な答を何とおりか試してみることができるのだ。私たちは、鏡に映った自分を認識できるのと同じように、この能力が備わっているのをあたりまえのように思っているが、ブライアン・レヴィンによれば、自己制御障害のある患者はこのような能力がそこなわれているらしい。

自己制御障害との連動

M・Lは定まった状況、たとえば日課のようなものについてなら、適切な判断ができた。しかし研究室での検査においても、実生活でも、新奇な状況や新しい目標指向の行動を理解しなくてはならない状況になると、適切なプランを立てる能力が低下した。たとえば賭けをともなう課題で、M・Lは、一組のカードは勝つのに役立つ「いいカード」、もう一組は「悪いカード」だと教えられた。通常の被験者ならすぐに、どちらからカードを引くべきかを学ぶが、M・Lはそうではなかった。また別の課題では、一定の時間内にできるだけ多くの質問に回答するように指示された。普通の被験者なら、そのように指示されれば複雑な質問はとばして単純な質問だけに答えるが、M・Lは複雑な質問に多くの時間をついやした。

レヴィンは、自伝的記憶の障害も、自分を未来に置く能力の欠如に関連しているのではないかと指摘している。自己認識的な意識は、自分自身を未来に置くことにも、過去に置くことにもかかわっている。レヴィンによれば、右前頭皮質の一定の領域が損傷されると、それらがともにそこなわれる。

最後にあげておきたいのは、自己制御障害のある患者はある種の反応を抑制できないらしいとレヴィンが考えているという点だ。私たちは通常、自分の反応や行動を抑制できるし、教えられた規準にしたがうこともたいていはできる。ところが自己制御に障害のある患者は、これと同様の抑制のメカニズムをもっていないらしい——何を抑制すべきなのかがわからないらしいのだ。この考えはあとでまたとりあげるが、セルフ・アウェアネスの一部は、自分の利益にならないかもしれない一定のことがらをしないことにかかわっているという点だけはここで指摘しておきたい。

レヴィンの所見の重要性をまとめると次のようになる。レヴィンは主として右前頭前野に損傷のある患者を調べた。損傷につづいていくつかの症状が認められた。まず自伝的記憶の喪失が見られたが、意味記憶はそこなわれなかった。次に、患者は自己制御行動に困難があるらしく、定まりのない状況において目標指向の行動をうまく遂行することができなかった。そしてそれには、抑制の欠如が関係している可能性がある。

レヴィンの考えは、セルフ・アウェアネスや心の理論の研究にとって非常に重要である。彼は、自己については右前頭前野が主要な役割をはたしていると予測している。とくに、自己記憶にアクセスできないと、自分を未来に置くことができなくなるなど、自己関連の問題が引き起こされる。レヴィンのチームは、実際の研究と理論を組みあわせて、自伝的記憶の喪失を引き起こす右前頭部損傷が、そのほかの自己関連の問題も引き起こすということを確証したのである。

左半球損傷の場合はどうか

右半球が自己関連の自伝的記憶に関与しているのであれば、右半球に損傷のある患者を調べると、記憶の喪失と自己の喪失が観察されるかもしれない。しかし自己関連の記憶の座を突きとめるには、反対に、左半球に損傷のある患者で自伝的記憶の喪失がないかどうかを調べるという方法もある。実際、左半球損傷の患者で、自伝的記憶／非自伝的記憶という観点から記憶喪失を調べた症例がいくつか報告されている。

そのうちの一つは、ヘルペス脳炎のために左の下側頭葉を含む左半球が損傷され、驚くべき記憶喪失の乖離をきたした、四四歳の高校教師の症例である。彼女は病後も自伝的記憶を保ち、文法や統語の使用に関連する記憶も維持していた。つまり言葉を適切に使うことができ、個人的な出来事を思い出すこともできた。しかし意味記憶ないしは知識にもとづく記憶は大きくそこなわれ、モーツァルト、ダンテ、ヒトラーといった有名な名前の重要さを思い出すことができなかった。また、単純な知識にもとづく情報、たとえばスパゲティの調理法なども思い出せなかった。もう一つの症例は左の頭頂領域が損傷された一八歳の女性である[24]。彼女も記憶喪失の乖離が見られ、自伝的記憶はそこなわれなかったが、知識にもとづく記憶は失われた。たとえば、自分が体験した地震について、地震のあいだ自分が何をしていたかは細部まで正確に思い出すことができたが、日付や震源地など、メディアから得た情報はいっさい思い出せなかった。

もっと新しいところではハンス・マルコヴィッチが、ブランコから落ちて左半球に損傷をきたした六四歳の男性について報告している[25]。検査の結果、損傷されたのはおもに左の前頭領域であるとわかったが、影響は左半球のそのほかの領域にもおよんでいるようだった。この症例も自伝的記憶はそこなわれず、影響が出たのは知識にもとづく記憶の領分だった。マルコヴィッチは、先にあげた症例と同様に、左半球に損傷があっても、右の前頭葉と側頭葉が無傷であることが、自伝的記憶の保持には決定的に重要であるとの結論を出している。もちろんここでも、すべての研究において、自伝的記憶に右半球ないしは右の前頭領域が重要だということが示されているわけではないという点に留意する必要があるが、以上の研究は、ある程度までこの仮説を支持している。

前頭葉症候群

外見はどうということのない私たちの額の内側には、前頭皮質と呼ばれるすばらしい認知マシンがある。高等霊長類は、この脳領域が非常に大きく、高度に進化している。前頭葉が自己感にとってきわめて重要だと推測した研究者は、私が研究をはじめるずっと前からたくさんいた。彼らはおもに症例研究にもとづいて、セルフ・アウェアネスの座を「発見」するつもりなら前頭領域を調べるべきだと示唆した。前頭葉損傷が自己に劇的な変化を引き起こすことは、先にとりあげたフィネアス・ゲージの症例を思い起こしてもわかる。彼は、鉄棒が前頭皮質を貫通して以来、人格ががらりと変わってしまったため、「もはやゲージではない」と言われた。情動や態度や行動があまりにも変わってしまったので、別人になってしまったように見えたのである。

前頭葉の損傷は、さまざまな認知の変化を引き起こす。カナダのロットマン研究所のドナルド・スタスがまとめた、前頭葉損傷後に変化をきたす機能のリストは興味深い。そのような変化の多くは、それ自体が興味をそそられるものだが、セルフ・アウェアネスの研究にとってもとりわけ意味

が深い。以下にその一部をあげる。(26)

気分の変化（高揚あるいは抑うつ）。社会的な礼儀に対する関心の低下。無感動、無関心。抑うつ。自動性。失禁。不穏状態。活気。多幸感。病的諧謔《かいぎゃく》（不適切な冗談）。自発性の低下（主導性の顕著な低下、思考および情動制御の障害）。判断力の欠如。信頼性ないしは先見性の減退。ふざけた態度。子どもじみた行動。脱抑制。不安。社会的引きこもり。怒りっぽい。共感の低下。ものぐさ。向上心の欠如。人の意見に対する無関心。判断力が低い。低い成果で満足する。外向性。自制の欠如。落ち着きがない。目的意識がない。関心や意欲の低下。思考力が低い。自分に対する関心の低下。感情が希薄。外向きの行動や社会的感覚の減退。無気力。衝動的。注意散漫。自己中心的。(27)

スタスがこれらの変化について見いだした、興味ある点の一つは、前頭葉症候群のなかに「正反対」の症状があることだった。前頭葉が損傷されると、「感情の平板化」ないしは抑うつにおちいる患者もいるが、逆に衝動性が高くなって躁病のような症状が出る患者もいる。

一人の人間がこれらの症状をすべてもちあわせることはほとんどありえない。こうした症状は、ほかの領域の損傷にともなってあらわれることもあり、それはおそらくその領域が前頭葉と連絡しているためと思われるが、その一方で、前頭領域に損傷があってもこうした症状がまったく見られない患者もいる。それに、ニューメキシコ州のダイナミックな文化がカナダのノヴァスコシア州の伝統とはまるで違うのと同じように、前頭葉のなかにもいろいろな領域があるので、前頭葉は、北米大陸が統一体ではないのと同程度に、統一体ではない。前頭葉内の領域は短期記憶の処理と関係づけられているが、側頭皮質、海馬、扁桃体などの領域とも結びつきがある。前頭葉には、言語の生成に重要なブローカ野もある。そして前頭葉は、運動の生成や身体の動きとも結びついている。したがって、どれかの領域と所与の機能や行動とのあいだに、一対一の関係を想定しないことが重要である。前頭葉は脳という複雑なモビールの一部を構成し、システム全体のバランスや機能に寄与しているのだ。

しかしながら、研究者はかなり以前から前頭葉のセルフ・アウェアネスに注目してきた。スタスがあげた右の特徴を見ると、自己への関心の低下、社会的引きこもり、共感の低下などのように、セルフ・アウェアネスや心的状態の帰属に関係していると思われるものが多い。スタスは論文のなかで、そのような症例について書いている。[28] それによると、一八六九年に、前頭葉に損傷のある患者たちは、自分の障害が深刻なものであることはおぼろげにわかっているものの、ことの重大さを本当には理解していないと研究者たちが書きとめているという。この自己に対する関心の欠如は、それから現在までの一世紀半に何度もくり返し確認されている。たとえば著名な神経心理学者のアレクサンドル・ルリアは、脳に損傷のある患者は、たいてい自分の病状を心配するものだが、前頭葉損傷患者は驚くほど関心が欠如していると書いている。[29] また一九五二年には、このような患者の再検討がおこなわれ、障害があることに気づいていながらまったく関心を示さない人もいれば、損傷が起きたことさえ否定する人もいることがあきらかになった。

自己連続性と内省的能力

二〇世紀前半には、前頭葉損傷患者に内省の欠如や、フィネアス・ゲージに匹敵するほど劇的な人格の変化が見られたという報告がいくつもあった。そうした患者の多くは、自分が以前と違っていることを知っていたが、行動は改まらなかった。一九四〇年代および五〇年代には、前頭葉損傷によってそこなわれるのは「自己」であるという考えが一部の研究者から提起された。具体的には、人が過去、現在、未来にまたがる時間の流れのなかで安定した自己の表象をもてるのは、事実にもとづく自伝的記憶の再生によるのではなく、自己連続性の感覚があるからだという考えだった。この研究者たちは、前頭葉のロボトミーを受けた患者は、正常な自己連続性が途切れてしまい、それが自己の欠損を引き起こすと提言した。前頭葉患者は未来のプランニングや、現在の出来事を過去と結びつけることも苦手だった。自己の連続性が切れてしまっていたのである。

スタスは一九八〇年代に、この研究のあとを受けて、セルフ・アウェアネスは自己モニタリング、自己関心、自己制御と関連する、前頭皮質のもっとも高次の機能であると推測した。彼は理論を明確にするため、セルフ・アウェアネスに関する自分の考えを、自己という概念について過去一〇〇年間でもっとも重要な思索をしたアメリカの心理学者、ウィリアム・ジェイムズの見解と関係づけた。スタスは、ジェイムズが、自己にはさまざまな状況下において、知覚される連続性があると考えていたことに注目している。事象は、内部の事象であれ外界の事象であれ変化するが、それにもかかわらず私は、自分自身を連続性のある存在として経験する。赤い車を見ているときの私と青い車を見ているときの私が別人だということはない。ホッケーの試合を見ているときと教授会に出席しているときでは、ふるまいは違うかもしれないが（ホッケーの試合のほうがずっと、対立的ではない）、「私」の中核は変わらない。

また私たちは、ある出来事を思い出すたびに憤りを感じるなど、出来事をよくも悪くも連続性のある態度で再体験する。また、従前の知識を使って、ある程度一貫性のある考え方をする。毎朝起きるたびに支持政党が違っているとか、食べ物の好みが一夜にして変わった、などということはない。もちろん自己感にはゆらぎがあるが、中心となる基本的な感覚は一貫している。またジェイムズとスタスはともに、自己の経験は、事実にもとづく自己知識だけにとどまるものではなく、自己に対して感じるあたたかい気持や親密感などの感情的な要素が重要であると強調している。脳機能画像研究や自己の顔認知の話のところでも触れたが、事実にもとづく自己感と、セルフ・アウェアネスの体験は違う。私たちは、自分の顔に認識的に気づいている場合（事実にもとづいているだけの場合）もあるし、自己認識的に気づいている場合（セルフ・アウェアネスをともなう場合）もある。最後にこれはもっとも重要な点だが、ジェイムズは、自己のかなめは自己がもつ内省的な能力だと考えていた。自己はそれ自身の思考に気づいている。「私たちは、自分が認知的に機能しているのを意識することができる」と、スタスは要約している。「人間はものごとを知っているだけではない。自分が知っていることを知っているのだ」[30]。この観察結果は、ギャラップが初めて提唱したセルフ・アウェアネスの定義とほぼ同じであり、自己の内省にも心の理論にも密接に関係している。

スタスはこうした考えを脳と関連づけて、セルフ・アウェアネスは前頭葉の機能と関係しているという結論に到達した。スタスはそれ以前の研究で、右半球損傷患者の症例研究を二つとりあげている。この二例は、病理学的にはまったく異なっていたが、どちらもセルフ・アウェアネスに重度の障害が見られた。患者M・Lにもこれと同様の問題があったと思われる。M・Lは自分を過去にあてはめることができなかったし、自己制御障害があるという事実は、自分を未来にあてはめることができず、認知的ゴルディロックスができなかったということを示している。

パーソナリティの劇的変化

したがって右前頭領域の損傷は、ほかの脳領域の損傷に比べて、多数の「セルフ・アウェアネス問題」を引き起こすものと考えられる。近頃発表された、この考えの裏づけになりそうな報告に、右前頭領域の損傷後に生じる状況について興味深い話が書かれている。

カリフォルニア大学サンフランシスコ校の神経科医、ブルース・ミラーが書いたその報告には、右前頭葉損傷後に起きた自己意識の変化について劇的な記述がある。[31] 私は、どちらかと言えばセルフ・アウェアネスの認知的な定義（自分自身の心をモニターする能力）に焦点をあわせてきたが、ミラーの自己の定義には、「ある人を別の人と区別し、特徴づける性質」「その人の全体的、本質的な構成要素」という言葉がある。つまり自己とは、私たちのありかたそのもの、ということらしい。自己とは、自己についての抽象的な知識、具体的な自己の知識（自伝的記憶など）、動機づけないしは自己意志からなっているとミラーは考えている。そして自己をこのように定義したうえで、前頭葉が自己の形成にきわめて重要であると示唆する研究を引用している。

ミラーの研究の基本的な目的は、全体的な自己、あるいはジェイムズやスタスが説明した連続性の変化について、両半球の違いを調べることだった。ミラーが研究対象にした前頭側頭型痴呆の患者は、通常、前頭側頭領域に変性がある。このタイプの痴呆が左半球に限局している場合に言語障害が起こることは知られているが、ミラーが関心をもっていたのは、物的自己（衣服、車）、社会的自己（その患者がほかの人たちにどのように受けとめられているか）、精神的自己（患者の基本的価値観や信念）といった尺度から見た変化だった。ミラーたちは、前頭側頭型痴呆の患者七二名の記録を調べ、変性がはじまって以降、自己が変化したことを示す所見を探した。研究者たちは患者本人の言葉や家族からの聞きとりを含め、さまざまな資料を検討した。同時に別の研究者が、変性が右側にあるか左側にあるかを判定した。その結果、自己に顕著な変化があったのは七二名のうち七名で、うち六名は右半球に病変があることがわかった。

この人たちの変化は劇的だった。ある患者は、痴呆症状の発現にともなって服装が変わり、それまでは高級ブランドの服を着ていたのに、安物のけばけばしい服を着るようになった。この変化と同時に、ジェニーという名前の新たなパーソナリティが出現した。この患者は体重が増えはじめ、態度も無気力になり、そのために仕事をやめ、以前より夫に依存するようになった。神経学的なプロファイルは正常であるにもかかわらず、このように劇的な自己の変化が起こったのである。

別の患者は、仕事で失敗すると、以前は自分を責めていたのに、人のせいにするようになり、うまくいかないのは上司の責任だと公言するようになった。またかつては倹約家で道徳的に厳格な男だったが、ものの見方がリベラルになり性的にもいろいろな試みをするようになった。この態度は子どもたちに対しても同じだった。

自己やパーソナリティにさらに劇的な変化が見られたのは、六三歳の女性だった。以前は保守派だったが、急進的なリベラルになり、共和党員はこの世から消えるべきだと公言した。保守派の人が書いた本を買った他人をとがめ、動物の権利擁護運動にくわわった。また、ひどく無謀にもなった。赤信号を無視して車をほかの車にぶつけ、そのまま買い物に行ってしまったこともある。

六九歳の男性は、かつては勤勉な設計技師だったが、その後、社会的な活動に対する関心が薄れて宗教の世界に入った。それから数年後に痴呆症状が出現し、それまでの性格からは考えられない行動をするようになった。妹の切手のコレクションをめちゃめちゃにしたり、公衆の面前で放尿したり、かつてはゴミを散らかす行為に強く反発していたのに、車のなかからゴミを投げ捨てたりするようになった。服装も派手になり、色とりどりのビーズやゴールドの鎖を身につけるようになった。彼もほかの患者たちと同様に、基本的な神経学的プロファイルは正常だったが、自己行動だけに奇妙な変化が見られたのである。

別の患者は、赤信号を無視し、家族でボードゲームをしているときに不正なごまかしをし、衝動的に嘘をついた。妻と性交渉をもたなくなり、人前で自慰をするようになった。公衆の面前でよく小便をもらし、恥ずかしがる様子もなかった。

また別の患者は、株式の仲買人をしていたがアーティストになり、行動が極端に変化した。たとえばつねに薄紫色の服を着るようになり、万引きをするようになった。公共の駐車場で服を着替え、風呂に入らなくなり、流行のダイエット方法を追い求めた。

最後の症例は、損傷が左半球にある左利きの患者である。彼女はまず、人生も残り少なくなってからカトリックに宗旨替えをして、ある神父を愛していると言いはじめた。次は二六歳の男を好きになって、その男を家に連れてきた。かつて愛した夫が亡くなったときには、自分は夫が大嫌いだったと公言した。

以上の驚くべき患者たちをどのように見るか、見方はいろいろある。リベラルはみな右の前頭葉に損傷があるのだろうと言いたい気持に駆られるかもしれないが、自己がそこなわれた患者たちのパーソナリティの変化は、脱抑制の方向にむかっているらしい。つまりこの患者たちは、抑制があまりにも少なくなったため、違法すれすれの行動をとるまでになってしまったのである。この変化は、改宗を経験していた患者たちにさえ起きた。またこの患者たちは、神経学的なプロファイルが正常であるにもかかわらず、自分の行動を気にかけたり恥ずかしく思ったりする態度が全般的に欠けていた。言いかえればこうした患者たちは、ＩＱや言語能力は比較的正常なのに、以前にはなかった奇怪な行動を示すのである。

ミラーもスタスと同様に、このような自己の変化には右の前頭領域がきわめて重要であると示唆している（一人だけ損傷が左の前頭葉にあった女性は、左利きだという点にくわえて、言語機能が両側性かあるいは右半球に局在していると思われる症例なので、興味深い。右半球が言語優位脳の人の場合は、自己優位脳が入れ替わっているという、興味ある可能性がここから提起されるからだ）。

重要なのはミラーの所見が、自己の変化は、前頭部損傷一般ではなく、右の前頭／側頭部の損傷につづいて起こるのではないかという考えを裏づけているという点だ。自己の切り替わりは、これまで前頭葉損傷によるとみなされてきたが、損傷が右の前頭領域にあると、より大きく劇的な影響が出るのかもしれない。この考えもスタスが提起したものだが、いま実験的な証拠があがってきつつあるところだ。

心からの離脱、体からの離脱

「解離」という現象に関する三つの興味深い研究を見ると、自己感に対する右半球の役割がさらにあきらかになる。解離性障害は「自己」の混乱を特徴とする。[32] 解離性障害には、離人症（自分自身をよそよそしく感じる）、現実感喪失（自分の体の外にいるような感じがする、あるいは世界から隔てられているような気がする）、解離性同一性障害（一般に多重人格障害と言われている障害で、一人の人のなかに複数の交替人格が見られる）が含まれる。これらの障害に対応する脳活動はほとんどわかっていないが、画像分析法の進歩にともなって、脳と解離についても、理解を明確にするような研究が進んでいる。

そのような研究のうちもっとも早くおこなわれたものの一つに、ボストンのマクリーン病院の研究者たちによる、解離性同一性障害の女性の研究がある。[33] この女性も、ほかの「多重人格障害」の患者と同様に、中心となる「生来の人格」と、はっきり区別のつく複数の「別人格」をもっていた。そして一般的なケースとは違って、生来の人格と別人格を、自分の思うまま意識的に「切り替える」ことができた。研究者たちはこの能力を利用して、人格を切り替えているときの脳の状態を高解像度のｆＭＲＩで観察した。

生来の人格から別人格への切り替えがおこなわれているときに見られたもっとも大きな変化は、右の海馬の活動性の低下だった。そして、別人格から生来の性格に戻るときは、右の海馬の活動性が上がった。側頭葉に位置する海馬は、多数の記憶の機能に関与しているが、生来の人格のスイッチを切ると、この領野が抑制され、戻ってくると再び活動的になったのである。予測されたとおり、右の海馬のほうが大きくかかわっていたという結果は、右半球が自己感に関与していることを示している。解離性同一性障害の自己の切り替えについて調べた研究としては、この報告がこれまででもっともくわしい。

また、マリファナの有効成分であるＴＨＣが脳におよぼす影響を見ることによって、離人症の状態を検討した研究もある。離人症は自分が自分ではないように感じられたり、自己の存在が希薄なものに感じられたりする状態で、離人症の人は自分がまるで映画のなかや夢のなかにいるように感じたりする。この研究では、五九人の被験者にＴＨＣを投与し、ＰＥＴで脳活動を見た[34]。ＴＨＣは実際に、夢のなかにいるような離人症の感覚を生じさせた。ＰＥＴで計測すると、右半球のほうが左半球よりも活動性が高く、活性化領域には、これより以前に実施された研究の所見と同様に、前頭葉および帯状回が含まれていた[35]。別の先行研究では、小脳もＴＨＣの影響を受けることがあきらかになっている[36]。小脳は時間感覚にも運動にも重要な部位である（ＴＨＣを体験したことのある方は、ＴＨＣが時間感覚や体の動きや自己感に関与する領域を変化させると聞いても、たぶん意外には思われないだろう）。実際の離人症患者の脳機能画像研究でも、右の頭頂領域のかかわりが、左半球に散在する領域のかかわりとともに、示唆されている。[37]

これとは別の変わった研究で、スイスの研究者グループが、てんかん患者の現実感喪失においてよく見られる「体外離脱《アウト・オブ・ボディ》」体験について検討している。[38] この研究者たちは、ある患者の脳（右半球のみ）に電極を置いて、てんかん発作が生じる部位を突きとめようとしていた。その電極が脳を刺激して、一定の脳領域を活性化させた。患者は右半球が刺激されているあいだ、体外離脱体験をした。たとえば刺激されているときに、脚が短くなっていくのが見えると言った。そして目を閉じると動きの感覚が誘発され、上半身が下半身のほうに移動していると感じた。刺激につづいて脚を曲げると、患者は自分の脚が自分のほうにむかってくるように感じ、それを避けようとする動作さえ示した。

このような新しい研究は、自己の体験や自己からの解離に対する右半球の重要性をさらによく理解するのに役立つ。

「私」は脳のどこにいるのか？

自己が脳のどこに局在するのか、正確にはまだよくわかっていない。セルフ・アウェアネスに関する研究の結果には、ほぼすべて右半球がかかわっており、脳機能画像を用いた研究や症例研究でも、右半球の重要性が示されている。このことは、脳の全体的な機能という面で、興味あるダイナミクスを提起する。先にも述べたとおり、ほとんどの人の場合、左半球は言語機能と運動機能に対してきわめて強い優位性をもつ。大多数の人は右利きであり、また言語機能の大部分が左半球に局在している。したがって大多数の人の運動機能と言語機能は左半球が優位であり、一方の右半球は、これまで見てきたように、自己に対して優位と思われる。二つの半球は協力しあって、一方は自己感に関与し、もう一方は言語と運動の生成に関与しているのだろうか？

言語能力については、ブローカ野（言語の生成）やウェルニッケ野（言語の理解）など、機能が局在する領域をおおまかに限定することができる。自己についてはそのような領域は存在しないように見えるが、それでも多数の研究で、右半球を中心にさまざまな領域が示唆されている。これまでにとりあげた研究でも、それぞれの研究の性質によって、右の前頭葉、側頭葉、頭頂葉の関与が見られた。一つの「ドメイン」のなかでも、さまざまな右半球領域がかかわっている。自己の顔は、前頭領域と帯状回領域（どちらも脳の前方部に位置する）を活性化させるらしい。しかし自己の顔認知の喪失は、これらの領域に損傷がなくても生じる。また左半球も、右半球に比べて優位ではないものの、自己の顔を認知する。身体失認［言語的なタイプ］は、右の側頭葉と頭頂葉の損傷に関係しているらしい。とはいえ、前頭皮質のさまざまな「自己」機能を考えれば、自己を「探す」べき場所は右の前頭皮質ではないかと思える。

自己という観点から、脳の側性化と前頭領域を調べる理由は、ほかにもいくつかある。セルフ・アウェアネスのある動物とない動物の脳を比較検討したときに、主要な違いが見られるのは、前頭皮質と側性化に関してだろう。また、人類の進化を調べてみても、同様の発達パターンが見られるはずだ。

この考えをさらに検討する前に、二つめの意識の定義、すなわち「心の理論」について考えてみよう。心の理論には、セルフ・アウェアネスと同じ領域が関与しているのだろうか？　脳のどこかに損傷があって、心的状態の帰属のテストがうまくできないという患者はいるのだろうか？　そしてそれらは、意識全般とどのように関係しているのだろうか？

第8章●私とあなたが出会うところ

「心の理論」の脳領域

私は、ニューヨーク州立大学ニューパルツ校の一年生だったとき、ルームメイトで友人のマイク・ピゾーと、何から何まで話があった(ただ一つ、ビートルズのメンバーのなかでいちばん才能があるのはジョージ・ハリソンだ、という彼の意見だけは別だったが)。二人とも悪ふざけをするのが好きで、いつもぶらりとやって来ては冷蔵庫のなかを物色する友だちのビルに一つしかけようと話が決まった。そこである日、ふだんは水を入れておく容器に一五〇プルーフ[アルコール度数七五]のウオッカを入れて、冷蔵庫にしまい、ビルがひっかかるのを待った。やって来たビルは冷蔵庫に直行し、おかしいと気づいたときは、もう何口かごくごくと飲んでしまっていた。

これは、心の理論のテストとしてはさほど高度とは言えないが、マイクと私がセルフ・アウェアネスの能力を使ってビルの心を読んだのはあきらかだ。私たちは、ビルが容器の中身を水だと思うことを知っていた。そして、いかにもそれらしく見えるようにした。もしウィスキーを入れていたら、ビルは水との違いに気づいただろう。また、それまでの経験から、こちらからどうぞと「水」を出したら疑念をもつかもしれないということも、わかっていた(実を言うと私たちはその日、容器の中身を水に戻しておくのを忘れ、夜中に起きた私は、うっかり口に入れてしまったウオッカをなんとか飲みこんだ)。

セルフ・アウェアネスと心の理論は、高次意識を定義するうえで不可欠である。どちらも、(自分や他者の)思考を見通す必要のある、信じがたいほどみごとな心の働きをともなう。したがって、セルフ・アウェアネスと心の理論は同じ脳領域を占めているのではないかと考えるのは、無理ではない。しかし、セルフ・アウェアネスについての研究が、散発的であるとはいえ何十年、何百年にもわたっておこなわれてきたのに対し、心の理論と脳との関係についての報告はずっと少ない。心の理論という考えが神経科学の分野に登場したのは、比較的新しいことなので、心の理論を検討した研究は、症例研究、脳機能画像研究ともにあるが、セルフ・アウェアネスの研究に比べると数が少ないのである。

セルフ・アウェアネスの文献を見ると、多数の脳機能画像研究で、同様の脳領域の活動性が示されている。しかし前章で見たとおり、自伝的記憶はこの例外で、左半球、右半球ともに活動性が見られた。そこで私たちは、この問題を解決するために症例研究に注目し、レヴィンとマルコヴィッチの所見にもとづいて、右半球/前頭側頭仮説の裏づけを見いだした。心の理論については、結果の食い違いを解消するのに役立つ症例研究が少ない。あとでとりあげるが、自己と心の理論とを直接比較した重要な研究は一つしかなく、この研究は、どちらの課題にも右前頭皮質の同様の領域が使われている可能性を示している。

心の理論と脳を考えるにあたっては、諸領野の相互連結を、あるいは前述のモビール彫刻のモデルを念頭に置くべきである。このモデルを使って考えたい問題の一つは、どの領域が特定の機能に対して決定的に重要なのか、どの脳領域がその機能と単につながりがあるだけなのかという問いである。どんな認知課題においても、(活動が見られた) 脳領域はすべて同等の役割をはたしているのか、それとも一部の領域は単につながりがあるだけなのか。このような問いは、いまのところ心の理論に関しては解決されていないが、できるかぎり多くのツールを利用して探究することの重要さを浮き彫りにする。

自閉症に見られる自他の混乱

自閉症は出生児一〇〇〇人に〇・五人から一人の割合で発生し、症状も重症度も外見もケースによってかなり違うが、その診断には一定の類似性がある。軽度の子どもたちは対人関係に困難はあるが、知能は正常で、平均を上まわる場合もあり、言語スキルの発達状態も正常である。重度の場合は、同じことのくり返しへのこだわりや、頭を打ちつける、手を動かす、何時間も同じ場所で体をゆするなどの定型化した動作が見られる。極端な場合には、言葉が出なかったり、知能が低かったり、極度に内向的だったりする。自閉症はかなり早い時期に判明するのが普通で、標準的には二歳頃に診断される。年齢が上がるにつれて症状の改善が見られるケースもあるが、原因はまだはっきりとは解明されておらず、治療法も確立されていない。

自閉症の子どもたちは一般的に対人関係に機能不全があり、極端な場合は引きこもり状態になって、愛情のやりとりにも関心を示さない。自閉症の子どもの多くは、養育者とのアイコンタクトや、人と基本的な接触（抱きあう、キスをする、笑顔に対して笑顔を返すなど）をする能力や欲求など、対人関係の基礎となる発達段階に到達しない。このような症状を示すところから、自閉症やアスペルガー症候群の子どもは共感の能力に機能不全があると考えられている。そして、自己と他者についてあきらかな障害があるため、セルフ・アウェアネスや心の理論の研究に類のない機会を提供する。

一九四三年に自閉症を最初に記述したレオ・カナーは、ある子どもが自己理解と他者理解の両方に問題をもっていることに注目した。彼は次のように書いている。「私は、ドナルドが示した異様さが独特であることに驚いた。ドナルドは二歳半のときから歴代大統領と副大統領の名前をすべて言えたし、アルファベットを前からも逆からも言えて、詩篇の二三篇を完璧に、きちんとした発音でぺらぺらと暗唱できた。それなのに普通の日常会話ができなかった。人とは接触しないが、物はじょうずに扱えた。記憶力は並はずれていた。だれかに話しかけることはめったになかったが、話しかけるときは（たいていは自分の必要を満たすためだったが）、自分のことを「Ｙｏｕ」と言い、相手のことを「Ｉ」と言った[1]」。

ドナルドは（たとえば大統領の名前のように）名前と人物を結びつけることは問題なくできたが、他者との関係において自分を正しく特定することが苦手で、両者を混同してしまうようだった。ギリシア語の autos はおおむね self（自己）を指す。autism（自閉症）という用語を選んだカナーも、それにならったハンス・アスペルガーも、こうした子どもたちに見られる社会的孤立や自己没入を重要視していた。なかには自己没入の程度が極端で、何時間も手でテーブルをたたきつづける、気を失うまでぐるぐるまわりつづけるといった行動が見られる子どももいる。

「自己」の認知状態

自閉症の子どもたちは、セルフ・アウェアネスと心の理論がともにそこなわれているらしいという事実は、両者の関連性を示している。セルフ・アウェアネスに関しては、ある研究で、自閉症児はギャラップの鏡のテストにうまく合格できないという結果が出ている。(2) ギャラップのテストに合格できないのは全般的な精神機能の発達に遅れがあるためだとしている研究もいくつかあるが、(3) 鏡のテストの結果は、自閉症児のセルフ・アウェアネスの欠如を示すそのほかの所見と整合している。

たとえば、これまでの研究報告によれば、自閉症児は自分自身について話したり、自己帰属をともなう話をしたりするのが苦手である。(4) ある研究では、自閉症児と、言語能力が同程度の非自閉症の精神遅滞者を比較した。その結果、写真を見て名前を言う課題や、「I」「me」「you」の使用では、自閉症の被験者と非自閉症の被験者とのあいだに違いはほとんど見られなかった。つまり自閉症の被験者は、「I」「me」をうまく使用できた。

しかし研究者たちは、自閉症の被験者は、Iやmeという言葉がもつ性質を把握できていないと感じた。ある子どもはテストが終わったあとに、「Thank you for seeing you, Tony (あなたと会ってくれてありがとう、トニー)」と言った。また自閉症の被験者は、自分自身やほかの人のことを話すときに、人称代名詞ではなく固有名詞を使う傾向があったが、これは自己に対する距離を示唆している。この研究者たちは、自閉症の被験者は、他者(と自分自身)を、物を見るように見ているのかもしれないと推測している。

自閉症の子どもたちが、特定の記憶の障害をもっているかどうか、具体的には、記憶をタイプ別に見たときに、障害の程度が大きいタイプの記憶があるかどうかを調べた研究もある。[5] 自伝的記憶にはセルフ・アウェアネスの徴候が含まれている。このような自伝的記憶が、自分は何者であるかということについて一貫性のある参照点（判断基準）を形成し、流動的な自己の「ストーリー」の形成を可能にする。この研究では、自閉症の子どもたちと、言語年齢をあわせた対照群を比較した（したがって二つのグループは、言語能力がほぼ同等だった）。また、自閉症の子どもたちと、学習障害のある子どもたちとの比較もおこなわれた。いずれの場合も自閉症児は、自分自身がした活動よりも、ほかの子どもがした活動をくわしく憶えていた。二つの対照群の子どもたちは、これとは反対に、ほかの子どもの活動よりも自分がした活動のほうをよく憶えていた。この所見は、自閉症児は自己関連の行動に障害があるというほかの研究結果（たとえばカナーが最初に報告した、人称代名詞がうまく使えないという所見）と整合している。

自閉症児の「自己」の認知状態については多数の報告がある。そのなかには、自分の体をくり返したたく行為が自閉症児に見られるのは、通常であれば自己によって得られるものを、外的刺激に求めているあらわれではないか、と示唆しているものもある。つまり自閉症児は、認知的な自己の刺激が欠けているために、身体的な自己感覚を生じさせているという考えである。また、対人的能力の欠如が原因で自己感があまり発達していないのではないかと示唆しているものもある。このように考え方はいろいろあるが、自閉症の人はセルフ・アウェアネスの概念が通常の人とは違っており、おそらく自閉症児は自分の思考を(周囲の世界と同様に)、通常とは違うふうに経験しているのだろうという点では、ほとんどの研究者の見解が一致している。したがって鏡のテストに合格しないのも、ほかの実験課題で自己障害が見られるのも不思議ではない。

自閉症児は心の理論の課題もうまくできないらしく、スマーティ課題など、心の理論を見る多数の課題で、対照群の子どもたちより成績がはるかに劣る。[6] こうした欠陥は、全般的な認知機能不全のためではなく、自閉症や自閉症的な障害に独特のものらしく、自閉症児は、人の心の状態を推察する課題において、年齢やＩＱや言語発達の程度をあわせた対照群より有意に成績が低い。

心の理論とアスペルガー症候群

自閉症児は心の理論に欠陥があるので、自己にも欠陥があると予測される。近年では、心の理論とアスペルガー症候群の子どもたちとの関係を調べる研究もおこなわれている。診断についてはさまざまな論議があるが、アスペルガー症候群は、言語やコミュニケーション能力には全般的に問題のない自閉症の一種とみなされており、大多数の自閉症児に比べて全体的な機能が高いと考えられる場合が多い。アスペルガー症候群は比較的新しい診断名なので、参照できる研究の数が少ない。しかし、この症候群を研究すると、言語機能に問題のない集団でセルフ・アウェアネスや心の理論がどのように違っているかを調べることができる。

セルフ・アウェアネスとアスペルガー症候群についての数少ない研究の一つに、成人のアスペルガー症候群のグループと、ＩＱ値をあわせた対照群を比較した研究がある。[7] この研究では、自己認識的な意識を見る典型的なテストとして、記憶を調べるリメンバー・ノウ方式のテストを実施した。前述のとおり、リメンバー・ノウ方式のテストは、ある情報を知った時と場所を憶えているか、それともその情報を単に知っているだけかを見る。「憶えている」は自己認識的意識を、「知っている」は認識的意識を反映している。テストの結果、アスペルガーの被験者は、自己認識的意識を必要とする課題はうまくできなかったが、認識的意識の課題は成績がよかった。つまり、情報を「知る」ことのほうが、その情報をどこでどのようにして獲得したかを「憶える」ことよりもうまくできた。この結果は、自閉症に見られるセルフ・アウェアネスの問題がアスペルガーの患者にも存在する可能性を示している。

一般的にアスペルガー症候群の人たちは自閉症の人たちより、心の理論の基本的な課題の成績が良好である(8)。実際いくつかの研究では、アスペルガー症候群の人のなかに心の理論に欠陥のある人はほとんど、あるいはまったくいなかったという研究結果や、アスペルガー症候群の人は心的状態の推察を必要とするテストに合格するという研究結果もある(9)。それどころか、アスペルガーの子どもと自閉症の子どもはともに、心の理論について、正常児と差異がなく、両者のあいだにも差異がなかったという報告さえある(10)。

しかし、有名な自閉症の研究者で、『自閉症とマインド・ブラインドネス』(*Mindblindness*)の著者でもあるサイモン・バロン゠コーエンは、アスペルガー症候群に心的状態帰属の機能不全があることをあきらかにしている(11)。バロン゠コーエンはある研究で、写真にうつった人物の目からその人がどんな心的状態にあるかを被験者に判断してもらった。すると、アスペルガーの人や自閉症の人は、正常な人や、心の理論に欠陥がないとされているトゥーレット症候群の人に比べて、目から情報を読みとることが苦手だという結果が出た(12)。しかしアスペルガーの被験者は、写真の人物の目から性別を認識することはできたし、顔全体から感情を読みとることもできた。この研究をさらに進めた実験では、アスペルガーの人と自閉症の人は、ともに、人の顔つきから複雑な心的状態を読みとることが苦手で、目だけから読みとるのはとくに苦手だという結果が出ている(13)。また両グループはともに、これとは別の、第三者の立場からストーリーを理解しなくてはならない心の理論課題の成績も悪かった。

近年では、アスペルガー症候群も自閉症も心の理論に欠陥があるという見解がまとまっているようである。また大部分の研究者は、両者の自己が通常とは違っているという点でも一致している。このように自閉症とアスペルガー症候群についての研究は、カナーの論文から今日の研究にいたるまで、セルフ・アウェアネスと心の理論のつながりを示す証拠を提示している。

特定の脳領域と結びつけられるか

自閉症は心的状態帰属の障害なのだから、自閉症者とそれ以外の人の脳を比較すれば、自閉症者で異常の見られる脳領域が心の理論を生み出している領域だという結論が出せるのではないかと、単純に言ってみたくなるかもしれない。しかしそれは、妥当な比較とは言えない。まず、自閉症にはいろいろなケースがあって、一様ではない。たとえば重度の言語障害が見られる症例もあれば、定型化した動作が見られる症例もあり、てんかんをともなっている症例もある。自閉症の〈自己と心の理論の欠陥に注目した）研究は、なるべく同じプロファイルの人たちを対象にするように努力されているが、たとえ条件がよくそろっている場合でも、自閉症の母集団は一様ではないということを心にとめておかなくてはならない。

また自閉症児においては、心の理論だけが認知の問題であることはめったにない。自閉症にはほぼつねに、言語発達の問題がともなっているので、脳の異常が見つかっても、それが心の理論の欠陥に関係しているのか、言語の問題に関係しているのか確信がもてない。自閉症はある種の神経伝達物質系に異常が見られるという所見もあるし、遺伝的な関連もある。それに、自閉症が単一の脳領域に限定されているとはとても考えられないし、たとえそうだとしても、ある部位に機能異常があれば、おそらくほかの領域にも機能異常が引き起こされるだろう。したがって自閉症やアスペルガーの人たちは、心の理論に欠陥があるとみなされてはいても、心的状態の帰属に対応する脳活動をあらわす完璧なモデルにはほど遠い。しかしながらアスペルガー症候群については、心の理論と脳という観点から興味あるアイディアがいくつか提起されている。

アスペルガー症候群と右半球との関連

初の自閉症の脳機能画像の研究は、当然とも言えるが、サイモン・バロン＝コーエンが一九九四年に実施した。彼は自閉症患者を対象に、ＳＰＥＣＴのスキャンをとりながら、心的状態と関連する言葉を認識する能力を調べた(14)。この研究では、右の眼窩《がんか》前頭皮質で活動性の増加が見られたが、これは心の理論の右半球モデルと整合している。またバロン＝コーエンはこの論文で、自閉症の人たちは心的状態に関連する言葉の認識に欠陥があるようだと述べている。

その後、カーディフ大学のヘイドン・エリスとヘレン・ガンターが、自閉症およびアスペルガー症候群と右半球を関係づける包括的なモデルを組み立てた。[15] 彼らは、白質（一般にニューロンをささえていると考えられている脳組織）がアスペルガー症候群に重大なかかわりをもつのではないかと考えている。それが右半球にどう関係しているのだろうか？ 第一にエリスとガンターは、右半球は左半球に比べて灰白質に対する白質の量が多いと指摘している。したがって、もし白質の欠陥がアスペルガー症候群や自閉症に関係しているとすれば、右半球のほうが左半球よりも、その関係性が大きいはずである。

白質の重要性は、言語に関心をもつバイロン・ロークという研究者によって指摘されている。[16] ロークは非言語性の学習障害は白質に原因があるのではないかと示唆しており、非言語性のプロセスの多くが、白質の多い右半球内で生じるところから、右半球に起源をもつ欠陥は白質の異常による可能性があると述べている。この考えは、アスペルガー患者が非言語性の障害をもっているという事実と関係しているかもしれない。

アスペルガー症候群は、言語能力にはあまり問題がないのに、コミュニケーションに顕著な困難がある。エリスとガンターは複数の研究で、アスペルガーの患者は、右半球が関与すると考えられるいくつかの言語課題を苦手とすることをあきらかにした。歴史的に、このような障害には、非言語コミュニケーションの微妙な手がかりをとらえる（たとえば話者の意図に気づく）などの非言語的な情報処理がうまくできないことが関係していると考えられてきた。しかしエリスとガンターは、右半球の関与を示すそのほかの障害に注目した。たとえばアスペルガー症候群の患者は、ジョークの落ちがうまく理解できない（あとでとりあげるが、ユーモアには、右半球が関与していると考えられる部分がある）。

アスペルガー症候群が（右半球優位の）非言語コミュニケーションを苦手とするという事実は、アスペルガー症候群に右半球が関係しているのではないかという考えを裏づける。またアスペルガー症候群の患者は、よく知っている人の顔を識別できない相貌失認の割合が高い。アスペルガーの人たちは、検査でも、言葉は認識できるが顔の認識ができないという右半球損傷患者と同じプロファイルを示す。また右半球損傷患者と同様に、感情の表現や解釈を苦手とする。[17] アスペルガーの人たちに、人の感情を解釈するテストをすると、人がどんな感情を伝えようとしているのかがよくわからないという結果が出る。なかには自分の感情をあらわせない人もいる。このような感情の平板化は、右半球損傷患者でも、左右の半球を別々に調べるテストでも示されている。

またアスペルガー症候群の患者は、右半球損傷患者で見られるのと同様の視空間認知の欠陥をもつ傾向があり、たとえば文字を模写するのが苦手である。さらに興味深いのは、アスペルガー患者が、埋めこみ図形テストと呼ばれる課題で通常の平均を上まわる成績をあげるという事実である。この課題は、複雑な絵の一部をなしている特定の図形を見つける課題で、埋めこまれている図形を発見するには、全体を無視して細部に集中しなくてはならない。たいていの人はこれが苦手で、課題の絵にあるものをたとえば鉄道の線路として見る傾向があり、二本の別々の線がたくさんの十字形と一緒になっているというふうには見ない。ものごとを全体としてとらえ、個々の細部を犠牲にする見方は、日常生活で有用である。アスペルガーの患者がある場面の細部を見つけるのを得意とするのは、対象物を全体として知覚する能力に欠陥があることから派生した結果であると、エリスとガンターは論じている。そしてこの種の欠陥は、右半球に関係していると考えられている。

もちろんアスペルガー症候群の人たちのプロファイルが右半球損傷患者のそれと同じだと言っても、それは右半球の損傷がアスペルガー症候群を引き起こしているという意味ではない。また、心の理論が右半球だけの現象だということを示すものでもない。アスペルガー症候群や自閉症に見られる問題点は多数あり、おそらくは脳の異常も多数あるという点を忘れてはいけない。脳画像からは右半球に欠陥があるという証拠が得られているが、ほかの領域の重要性を示した研究も多数ある。(18)とはいえ、エリスとガンターの刺激的な仮説は、心の理論は右半球と結びついているのではないかという考えと整合している。

脳画像と心の理論

これまでに発表された脳画像研究のなかでもとくに興味深いのは、お金を好む人間の性質を利用した研究である。(19)アリゾナ大学のケヴィン・マッケイブたちは、心の理論や心的状態の帰属を生み出している脳領域を突きとめるために、被験者が協力課題に取り組んでいるときの脳の状態をｆＭＲＩで調べた。課題はおおまかに言うと次のような内容だった。被験者には、協力の相手は人間だと告げる場合と、コンピュータだと告げる場合がある。協力の目的は現金で、被験者は相手とうまく協力できれば、結果として現金を手に入れることができる。したがって被験者は、相手が何を

「考えている」かを推察しなくてはならない。コンピュータは一貫して標準的な戦略を使うことになっており、被験者はその戦略をあらかじめ知らされていたが、人間の相手は、なにしろ人間であるから、どう出てくるかわからない。

マッケイブたちは、人間と協力するには心的状態の帰属が必要だが、コンピュータと協力するときは必要ではないと推測した。実験の結果、被験者の一部は人間の相手と協力し、一部は協力しなかったが、興味深いことに、協力した人たちは、相手が人間のときとコンピュータのときで、右の前頭前野の活動性に大きな違いが見られた。言いかえれば、人間の心を読んでいるときと、コンピュータの心を読んでいるときで、活動性に違いが見られたのは右の前頭領域だった。

協力をしなかった人たちは、相手がコンピュータであるか人間であるかを気にかけなかった。そして、当然のことながら、どちらを相手にしているかで脳の活動性に違いは見られなかった。したがってこの研究結果は、ほかの人が何を考えているかを推察するときには、戦略がわかっているときと比べて、右の前頭前野が決定的に重要であることを示唆している。この研究はいくつかの理由から重要である。第一に、進化的な見地から見ると、われわれ類人猿が心の理論をもっていることの利点の一つは、協力を得意としているということである。これについては次章でとりあげる。第二に、協力の成功は目標の達成（この場合ならお金を手に入れること）につながる。今日の実世界でも、一〇〇万年前と同様に、ほかの人間との協力は、目標を（どんな目標であれ）達成するうえで重要なのである。

心の理論課題を実行しているときに前頭葉が活動することは、ＰＥＴを用いた別の二つの研究でも確認されている。一つめはポール・フレッチャーたちがおこなった研究で、「心的状態の帰属を要するストーリー」と「心的状態の帰属を要さないストーリー」を比較した。[20] 前者（実験条件）は、たとえば、ある人がある行為をした理由を推察する必要のあるストーリーで、後者（対照条件）は、「心を読む」必要のない、事実にもとづく情報を推察するストーリーである。実験条件の「心的状態の帰属を要するストーリー」では、対照条件との比較において、左前頭前野領域に活動が見られた。活動は左右の帯状回領域にも見られた。

二つめの研究は、被験者に物体の機能を想像してもらうという設定だった。この研究でも、ほかの人がその物体について何を考えているかを推論する必要のある、「心の理論の条件」では、ほかの条件との比較において、左の前頭領域に活動性が見られた。[21] また、fMRIで脳活動を見た心の理論の研究もおこなわれている。この研究でも、右のPET研究や後述のカイ・フォーゲリーらの研究で用いられたものとよく似たストーリーと漫画が用いられたが、心的状態帰属の課題を実行しているあいだ、内側前頭皮質に活動が見られた。[22] 片側優位を示すあきらかな証拠は見られなかったが、漫画の呈示では、右前頭部により大きな活性化が誘発された。

以上にあげた研究結果は決定的ではないかもしれないが、画像の利用が進歩するにつれて、右前頭領域の関与がより明確に示されていることがわかる。人間とコンピュータを相手にした協力を調べたマッケイブの研究は、実験条件がうまく統制されているので、このデータを無視することはできないだろう。

心の理論を必要とするジョーク

ユーモアは、人間の交流において重要な役割をはたす。自然に口をついて出た皮肉なコメントであれ、まじめな長い話の出だしに使われる、あらかじめ考えられたジョークであれ、ユーモアは社交や仕事上のつきあいで役立つ。私が以前におこなった異性交際の研究では、女性はユーモアのセンスを、相手に求める重要な条件の一つとみなしていた。実際、ユーモアは非常に重要なので、自分にはユーモアのセンスが欠けていると認める人はきわめて少ない[23]。

ある種のユーモアでは、現在の情報を過去の経験に照らして解釈することが必要である（このあたりは、セルフ・アウェアネスの話のように聞こえる）。コメディアンはよく、昔ながらの「こういうことって、ありませんか？」という言いかたで話をはじめる。これは聴衆を自分自身の過去の出来事を再体験する状態にもっていくのに、きわめて有効なツールである。

たとえば、コメディアンがこんなふうに言う。「一人でいるときと、そばに人がいるときで、使う台所用品が違うってこと、ありませんか？　私なんかついこのあいだも、妻が出かけて一人のとき、気がつくとレモネードをナイフでまぜて、スプーンとフォークでパンにピーナツバターをぬってましたよ。妻が一週間留守だったときなんて、毎晩レーズン・ブランをボウルに入れてお玉ですくって食べてましたから」。これはジョークとして非常におもしろいというわけではないが、自分も同じようなことをした経験があって、このジョークによってその記憶がよみがえってくると「おもしろく思える」。コメディアンが何かジョークを言ったときに、「ああ、自分もそうだ」と思いあたり、それだけでおもしろく感じることは、結構あるのではないだろうか？　そのジョークは、自分に結びつかなければピンとこない。

ユーモアが依拠する認知の諸面は、記憶だけではなく、ほかにもある。たとえばペンシルヴェニア州についてのジョークに、「ペンシルヴェニア州は片側にピッツバーグ、もう片側にフィラデルフィアがあって、まんなかはアラバマ州だ」というのがある。「ペンシルヴェニア」がどんなところかを知らなければ、このジョークのおもしろさはわからない（話を先に進める前に言っておかなくてはならないが、私はペンシルヴェニアが好きでしばらく住んだこともある。アラバマも大好きだ）。この種のユーモアに必要なのは、特定の対象についての意味的ないしは事実にもとづく知識であって、自己についてのエピソード的ないしは自己認識的な知識ではない。

しかしこのジョークを「自己認識的なジョーク」、つまり心の理論を必要とするユーモアに変えることもできる。たとえば私が友人から聞いた話のように。

このあいだ、同僚とペンシルヴェニアについていろいろと話していたんだ。しばらく話したあとで、僕が言ったんだ。「ところでペンシルヴェニアと言えば、おなじみのジョークがある。『ペンシルヴェニア州は片側にピッツバーグ、もう片側にフィラデルフィアがあって、まんなかはアラバマ州だ』ってやつだ」。言い終わってから、そばで聞いていた人がむっとしているのに気がついた。

それで、「失礼。ペンシルヴェニアのかたですか？」と聞いたら、

「いや、アラバマです」だって。

この話は、話し手の立場になって、その気持を実感することができて、初めてこっけいになる。この話は、ほかの結末ではおもしろくならない。たとえば、「いや、フロリダです」では、おもしろくない。話し手の立場に立って、その状況を感じることができて、初めておかしさがわかる。これと同様に重要なのは、私たちはだれでも、不適切なことを言ってしまったときの気持がわかるということである。すぐれたコメディはしばしば個人の人生経験を利用するが、それは私たち自身の経験でもあり、ほかの人たちの経験でもある。

右半球損傷とユーモア

しかしユーモアは、セルフ・アウェアネスや心の理論をテストするための呈示刺激としては、「純粋」ではない。さきほども述べたように、ユーモアがわかるには、一定の事実にもとづく情報の理解が不可欠である。こっけいなジョークや状況はどんなものでも、少なくともある程度は、意味的な情報を必要とする。自己認識的意識を必要とするジョークであっても、そうだ。したがってユーモアは、「不純物の入った」変数である——意味的な（言いかえれば、非自己の）知識の要素を必要とし、それにくわえて、ときには自己や心の理論の要素も必要とする。しかし、完璧なテストでないとはいえ、ユーモアは自己や心の理論を調べる研究に用いられている。

ドナルド・スタスたちは、特定の脳損傷がユーモアの理解に見られるばらつきと対応していることを見いだした。[24] 彼らは脳損傷のある患者二一名を検査して、両側性の前頭葉損傷、左前頭葉損傷のみ、右前頭葉損傷のみ、右および左後方部損傷の各グループに分けた。ユーモアにもっとも大きな影響が出ていたのは、右前頭葉損傷の患者だった。右前頭葉損傷の患者は、ユーモラスではない話に論理的な結末を正しくあてはめることはできたが、その話をユーモラスにする落ちを正しく選ぶことはできなかった。ユーモラスではない話の結末を正しく選ぶことはできたため、一般的な論理の処理に問題があるという可能性は除外された。この患者たちは、ジョークを理解した場合でも、反応がとぼしく（笑いが少なく）、感情の平板化が見られた。スタスたちは、ほかの領域も重要と考えられるが、ユーモアに寄与しているのは主として右前頭葉らしいという結論を出した。

また、ユーモアの理解に右半球が関与していることを、漫画を使って調べた研究もある[25]（図8－1）。この研究では、特定の領域に限定されていない右半球損傷患者のグループと、脳に損傷のない対照グループに、それぞれ二種類の漫画を見せた。心的状態の帰属が関係する漫画と、関係しない漫画である。心的状態の帰属を必要としないユーモアについては、二つのグループの理解度は同じだった。つまり意味や事実だけに関する（すなわち非自己の）漫画は、右半球損傷グループ、対照グループともによく理解できた。しかし右半球損傷患者は、意味的な非自己のユーモアは理解できたのに、心の理論を必要とする漫画では、対照グループよりも有意に成績が悪かった。成績は、説明の質（被験者はそのジョークがおもしろい理由を説明することになっていた）だけではなく、反応が誘い出されるまでの時間によっても判定された。

次に、漫画に操作をくわえたテストがおこなわれた。意味的な漫画と心の理論の漫画に手をくわえ、おかしさのない漫画に変えてテストをしたのだが、結果は同じで、右半球損傷グループは、意

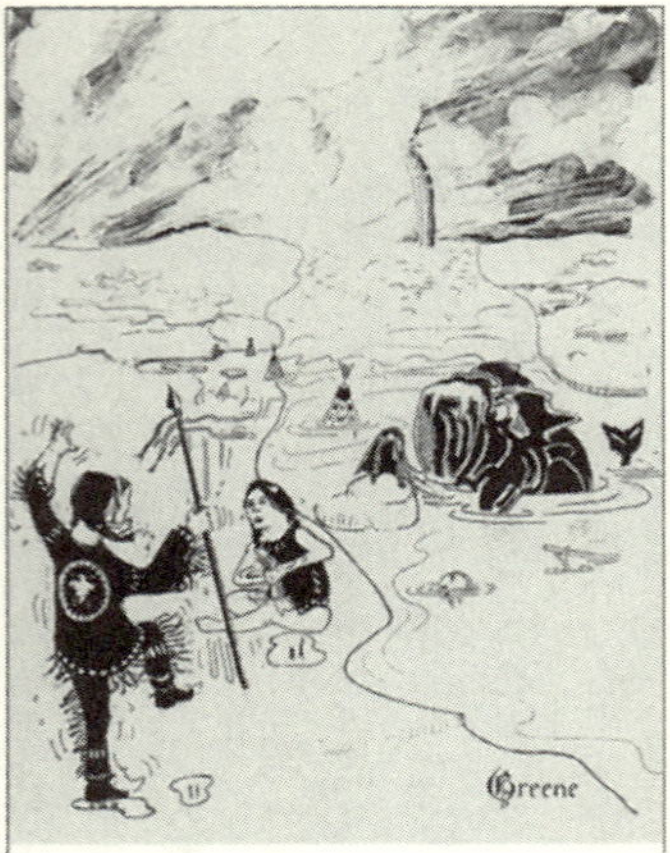

"Little Sky, what are you doing? The last thing we need is more rain!"

この漫画では、座っている女性は、立っている人が雨乞いの踊りをしていると思っている。しかし立っている人は、雨の怪物があらわれたためパニックにおちいっている。この漫画を十分に理解するには、双方の視点がわかっていなくてはならない (Shannon Greene)。

「リトル・スカイ、何をしているの？　雨はもうたくさんなのよ！」

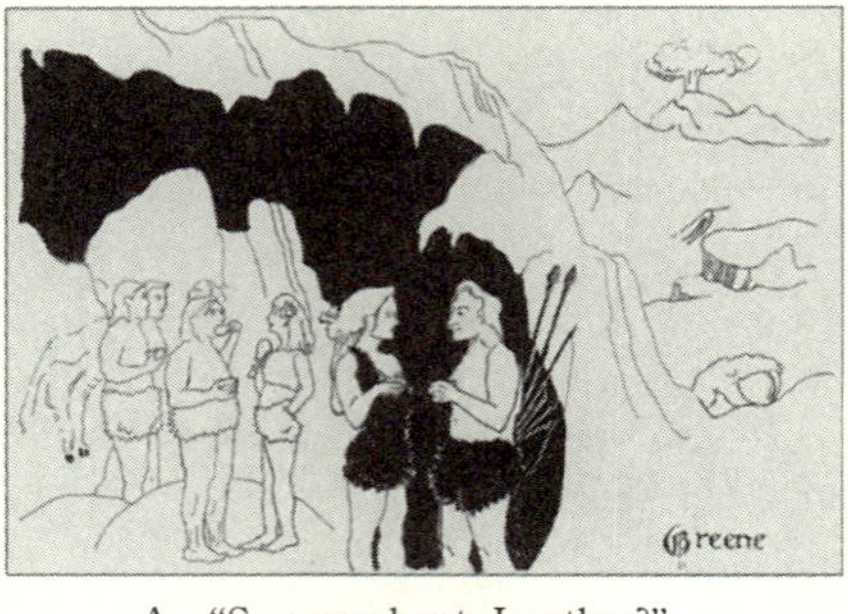

A　"So…you hunt, I gather?"

B　"So…you hunt, I presume ?"

ユーモアのテストでよく用いられる方法の一つに、キャプションを変えて、落ちを変えるという方法がある。この漫画では、キャプション A はこの場面をユーモラスにする。このユーモアは意味あるいは事実にもとづく知識に依拠している。「hunter-gatherers (狩猟採集民)」という言葉とその意味を知らない人には、このジョークはおもしろくないからだ (Shannon Greene)。

[A、B はともに「狩猟をしていらっしゃるのね？」という意味だが、gather には「推測をする」という意味のほかに「採集する」という意味もあるので、そちらをとると、A は「あなたは狩猟、私は採集というわけね？」と解釈できる]

図 8-1

味的な漫画に比べて心の理論の漫画を理解するのが困難だった。

ユーモアを理解するのがむずかしくなるという現象は、ひょっとすると右半球損傷にかぎらずどんなタイプの脳損傷であっても同じように起こるのではないか、という議論もあろうかと思う。この研究者たちはその問題に対処するため、左半球損傷患者にも同様のテストを実施したが、二種類の漫画とも理解に支障はなかった。したがって、心的状態の帰属という面で右半球損傷とユーモアは関連しているという見方は、かなりの説得力をもつ。

視点取得の能力を見る

心の理論のテストを実施した症例研究もいくつかある。一九九六年に、左半球損傷患者と右半球損傷患者で、心の理論の能力に違いがあるかどうかを調べる研究がおこなわれた。[26] この研究には、いろいろな心的状態の理解を見る変型版のスマーティ課題が用いられた。その結果、左半球損傷（右半球は健常）の患者は心的状態を推察できたが、右半球に損傷のある患者はこの課題が困難だった。この研究では半球内の損傷部位による区別はしていないので、左半球損傷例、右半球損傷例とも、さまざまな部位の損傷が含まれていた。

その二年後の一九九八年に、二つのタイプの脳損傷患者で心の理論課題の成績を比較する研究がおこなわれた。[27] 両側性の前頭葉損傷がある（右半球、左半球ともに損傷がある）患者と、左前頭葉のみに損傷のある患者である。結果は、両側性のグループのほうが、左半球損傷のグループよりも有意に成績が悪く、左半球の損傷だけでは心の理論はそこなわれないことを示しているものと思われた。新しいこの研究のほうが、心の理論は右半球優位ではないかという考えを支持する、より強力な証拠を提示していると言える。

二〇〇一年にはドナルド・スタスが、ゴードン・ギャラップおよびマイケル・アレグザンダーとともに、脳損傷の部位が心の理論や欺瞞におよぼす影響を調べる研究をおこなった(28)。この研究では、三二名の患者を損傷部位によって右前頭葉、左前頭葉、両側性にグループ分けし、いくつかの課題を実行してもらった。一つめの課題は基本的な心の理論のテストで、ボールがどこに隠されているかを推測するときに、人の心的状態を推察する必要があった。被験者は、実験者がボールを隠すところを見られない設定になっていた。実験者の隣には助手が二人いる。一人は透明の眼鏡をかけ、もう一人は黒い塗料をぬった眼鏡をかけている。したがって助手の一人はボールがどこに隠されたかを見ることができるが、黒塗りの眼鏡をかけている助手は見ることができない。この二人の助手が、課題の試行ごとに、それぞれ一つのカップを指さす。被験者はどちらの助手の判断を信頼するかを選ばなくてはならない。

心の理論のテストはたいていそうだが、これも「私たち」には、とても簡単な課題のように思える。先日私はニューヨークで、かなり大型のアメリカ製の車を路上の狭い駐車スペースになんとか入れようとしていた。助手席にいた妻のアイリーンが誘導しようとしていたが、私が苦労しているのを見た通りがかりの知らない人が、車のうしろに立って、どれくらい余地があるか、いつ止まったらいいかを身ぶりで教えてくれた。妻の視界も私とあまり変わらないのはわかっていたので、私は結局、妻の判断よりその人の判断を信頼した。

これと同じようにスタスの研究でも、一人はボールがどこに隠されたかを見ることができ、もう一人はできないのだから、私たちならもちろん、はっきり見える人のほうを信頼するだろう。ところが右半球損傷患者は、そういうふうには考えなかった。右の前頭葉ないしは両側の前頭葉に損傷のある患者は、どちらの助手の判断を信頼すべきかがわからなかったのである。患者たちは、実験の前に眼鏡をかけてみる機会があったので、その眼鏡が視界を完全にさまたげることを知っていた。しかし右あるいは両側前頭葉損傷の患者は、視点取得を必要とする心の理論の課題が苦手のようだった。

欺瞞は右半球偏向

スタスはこのテストにつづいて、同じ患者を対象に欺瞞の課題を実施した。この実験は、ボールではなく二五セント硬貨を隠す設定だった(この研究がおこなわれたカナダでも、お金はすぐれた動機づけの手段になるらしい)。硬貨が隠されているカップを患者が正しく推測すると、その硬貨は患者のものになり、まちがうと助手のものになる。助手たちは本物の欺瞞と同じように、お金を自分のものにするために、つねにまちがったカップを指さす。患者はそのトリックにいったん気づけば、助手が指したカップではないカップを選んで、お金を自分のものにできる。

この欺瞞課題の成績がもっとも低かったのは両側性の前頭葉損傷患者のグループで、右前頭葉グループ、左前頭葉グループのいずれよりも悪かった。結果を検討した分析で、誤りは右半球損傷と相関していることがわかった。つまり右半球の損傷が大きい患者ほど、成績が悪かった。右の前頭領域と帯状回領域は、ともに誤りとのあいだに高い相関が見られ、左の前頭領域（左半球）と誤りのあいだには相関は見られなかった。

この研究は、右前頭葉損傷が視点取得と欺瞞の両方に関係していることをあきらかにした。ほかの領域も関与しているかもしれないが、右の前頭葉領域が心的状態の帰属に重要であることが、はっきりと示されている。実は、これ以前に実施されたある研究で、右半球損傷患者が、嘘を含めて人の心的状態を理解するのが苦手だということが示唆されているのだが、この結果はその所見を裏づけている。[29]

欺瞞に対する右前頭葉の重要性は、脳画像研究によっても示されている。[30] フィラデルフィア大学の研究グループは、fMRIを用いて、ギャンブラーが注目しそうなテーマの実験をした。被験者にあらかじめトランプのカードを渡し、実験中に、あるカードをもっているかどうかについて嘘の回答をしてもらう。そのときの脳活動を計測したところ、被験者が嘘をついているとき、右前頭葉に（左側にまで広がる）活動が見られ、なかでも前頭葉の上方の領域がもっとも活動性が高かった。PETを用いた同様の研究では、前頭葉領域に両側性の活動が見られた。[31]

左利きの人には嘘をつくな

神経学のなかでもとりわけ奇妙な研究の一つに、嘘をつきはじめると発作が起こるてんかん患者についての研究がある。[32] 五一歳の男性に見られた、この変わった障害は、「ピノキオ・シンドローム」と名づけられた。この患者は、おもに仕事上の理由から嘘をつくと、少なくとも三回に一回はてんかんの発作が起こった。引き金となる事象が患者の罪悪感（セルフ・アウェアネスの指標の一つ）なのか、嘘をつくという行為そのものなのかは、不明だった。この患者の損傷部位は右半球にあった。この患者は大小さまざまの嘘をつき、ティッシュペーパーの箱がどこにあるかというような、ささいな問題でも、何千ドルも負債をかかえているという事実を隠すといった大きな問題でも、嘘をついた。病的な嘘は右半球と関係しているという考えは、脳画像研究によって確証されている。[33]

病的な嘘は、作話と呼ばれる障害とは違う。作話の場合、患者は一般に嘘をついている自覚がなく、その嘘で得をすることも通常はない。また、作話をする患者は、記憶障害があり、欠失部分を埋めようとして嘘をつくと考えられている。「心の理論」の嘘とみなされる嘘の場合は、だます相手の心のなかに入りこまなくてはならない。作話をする患者たちは、それをしていないし、彼らの嘘は信じがたいものが多い。真の欺瞞は、だます相手の心を考慮に入れる。

欺瞞について、右半球偏向を示す所見はほかにもある。その一つは、左利きの人（右半球優位になる機会が多い人）は、右利きの人よりも、実際に欺瞞の検知にすぐれているという、最近の研究報告である。[34] つまり、もしあなたが左利きであれば、右利きの人よりも嘘を見破る可能性が高い。だれかに嘘をつく予定がある人には、相手が右利きか左利きかをあらかじめ確認しておくことをお勧めする。欺瞞の検知をｆＭＲＩで調べた研究では、軽度の右半球偏向が認められた。被験者が欺瞞を検知しているときの右半球の活性化領域の大きさが、左半球の約一・〇八倍だったという結果である。[35]

左半球にも欺瞞の能力があるという見解もある。こうした議論は、両半球の機能がある程度孤立した、分離脳患者の所見にもとづいている。左半球は、ある刺激が右半球だけに呈示され、したがってそれに気づいていないとき、応答をでっちあげることがある。[36] たとえば右半球に氷が呈示されると、このところ寒いですねなどと言ったりする。しかしこの行為は、心的状態の帰属を必要とする真の欺瞞にはほど遠い。左半球は、それがいつわりであるという意識がないまま作話をしていると考えられる。つまり事実に気づかず、それを補塡《ほてん》しているにすぎない。意図的な欺瞞を実行する(他者の心を読んだうえでいつわる)、あるいは欺瞞を検知する(他者の心も同じ行為をするかもしれないということがわかる)には、どうやら右半球が必要らしい。

心の理論とセルフ・アウェアネスに共通する領域

私はそこから、右半球と心の理論とのつながりを考えるうえで重要な研究の一つ、ドイツの若手研究者のカイ・フォーゲリーが二〇〇一年に実施した研究にたどりついた。[37] この研究は、心の理論とセルフ・アウェアネスに対応する脳活動を見ており、いくつかの理由でほかの多数の研究にまさっている。フォーゲリーの研究グループは、この研究で用いられたｆＭＲＩに熟達しており、すぐれたデータ分析で、自分自身の心と他者の心のモデル化に関して多くをあきらかにしているのだ(図８―２)。

彼らは、セルフ・アウェアネスに関与する脳領域と心の理論に関与する脳領域には、共通する部分と別々の部分があるのではないかという考えを例証するために、ショート・ストーリー形式の呈示刺激をいくつか作成した。ストーリーはセルフ・アウェアネス(以下、自己と表記)と心の理論

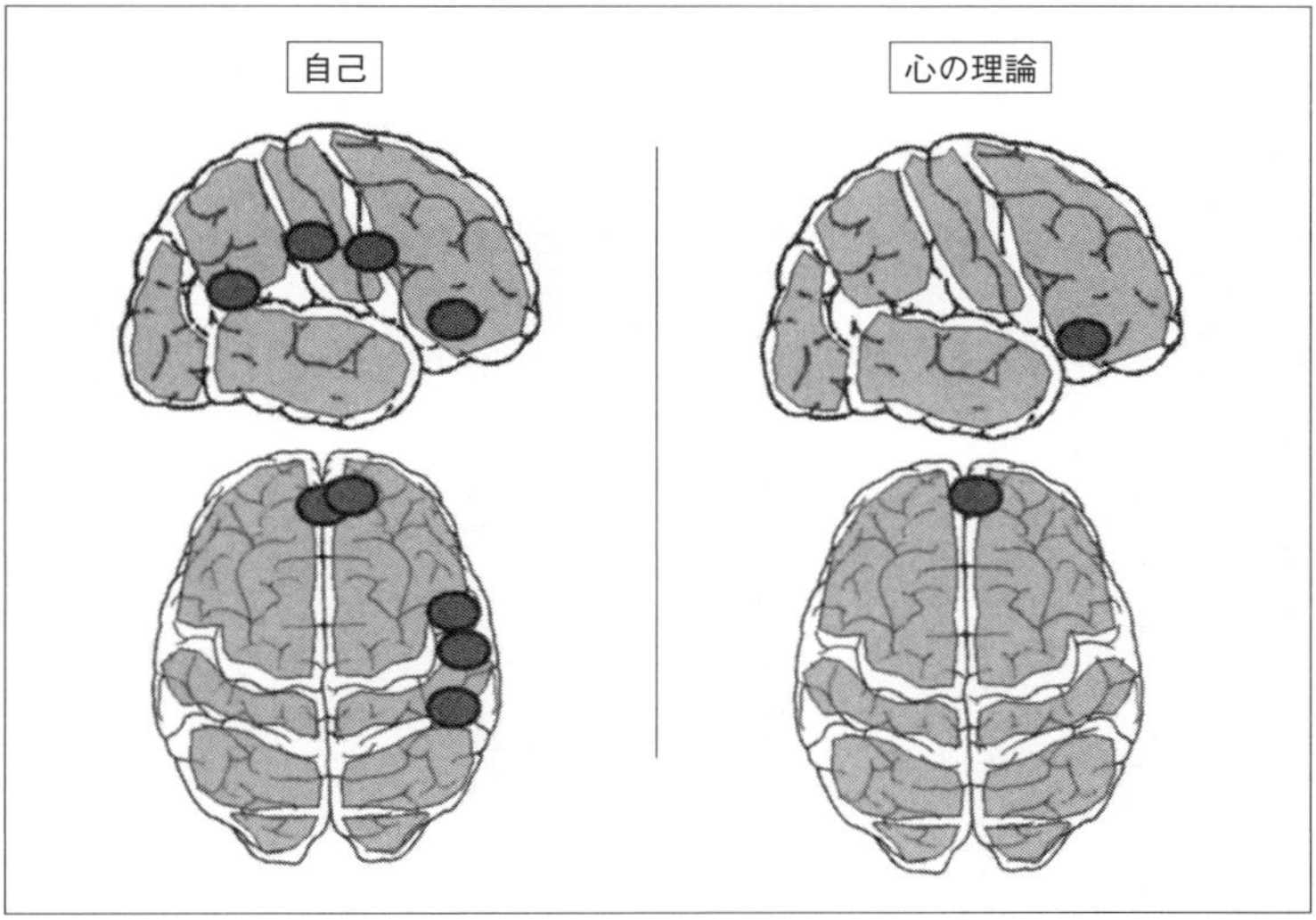

図 8–2　カイ・フォーゲリーたちの実験で見られた活性化領域をおおまかに示した図。自己のストーリーおよび心の理論のストーリーによって活性化された領域を示した（ジュリアン・キーナン）。

のいずれかを喚起するもの、自己と心の理論の両方を喚起するもの、自己も心の理論も喚起しないものをそれぞれ用意した。そして被験者が呈示されたストーリーを読んで、それに関する質問に答えているときの脳活動をfMRIで計測した。心の理論をテストしたときに呈示刺激として使われた代表的なストーリーは次のようなものだった。

ベースライン　基準となるベースラインでは、まとまりのあるストーリーではなく、次にあげる例のように、たがいにつながりのないセンテンスを用いる。

　二つの国が戦争状態にあります。（中略）彼は今日、新しいステレオを買うつもりです。（中略）メアリは二月生まれです。ある日の夜遅く、年老いた男がテレビを見ていました。

問い　メアリは二月生まれですか？

物理的なストーリー　もう一つの対照課題として用いられた、自己や心の理論を含まないストーリー。

泥棒が宝石店に押し入ろうとしています。（中略）泥棒は防犯用のセンサービームの下を慎重にくぐりぬけます。このビームをさえぎると警報が鳴ってしまいます。（中略）しかし、手を伸ばしたとき、彼は何かやわらかいものを踏んづけます。甲高い鳴き声がして、やわらかい毛皮のようなものが彼の横を、店のドアにむかって走りぬけていきます。するとたちまち警報が鳴ります。

問い　警報はなぜ鳴ったのですか？

心の理論のみ

泥棒が逃げています。（中略）彼が手袋を落とすところを警官が見ます。警官はその男が泥棒だということは知らず、ただ手袋を落としたことを教えてあげようとします。しかし警官が泥棒にむかって、「ちょっと待て」と叫ぶと、ふりむいた泥棒は警官の姿を見て観念します。彼は手を上げて、（中略）窃盗を働いたことを認めます。

問い　なぜ泥棒はそうしたのですか？

自己のみ

あなたは週末の旅行でロンドンに行きました。（中略）朝は青空で太陽が照っています。（中略）しかし大きな公園を散歩していると、空が曇り出して雨が降りはじめます。あなたは傘をもってくるのを忘れました。

問い　あなたはどんなふうに思いますか？

心の理論と自己

あなたの店に泥棒がはいりました。（中略）とおりがかりの警官が、逃げていく泥棒を見かけますが、近くのバス停に止まっているバスに乗ろうとしてあわてて走っているのだと思います。（中略）急いで警官に話せば、泥棒がバスに乗りこんでしまう前に間にあいそうです。

問い　あなたはなんと言いますか？

ｆＭＲＩの結果を分析すると、物理的なストーリーとベースラインのあいだに、活動性の差異はなかった。これらはともに、自己や心の理論を要しない対照課題で、実験の分析に必要な基礎的データである。自己のみを必要とするストーリーをベースラインと比較すると、右半球の領域に活性化が見られた。具体的には、右の帯状回、右の運動野、右の側頭／頭頂葉領域である（脳の前方部に位置する帯状回は、これまでにとりあげた複数の研究でもかかわりが見られた）。

心の理論のストーリーをベースラインと比較した場合も、右の前部帯状回に活性化が見られた。この右半球の活動性は、右半球損傷患者は心の理論のテストの成績がよくないという私たちの所見と整合している。右にあげた心の理論のストーリーを理解するには、泥棒の心のなかに入らなくてはならない。

自己と心の理論がともに関係するストーリーをベースラインと比較する分析もおこなわれ、その結果、自己と心の理論という二種類の心的状態帰属を用いたときは、右の前部帯状回と運動野が活性化することがわかった。自己と心の理論がそれぞれ単独で、一定の領域を活性化させるのであれば、両者が関係するストーリーをベースラインと比較したときにも、同じ領域の活性化が見られるはずだ。結果はまさにそのとおりで、自己のみ、心の理論のみが関係する課題で活性化が見られたのと同じ右の前部帯状回に活性化が見られたのである。

これだけでも十分に興味深いが、フォーゲリーたちはさらに分析を進めた。自己が関係する課題すべての結果を見ると、右の前部帯状回、右の運動野、右の側頭／頭頂領域に活性化が見られた。活性化は左の前方部および側頭部にも見られたが、その規模は右に比べて小さかった。心の理論が関係する課題すべての結果を見ても、主たる活性化領域は右の帯状回で、そのほかに右の前頭皮質と左の側頭葉にも活性化が認められた。そして最後に、自己と心の理論の相互作用についても分析がおこなわれた。自己と心の理論の相互作用を必要とする場合に活性化が認められた領域は、右の前頭前野のみだった。

この研究の結果は、私自身を含む多数の研究者が考えてきたことを肯定しているように思える

——この被験者たちで、自己のテストでも心の理論のテストでも活性化が見られる脳領域は、右半球の前方部なのだから。

「右半球＝劣位」説への反証

したがって、右にあげたいくつかの興味深い研究の結果をふまえると、かつては「劣位」半球とみなされていた右半球が、セルフ・アウェアネスと心的状態の帰属については主役なのではないかという議論をかなりの説得力をもって展開することができる。私たちが最初におこなった意識の定義は、自分自身の思考への気づき《アウエアネス》と他者の思考への気づき《アウエアネス》を含むものだった。よってかなりの数の研究結果から、高次の意識の形成には、右半球がきわめて重要であると言えるだろう。

しかしセルフ・アウェアネスはなぜあるのだろう？　自己認知や心的状態の推察ができることに、いったいどんな利点があるのだろうか？　日常生活で、スマーティの箱に入っているのはお菓子なのか、それとも鉛筆なのかをどうしても知らなくてはならない状況におちいることはめったにないが、これから見ていくように、セルフ・アウェアネスは、私たちの行動や思考を形成する能力を生み出すだけではなく、生存そのものに関係するメカニズムも提供している可能性がある。最終章では、セルフ・アウェアネスや心の理論は、個人としての私たちと、人類という種に、どんな利点をもたらしているのだろうかという話をする。

第9章●セルフ・アウェアネスはなぜ存在するのか？
――新しい脳のモデルを描く

進化理論の視点

進化理論学者がよく口にするジョークがある。何週間も獰猛《どうもう》なライオンのあとを追っていた二人のハンターが、あるとき思いがけず、茂みのなかでそのライオンに出くわしてしまった。あいにくなことに、二人とも銃をもっていなかった。ライオンはちょっとたじろいだあと、行きつ戻りつしはじめて、いちばんうまい攻撃方法を考えているようだった。窮地におちいったハンターの一人が、リュックに手を伸ばして運動靴をとり出した。

「そんなものをどうするんだ？」と、もう一人が訊いた。「ライオンより速く走るなんて絶対に無理だよ」。

「ライオンより速く走る必要はないさ」と、一人めのハンターは靴のひもを結びながら答えた。「君より速く走ればいいだけだ」。

言うまでもないが、この話のポイントは、生きのびるためにはかならずしも環境をしのぐ必要はなく、同種のメンバーをしのぐだけでいいというところにある。ニューヨークで育った私がよく耳にした、「ナイフをもって銃撃戦に行くな」という忠告も、そのあたりのことを指している。科学者は、ある特性が存続した理由を進化的な観点から理解するとき、その特性が、それを有する個体にあたえる利点を検討する。食物、安全な住処《すみか》、社会的なパートナーシップといった資源を確実にするなどの利点である。人類の祖先が暮らしていた数百万年前のアフリカの平原のような過酷な環境では、狩猟や防衛に使う道具を完成させた者たちは、そのような能力をもたない近隣の者たちよりも優位に立てたにちがいない。

進化は、そうした特性が次の世代にうまく引き継がれるように「働く」。生殖の有利さを確実にする特性はとりわけ価値が高いので、子孫を残すチャンスを高めるような特性をある個体がもっていると、その特性は「選択される」。すでに見たように、人間とそのほかの霊長類が、ある程度までセルフ・アウェアネスの能力を共有しているとすれば、なぜその能力をもっているのか、いつそれを手にしたのかと、進化理論学者は問いたがる。

人類はセルフ・アウェアネスをいつ獲得したのか

進化研究の基本法則の一つは、「個体発生は系統発生をくり返す」である。憶えやすい言葉だが、それだけではなく、この概念は、人間やほかの動物に見られる行動や認知の起源を理解するうえできわめて重要である。個体発生とは、ある個体の生涯にわたる発達のことで、赤ちゃんからおとなになるまでの過程でとおる発達段階を指す。たとえば赤ちゃんはまず喃語《なんご》が出て、それから一語文を使うようになり、やがて完全なセンテンスを話すようになる。一方の系統発生は、長い期間にわたる種の発達や成長（すなわち進化）を指す。たとえば人類について、四足歩行から二足歩行にいたる移動方法の推移という面から、系統発生を検討することができる。

「個体発生は系統発生をくり返す」のだとすると、赤ちゃんからおとなになるまでの発達過程は、人類の進化の過程をそのまま反映しているということになる。はう・歩く・走るという赤ちゃんの発達を見れば、人類の進化の過程を見ることができそうである。人類は、最初は運動の技能がかぎられていたが、それから基本的な（まだ直立姿勢ではない）動きを獲得し、最後に直立姿勢を獲得して走れるようになった。同様に、子どもが認知能力を発達させる過程を見ると、まずセルフ・アウェアネスを獲得し、次いで心的状態の帰属ができるようになる。この過程を観察すれば、セルフ・アウェアネスの獲得から心の理論にいたる、人類の進化についての手がかりを発見できるのではないかと考えられている。

子どもは認知能力の発達にしたがって、生後一二カ月頃に最初の言葉を話すようになる。一八カ月頃にはセルフ・アウェアネスの徴候が出はじめ、満二歳あたりで基本的な心の理論がはっきりしてくる。四歳になると、高度な心の理論のテストにも一般的に合格するようになり、言語使用をはじめとするそのほかの能力も、自己感が形成されていると考えてさしつかえない程度にしっかりしてくる。個体発生／系統発生モデルを使うと、類人猿の種もこれと同じ認知の過程をとおって進化したと推定できそうだが、なにしろ初期の祖先のふるまいは化石記録には残っていないので、人類がいつからセルフ・アウェアネスをもつようになったかを判断するには、ほかの相対的な方法をとらなくてはならない。

人間とチンパンジーはおよそ五〇〇万年前に共通祖先から分かれた。人間にもチンパンジーにもセルフ・アウェアネスがあるので、共通祖先にもセルフ・アウェアネスがあったと推定できそうである。この場合、セルフ・アウェアネスの能力は少なくとも五〇〇万年前にさかのぼるということになる。一方、もし人間とチンパンジーがそれぞれ独自にセルフ・アウェアネスを発達させたのだとしたら、共通祖先にはセルフ・アウェアネスがなく、したがってセルフ・アウェアネスはもっとあとで発生したということになる。しかし、人間との共通祖先からおよそ一三〇〇万年前に分かれたオランウータンの存在を考えると、それは考えにくい。オランウータンにもセルフ・アウェアネスがあるので、私たちの説にしたがえば、人間とチンパンジーとオランウータンは、たがいが分岐する以前にセルフ・アウェアネスをもつ共通祖先が存在した。そして、そこから分岐した種として、いずれもセルフ・アウェアネスの能力を保持しているということになる。

このモデルは、あるところまでうまくいくが、ゴリラの存在が問題になる。ゴリラが人間との共通祖先から分かれたのはおよそ七五〇万年前であるから、この説にしたがえば、ゴリラにもセルフ・アウェアネスがあるはずである。しかし、先にも述べたように、ゴリラには、あるとしてもせいぜい、かぎられたセルフ・アウェアネスの能力しかない。同じ共通祖先をもつ一部の霊長類と人間がセルフ・アウェアネスをもち、一部がもっていないという事実は、セルフ・アウェアネスという特異な能力に影響をおよぼす別の力が働いてきたことを示唆している。

セルフ・アウェアネスのコスト

進化学者は行動特性をコストとベネフィットという観点からとらえる。飛行機が欠航になり、空港でいらいらしながら待っている人なら、翼はおおいなる進化上の利点だと思うかもしれないが、翼のある動物は一般に二足歩行による移動が苦手だし、器用な手ももっていない。先にも見たように、セルフ・アウェアネスは、自分自身について考え、過去や未来を考慮し、他者の考えを理解する能力の基盤を形成している。これは認知能力のほんの一部にすぎないが、これだけでも、私たちが過ごす時間のかなりの部分が「自己にもとづく」活動に費やされているのはあきらかであり、これらの能力は日々の生活や経験を豊かにする一方で、脳に負担をかけている。

脳は身体器官のなかでもひときわエネルギー消費の激しい器官であり、背負いこんだ認知の仕事に、多くの栄養分や酸素の供給を必要とする。めいっぱい働いているエアコンのようなもので、すばらしい発明品に思えるが、エネルギーの請求書は避けられない。私たちがもつ能力のなかでもきわめて複雑な能力であるセルフ・アウェアネスのコスト／ベネフィットを分析すれば、この特性がどのように発達したのか、日常生活でどのように機能しているのかをより明確に理解することができる。

ここで自己認知の出番である。遠い昔、自己認知のできる先行人類は、ときどき水たまりのなかに見かける「別人」との交流に貴重な資源を使わなくてすんだため、ほかの者たちよりも少し有利だっただろう。自己認知のできるメンバーは、水に映った自分の姿をながめて自分をより健康に、あるいはより魅力的に見せ、したがって生殖の機会をより多く得ることもできたかもしれない。しかしそのような利点はささいなものなので、新たに追加した自己認知という脳機能を維持するために必要になる上乗せ分のエネルギーにみあうほどのものとは、とても思えない。

今日の私たちは、自己認知をあたりまえのように思っている。私たちは、身なりを整えるために鏡を頻繁に使うし、当然のことながら、デートの前には、出勤前よりずっと長く鏡の前にいる。進化学者のなかには、鏡を使って身だしなみを整え、異性から見て望ましい姿にすることで、生殖の面で自分の値打ちをあげることができるという意見もあるだろうが、高度な自己認知には不都合な点もあるかもしれない。たとえば、拒食症の女性は、一般に鏡の前で過ごす時間が異様に長く、鏡をよく使っているにもかかわらず、しばしば本当の身体イメージが誤って知覚されたものをそこに「見る」[1]。拒食症にともなう極度の栄養不良は月経の停止（無月経）を引き起こすことがあるので、この強い自己への没入は、その人たちを生殖の面で不利にしそうである（興味深いことに、拒食症の被験者をｆＭＲＩで見たいくつかの研究では、右の前頭葉が、ゆがんだ身体イメージに関係していた[2]）。

このように、自己認知という基本的な認知スキルのコストとベネフィットを評価するのはむずかしい。自己認知は、セルフ・アウェアネスの能力という、私たちがもっているより大きな能力の副産物の一つにすぎないので、セルフ・アウェアネスが引き起こす可能性のある、そのほかの進化的な利点と不都合な点をいくつか、くわしく見ることにしよう。

自己関連の感情はなぜ存在するのか

憤り、誇り、ねたみ、当惑、うしろめたさなどの感情表現がまったく見られない親戚の集まりというものを、想像してみよう。そんなものがありうるだろうか？　そのような感情は人生の綾《あや》をもたらすが、その一方で挫折感や苦痛の原因にもなる。だから私たちは、なぜそのような感情があるのか、どんな進化的利点があるのだろうかと考える。

遠い昔に人類の祖先の一人が、かすかなセルフ・アウェアネスを初めて経験した。その抽象的な自己の表象は、さまざまな状況にある自分自身を想像したり過去の出来事を考え直したりできるようになる、さらには未来の計画を立てることもうまくなるといった、即座の利益をもたらしたかもしれない。彼はたとえば、不首尾に終わった狩りのことを思い出し、次回は逃げ道を断っておく必要があるとさとったかもしれない。そしてそのような認知的ゴルディロックスを遂行する能力が、彼を集団のほかのメンバーよりも有利にしたかもしれない。

現代の人間はまるで時計の振り子のように、たえず自分を過去や未来に置いて、有効な行動をいっそう効果的にしたり、昔の失敗から学んだりする。日々の生活でも、今度のデートや就職の面接に何を着ていこうかなどと、たえず想像する。友人や近所の人に言った言葉を思い出し、その失言に冷や汗をかくこともある。先日、私の学生が、まぢかに迫った学会発表のことを心配していた。予演会では、発表後の質疑応答のときに、固くなってしまってうまく話せなかった。そこで本番はそんなことにならないように、割り当て時間をほぼいっぱいに使って発表し、質問時間が一分くらいしか残らないようにしたほうがいいだろうということになった。そうすれば、ばつの悪い思いをしなくてすむ。このようなことを考えるコストとその見返りを直接に比較評価することはできないが、私たちがあきらかにそれを日常の行為に取り入れているのに対し、ほかの動物（およびセルフ・アウェアネスがそこなわれている人）は、この能力を欠いている。私たちは予定された出来事を経験している自分を思い浮かべることができるので、一つ一つの行動をいちいち試行錯誤せずにすみ、時間とエネルギーと資源を節約できる。

感情的自己のやっかいな側面

しかしそのような利点がある一方で、不都合な点もあるかもしれない。時計の振り子がまんなかにとどまらないのと同じように、未来のことばかり考えたり、過去に拘泥《こうでい》しすぎたりすると、現在のことを考える時間が少なくなりすぎてしまうかもしれない。あれこれとたくさんの未来のシナリオに自分をあてはめすぎて行動を起こせない、「分析麻痺状態」におちいってしまうかもしれない。あるいは的外れな予測をして、悪い方向に考えすぎたり、逆に楽観的になりすぎたりすることもあるだろう。もし私が、妻に内緒で新しいスポーツカーを買ったら妻も自分と同じくらいそれをうれしがるだろうと思ったとしたら、その考えは、現実をたっぷり投入して調整しなおす必要があるだろう。

自己関連の能力や感情は、過去を省みるときにも不都合に作用するかもしれない。たとえば人は憤懣《ふんまん》を感じるとき、単に怒ったり不安になったりするのではない。怒りや不安は自己感を必要としない感情である。憤懣 resentment は、文字どおり「ふたたび感じる」もので、人は憤懣をもっているとき、ネガティブな体験をくり返しよみがえらせては、だれかの言動を何度も思い出しがちである［resentment の動詞形 resent は、フランス語の ressentir、古期フランス語の resentir＝re＋sentire（「感じる」という意味のラテン語）に由来する］。不愉快ないざこざのことを思い返して、こう言えばよかったと考えたり、その嫌な相手をつかまえて気の利いた言葉を返しているところを想像したりする。また私たちは、現在の自分を悪く考えてしまうこともある。うつ病の人はしばしば、本当はこうすべきだ、このようでなくてはいけないと考える——「仕事をするべきなのに」「もっと体調がよくなくてはいけないのに」など。

プライドという、自己にもとづく感情も、これと同様のやっかいな問題を引き起こす。「自分はこれをやった」という達成感を経験した人は、それをここちよく感じ、またそれを味わおうとするだろう。動物をとらえる罠《わな》をなんとかうまくつくった先行人類は、それを達成したことで、（もちろん、ごちそうも手に入れただろうが）おおいにプライドを強めたことだろう。プライドは、アイディアや道具や戦略を開発する、大きな動機づけ要因となってきたはずだし、初期のリーダーたちは大きなプライドをもってその支配を維持していたのではないだろうか。こうした想定の根拠になっているのは、成功をおさめている生産的な人がおおむね自分のあげた成果にプライドを感じている、現代社会でのプライドのありかたである。またプライドは、子どもをうまく育てる、家族を養えるといった進化的に有利と思えることがらにもつながる。しかし、人は私生活でも、職業生活においても、「我が強い」人や「自分本位」の人には魅力を感じない。自己陶酔的な自慢はたいてい逆効果を招くが、反対に、自分があげた成果に十分なプライドをもっていないのは、自尊心が低いあらわれかもしれない。

罪悪感や恥の感情にも同様の利点がいろいろあって、ときには進化心理学者が期待していないかもしれない方向で役立つ。一般に殺人や強盗といった、社会にとって有益ではない行為は、行為者本人にとって利益になる可能性はあるかもしれないが、罪悪感や恥の気持を起こさせる。たとえば性暴力やレイプは遺伝子が継承されるチャンスを増加させるが、人間の社会では罪悪感や恥の感情がそのような行動をとる可能性を減少させる。一部の霊長類の社会では、オスはメスと配偶するときに、そのメスと前のオスとのあいだにできた子どもを殺し、子どものなかに自分の子以外の子どもが存在してしまう可能性をなるべくおさえようとする。この行動はチンパンジーのあいだで観察されているので、チンパンジーに「罪」の感情が欠けているのはセルフ・アウェアネスがない証拠だという議論が出てくるかもしれない。しかし進化心理学者はこれに対して、人間の父親にも同じパターンが見られると反論するだろう。父親が血のつながりのない子どもを虐待したり殺したりする率は、遺伝子を受け継いだ実の子どもに比べてはるかに高いのである。

多くの臨床心理学者によれば、憤懣、プライド、罪悪感、恥といった自己関連の感情はきわめて非生産的で、精神的苦痛の原因にもなるし、別のやりかたをしていればどうだっただろうかなどと考えて眠れなくなったり、時間をむだにしたりする原因にもなる。認知療法のセラピストは、こうであるべきだという「べき人間」にはならないようにと忠告しているし、クライアント中心療法を提唱したカール・ロジャーズなどの人間性心理学者は、自分を非現実的な理想化された自分と比べないようにと私たちに呼びかけている。しかし自己関連の感情は、生産的な仕事をしたり、いい結果を出したり、さらにがんばったりする動機づけにもなる。自己関連の感情が、このように利点と欠点をあわせもっていることを考えれば、セルフ・アウェアネスの利益がどのくらいコストにみあっているかを判断するには、もっとつっこんで検討する必要があろう。

心の理論――真の利点

進化心理学者のなかには、自己関連の感情がもつ真の利点は、単に自分自身をどう思うかに関係する感情にあるのではなく、対人関係から派生するさらに複雑な行動にあるのだという意見もあるだろう。そうだとすると、セルフ・アウェアネスのコストに対する真の補償は、心の理論の能力と、それに関連する共感や欺瞞によって生じるのかもしれない。

「共感」という言葉は一般に、ほかの人の体験や気持に関係している。あなたのパートナーがいつも、あなたの考えや気持に共感することができないとしたらどうだろうか？　帰宅したあなたが腹を立てながら、今日は上司が嘘をつき、会議の席であなたをどなりつけ、あなたがした仕事を自分の手柄にしたと訴えても、相手はほほえむだけ。昇進した、宝くじがあたった、ひいきのホッケーチームが優勝したと興奮して話しかけても、同じようにほほえむ。こういう関係ではしあわせな結婚生活は送れないだろうから、進化的にマイナスの結果につながるだろう。

真の共感には、他者がどんな気持であるかを理解して、自分自身の体験と関係づける、心の理論の能力が必要である。私たちはほかの人の心の状態を共有することによって、個人や家族や文化のあいだに結びつきをつくり、社会をまとめあげる。個人でいるよりも集団のほうが生存のチャンスが高くなるので、共感がもたらすこの利益で、脳がこうむるコストの少なくとも一部は正当化されそうである。しかし、たしかに共感は人との結びつきを強めるかもしれないが、心の理論から引き出される最大の利益は、もっとずっと利己的なスキルである欺瞞の能力、すなわち私たち人間に最大の進化的な強みを保証する能力に起因しているのかもしれない。

欺瞞を働くには、自分の思考を明確に把握していることと、他者の思考を「読みとる」能力が必要である。もしXが、何かが本当だとYに思わせたければ、ものごとをどのように操作すればYの現実感覚にあわせられるかを承知していなくてはならない。たとえば私が職場を早引きしてビーチに行くのに、同僚をだまして図書館に行くと思わせたいとしたら、同僚の心的状態を予想しなくてはならない。そのためには、自分の心的状態をモデル化して、それを彼の心的状態に投影し、相手についての関連情報にもとづいて修正をくわえたうえで、それにしたがってプランを立てる必要がある。まず、自分自身の心的状態をモデル化し、自分が人を見て調べものをしに行くのだなと判断するときに、その判断の手がかりとなるそぶり――たとえば、調べるべき文献のリストをひらひらさせながら研究室を出ていくなど――を考えなくてはならない。次に、それを同僚の心的状態にあてはめ、過去にその人とどんなやりとりがあったかなど、一定の要因を計算に入れる。この調整の過程で視点取得を一歩進めて、図書館に行くなら論文のコピーをとってきてくれないかと頼まれるかもしれないと「推量」し、嘘がばれないように、その日はずっと図書館にこもって研究室には戻らないとつけくわえるなど、自分が言う予定の言葉を修正するという場合もあるだろう。このような欺瞞には、行動の自発（図書館に行っていたという偽《にせ》の証拠を提示する）と、行動の抑制（ビーチタオルを車に置きっぱなしにしない）がともなう。

自分の心のなかで起こるこのような認知の対決は、欺瞞の最初の段階にすぎないのに、非常に複雑で、脳のリソースを大量に消費する。しかし人類の進化史において、欺瞞は、欺瞞を働く本人をどれほど有利にしてきたことだろうか。たとえば私が、昔のきびしい環境のなかで、具合が悪くて仲間と一緒に狩りに行けないというふりをしたとしよう。この欺瞞のおかげで私は身を危険にさらさなくてすみ、仲間はエネルギーの蓄《たくわ》えを使って危険に対峙《たいじ》することになる。また私はそのあいだに、一人で果物を見つけたり獲物をしとめたりしたかもしれない。私が別の欺瞞を働いてそれを秘匿し、自分の血縁者にたくさんの食糧がいきわたるようにしたとすれば、家族の生存を確実にできただけでなく、自分の遺伝子が継承されるチャンスも大きくなっただろう。

生まれながらの嘘つき

欺瞞があらわれる年齢は、セルフ・アウェアネスが芽生える年齢と近いという話はすでにした。研究が示すところによれば、欺瞞は早くも生後二年めのなかば頃にあらわれ、三歳以降も発達をつづける。(3) マイケル・ルイスの研究では、子どもの気をそそるようなおもちゃを置いた部屋に三歳前後の子どもを入れ、そのおもちゃにさわってはいけないと言い聞かせて、その部屋に一人で残した。(4) すると一人になった子どもの八八パーセントは、おもちゃにさわった。しかしさわったことを認めた子どもはそのうちの三分の一だけで、ほかの子どもたちは、さわらなかったと答えたか、あるいは何も答えなかった。この研究は、六六パーセントあまりの三歳児が嘘をつくことを示している。ここで明確にしておくべき点が二つある。第一に欺瞞は、セルフ・アウェアネスの獲得のすぐあとにつづいてあらわれる。第二に、低年齢児で欺瞞が見られる割合は非常に高い。

この研究について、重要な追試が近年におこなわれた。この研究では、三歳児と五歳児を対象に、気をそそられる物にさわったことを否定するという同じタイプの設定のほかに、伝統的なタイプの心の理論課題も実施された(5)。その結果、三歳児はおよそ八〇パーセント、五歳児は一〇〇パーセント近くが嘘をついた。この高率もまた、人間には嘘をつく性向があるらしいという事実を指している。またこのデータは、子どもの年齢があがるにつれて欺瞞の割合が高くなるということも示している。

この研究では、さらに重大な所見も得られた。心の理論課題の成績がいい子どもたちの九七パーセントが嘘をついたのに対し、成績が悪かった子どもたちのうち嘘をついたのは五六パーセントだったのである。この所見は、欺瞞と心的状態の帰属が結びついていることを裏づけている。人の心を読むのがじょうずになればなるほど、欺瞞を働く見込みも高くなるのだ。したがって私たちは、個人的利益を得るために、人の心を読むスキルを利用しているものと思われる。

低年齢児のあいだにこれほどの高率で欺瞞が見られることを考えると、人間はもともと欺瞞を働くようにできているのではないかと思える。私は、人の心を読む能力をもっているということが、ほぼそのまま欺瞞を働くことにつながるのではないかと思っている。この実験では、嘘をついた子どもは、自分に都合のいい利益を得る（罰は受けない）設定になっていた。また、心の理論課題の成績がいい子どものほうが嘘をつく傾向が見られた。つまり、人の心を読むのが得意であれば、それだけ欺瞞を働く見込みが高いのである。したがって心の理論と欺瞞とのあいだに強い関係があるのはあきらかであり、そのような欺瞞はまちがいなくなんらかの進化的な利益をもたらすだろう。

セックスとの関係は？

個体発生が系統発生を理解する参考になるとすれば、私たちの遠い祖先も欺瞞の能力をもっていたと予測できる。また五〇〇万年前に人間との共通祖先から分かれたチンパンジーも欺瞞の能力をもっているところから、遠い祖先もこの能力をもっていたという想定ができる。

欺瞞がもつ利点は、生殖の面でとりわけ重要のようだ。先にチンパンジーの話で出てきたように、低位のオスはしばしばメスとの交尾が「禁制」になっているので、交尾の過程を隠すなど、欺瞞的な戦略を考え出さなくてはならない。低位のオスは、高位のオスをだますことで、自分の遺伝子を次の世代に伝えるチャンスを得るのである。欺瞞は、人間でもそのほかの動物でもよく見られるので、配偶行動における欺瞞の役割を専門に調べる分野もある。

私は以前、アメリカ北東部（ニューヨーク周辺の諸州）の学部学生のデート行動を調べたことがある[6]。この研究の対象になった学生たちは、生殖の有利さを獲得するために、デートの約束を取りつけようとし、そのために欺瞞を働くこともしばしばあった。使う策略には性差があった（男子の嘘は自分の収入や交際に対する真剣さの程度について、女子の嘘は体重や年齢などの身体的な属性についてだった）が、ほかの研究者による結果と同様に、この研究でも、人はよく嘘をつくこと、配偶の機会を確実にするのに有用だとわかっている場合はとりわけそうであることがわかった。

人間はいくつかの理由から、ほかの霊長類よりもこの種の欺瞞を得意とする。人間はほかの類人猿とは違って、生涯にわたる一夫一婦婚の関係をつくることが多いので、おそらくそれが、欺瞞を実践する舞台を設定するのだろう。男と女は、こと生殖の面においては、生理的構造が非常に異なる。男は思春期から老年期まで大量の精子をつくるので、子どもをつくれる可能性は無限に近いが、女は生殖機能のしくみによる限界がある。たとえば、受精可能な卵子は通常、月に一個しかできない。妊娠期間は長いし、出産後も授乳中は生殖力がない場合が多く、中年になると閉経する。また、夫婦のあいだに生まれた子どもは何年間も両親の世話を必要とするので、それが両親をしっかりと住処に結びつける。男女の違いは、一夫一婦婚の夫婦のあいだにずれを生じさせるもとになる。生殖の機会を最大にしたがる男は、ほかの場所で配偶相手を探し求めるし、婚外の関係をもった女性は、生まれた子どもを夫に扶養させるために、自分の子どもだと思わせなくてはならないだろう。こうして妻は夫をだまし、夫は妻を欺く。

しかしもし人間が何百万年も前からずっと、それほど頻繁にたがいをだましてきたのなら、なぜ欺瞞を見抜く対抗手段が発達しなかったのだろうか？　前述のように、配偶の機会がかかっているときは、ジェンダーによって異なる欺瞞が高い率で見られる。

ひょっとすると、それに応じて欺瞞を無効にする能力があるのかもしれない。私の同僚のエレニー・ディモラス、シャーリー・ウェンダー、ドナ・デイヴィスは、嘘を言っている役者と本当のことを言っている役者が出てくるビデオ映像を学生に見せ、だれが嘘を言っていると思うか、その判断にどれくらい自信があるかを聞く、一連の実験をした。その結果を見ると、女性は欺瞞者を見分けるのがうまく、男性はあてずっぽうで推測しているようだった。おもしろいことに、男性は女性に比べてこの課題の成績が悪かったにもかかわらず、自分の判断に自信をもっており、非常に成績がよかった女性のほうは、それほど確信をもっていなかった。

また女性は、男性が嘘をついているときのほうがそれを判断するのがうまく、女性が嘘をついているときはそれほどでもなかった。このことから女性の欺瞞検知器は、配偶の機会が問題になっているときに敏感に働くようになっているのではないかと私たちは考えた。そこで、ビデオの男性が被験者の女性とデートをしたがっているという設定と、被験者の女性に就職の面接をしているという設定で実験をしてみた。すると女性たちは、「面接者」の欺瞞よりも「デート相手」の欺瞞のほうを、有意にうまく検知した。これは、女性は配偶がかかわる可能性があると、男性の嘘をより敏感に察知するということを示している。したがって欺瞞と欺瞞の検知を仲介しているのは、性にかかわる場面で私たちがする「駆け引き」なのかもしれない。

配偶と欺瞞の関係によって、霊長類のあいだに見られるセルフ・アウェアネスの能力格差も説明づけられるかもしれない。先にも述べたように、研究対象となったチンパンジーのうち、セルフ・アウェアネスが認められたのはおよそ半数である。それにチンパンジーのセルフ・アウェアネスは、それほど長いあいだ「オンライン」状態に保たれるわけではなく、遅く発達して、早く消える。またチンパンジーにも欺瞞は見られるが、それほど頻繁に使われるわけではない。ゴリラはセルフ・アウェアネスをすっかり縮小させてしまったらしい。私たちは、すべての類人猿を生み出した祖先には、おそらくセルフ・アウェアネスがあっただろうと考えているが、コストに見合うほどの利益がないために縮減された可能性がある。

類人猿はどの種もみな、複雑な社会的関係をもっているが、人間とは違って一雌《いっし》一雄《いちゆう》の関係を形成せず、性的なペアリングの機会も多い。このように生殖の機会が多数あるので、遺伝子を子どもに伝えるのに、人間が備えている欺瞞の戦術のレパートリーをすべて備える必要はなく、セルフ・アウェアネスの能力は、「使わないものは失われる」という格言のとおり、時の経過とともに衰退してしまったのかもしれない。性がかかわる状況で欺瞞を働く傾向をもち、それが功を奏することは、人間がセルフ・アウェアネスをもつ利点の説明づけとして、きわめて重要なのかもしれない。

なぜ自己を欺くのか

人間は、ほかの人間を欺いて資源や生殖の有利さを得るのも得意だが、実は、自分自身を欺くことにもたけているようである。

私たちはしばしば、自分の考えに影響をおよぼしている内的事象や外的事象に気づいていない。私たちは多数の事実ではないことがらを信じながら人生を送っているし、記憶にさえ残っていない刺激によって脳が「下準備」されていることもある。考えを誤らせる要因はたくさんあるが、進化的な観点から見ると、私たちが自分自身を欺くのは、うまく嘘がつけるようになるため、あるいは心の痛みから自分を守るためなのかもしれない。自分は本当のことを話していると思いこんでいれば、自分に有利に働く嘘を効果的につくことができる。しかしもし、自分の嘘を完全に信じこんでしまったら、かんばしくない選択をしてしまうかもしれない。フロイトの説によれば、自己欺瞞には、再体験するにはつらすぎる記憶から自分を守るという利点があり、人は自己欺瞞で自分を守るか、さもなければ自分を不快にさせるような思考や感情を抑圧するのだという。

私たちは日々、無意識のうちに自分を欺いているのかもしれないが、意識的な意図によって思考を抑える場合もあって、それには右の前頭領域が関係しているらしい。ある研究で、男性被験者一〇名にfMRIをとりながらポルノ映画の場面を見せた。[7] 実験条件は、映画を見ながらふだんと同じようにしてもらう（性的興奮をそのままにする）場合と、自然な反応を抑えてもらう場合の二とおりに設定した。すると、反応を抑えようとしているとき、みごとに一〇人の被験者全員の右前頭葉に活性化が見られた。

この結果は、自分の思考を意図的に操作しようとするとき、右前頭領域がそれに関与していることを示している。この研究は性的衝動に焦点をしぼっているが、自分の考えを転換しようとする、そのほかの場合についても、これと同じことが推定できそうである。意欲を高めるためのテープ教材を聞いているときや、自分自身に対する見方を変えようとしているときの私たちは、どうやら右半球を働かせているらしい。この所見は、嘘を検知しようとしているときに右半球が活性化するという、欺瞞検知に関する研究でも確かめられている。右半球優位の左利きの人は、右利きの人よりも欺瞞の検知が得意で、右半球損傷患者は欺瞞の検知が苦手である。したがって右半球は、自分の思考について考えることにも、その思考を人に対してだけでなく自分自身に対して操作することにも、優位性をもっているらしい。

新しい脳のモデル

ウィリアム・ジェイムズは、自己とは時にまたがって持続する存在であり、過去、現在、未来は、自分自身を理解するうえで重要な構成要素であると示唆している。先にも見たように、セルフ・アウェアネス、心の理論というきわめて高度な認知能力は、その自己をつくり出すために私たちが用いるツールである。自己関連の情動は、私たちが周囲の環境や他者との関係をどのように感じるかを調節する。高度に進化した欺瞞の感覚は、実は、種としての人間の存続そのものに役立っているのかもしれない。私は、人間がもつさまざまな認知能力のなかでも、セルフ・アウェアネスの感覚こそが、私たちを完全な人間として特定するものだと主張したい。

左脳が言語や運動に重大な役割をはたしているのはわかっているが、セルフ・アウェアネスと心の理論に右半球偏向があることが実証されている以上、もはや、右半球が認知能力にはたす役割は副次的なものでしかないと考えることはできない。自己や他者の心的状態のモデル化に右半球があきらかに関与していることは多くの研究者によって示されている。ノーベル賞受賞者のロジャー・スペリーも、意識という面で右半球は少なくとも左半球と同等であると述べているし、右半球のほうがむしろ優位ではないかと論じている研究者もいる。

右半球が言語なしで自己感を維持していることは多数の証拠によって示されているので、自己感すなわち意識は、言語から独立していると推測できる。すでに見たとおり、話すことのできない人間以外の霊長類も、ギャラップの鏡のテストや、そのほかの心の理論のテストに合格できる能力をかなりの程度にもっている。また、これも先にとりあげたことだが、右半球は単独で自己の識別ができ、その一方でアスペルガー症候群などの患者は、言語スキルは正常だが心の理論に欠陥がある。

意識において、言語が重要な役割を担っていないと言っているのではない。言語体験を多く重ねるほど、他者の心に対する見通しもよくなる。しかし言語の役割は、完全に発達した意識にとって、必要条件でもなければ十分条件でもない。これにくわえて右半球は、言語コミュニケーションにおける非言語的な手がかりの多くにきわめて重要であるし、非言語的な情報の生成と理解、情動の読み取りは、ともに優位半球である右半球によって成立しているようである。私は、心の理論は言語に無関係だと言っているのではなく、私たちの意識の定義づけには、言語をもっと「細やか」にとらえた概念が不可欠だと提言しているのである。

意識に対して、セルフ・アウェアネスと右半球が、これまで想像されてきたよりもずっと重要な役割をはたしているのはあきらかである。自己という観点から右半球に注目すれば、まったく新しい角度から脳を考えることができる。したがって新しい脳のモデルは、自分自身と他者への気づきの確立と維持に対する、右半球の第一次的な重要性を考慮にいれたものでなくてはならない。

謝辞

妻のアイリーン・カリッシュに、その愛情と思いやりに対して感謝したい。彼女は、このモビールをつなぎとめる膠《にかわ》の役目をはたしてくれている。

私のエージェントのディアドラー・マランにも、そのビジョンと忍耐に対してお礼を言いたい。彼女の労を惜しまない仕事ぶりを、とてもありがたく思っている。また、この本をつくりあげてくれた編集者のジュリア・セレブリンスキーからは、すばらしいコメントと、すぐれた洞察と、多大なフィードバックをいただいた。

ブルース・マカチャン、グレン・サンダーズ、フィリス・フリーマンの各氏は、私が研究者として成長するのを助けてくださった。フィリスには、まるで母親のような気づかいをいただいたことにも感謝したい。また、本書の執筆にあたっては、多数の研究者の方がたが重要なかかわりをもってくださった。全員のお名前をあげることはとてもできないが、マーク・ウィーラー、ブライアン・レヴィン、ドナルド・スタス、ローン・ジョゼフ、トッド・ファインバーグ、ジョルジョ・ガニス、スティーヴン・コスリン、ステファニー・フロイント、マーク・ジョージ、ダイアナ・ヴィンセント、ジョゼフ・カズンズ、カンワルジット・アナンド、アート・アロン、ビル・ホプキンズ、サラ・ホリー・リザンビー、ハンス・ルー、スチューデンツ・エレニ・ディモラス、シャーリー・ウェンダーの各氏には、とくに謝意をあらわしたい。また、支援と助言をいただいた州立モントクレア大学にもお礼を申しあげる。

友人や家族にも、その忍耐に感謝する。なかでもすばらしい言葉や絵を贈ってくれたシャノン、そしてトニー、トラヴァサノ家の方たち、ローレル、アダムとパム、マリオン、ニッキー、そのほかニューパルツ在住の方がた。ペリー・ストリート五〇番地のみなさんには、とくにお礼を述べたい。マロイ家のジム、ジェシー、フランクは、いまはどこにいらっしゃるかわからないが、おおいに感謝している。ケリー・ピーターズとテレサ・ラヴォアには、その健全さと友情に。それからフェイ、ポテンシャル一家、ハムスター一家にも感謝したい。

この本の原稿はおもに、ニュージャージー州ジャージー市八番通り二三一の小さなコーヒーハウス、「ベイシック・フード・アンド・ベヴァリッジ」で書いた。カフェイン抜きのおいしいコーヒーと、無料の（そして内緒の）インターネット接続がなかったら、この本はできあがらなかっただろう。ぜひみなさんに、この店に出かけてコーヒーを楽しんでほしいと思う。スタンリー・カップを二度勝ちとったニュージャージー・デヴィルズ、ＥＣＭレコード、ヴィレッジ・バンガード、トニー・クーニン、スティーヴィ・レイ・ヴォーンにもお礼を言いたい。

ニューヨークで、そしてどこかほかの場所で、愛する人をなくされたすべての人たちに、愛と希望を送ります。みなさんが平和でありますように。

解説　「鏡のテスト」の結果は何を意味するのか

田谷文彦

近年、利己的でナルシスティックな価値観がはびこっているようだ。ちまたで言われているように、自由市場経済が牽引《けんいん》した合理的で利己的な経済人のモデルが文化として浸透し、利己主義的な価値観を煽り立てているのであろうか？

一部のＩＴ企業の経営者は、株式を大量に取得したことを武器として、相手企業に協力関係を要求したが、拒絶される結果に終わっている。信頼関係の構築を自ら放棄しておきながら、相手企業に対しても自らと同じ「合理的」基準でものごとを判断することを期待したことになる。このような、他者の意志を無視した利己的行動の増大は、旧来の日本的な企業の経営手法とはそぐわないものと考えられており、社会的な不安を呼んでいる。

本書では、脳科学という立場から、自己と他者の関係性の問題に切り込んでいる。自らを客観的に省みることによって、自分の心を相手に投影することが可能となり、その結果、他者の立場を想像する能力が生じるというのが本書の見解である。そのような能力の喪失が、利己的な行動の一因となっていることが示唆されており、利己主義の増大を懸念する読者にとって興味深い材料を提供してくれるだろう。

本書の著者ジュリアン・ポール・キーナンは、鏡のテストの考案者として著名なアメリカの心理学者ゴードン・ギャラップ・ジュニアのもとで、自己という問題に野心的に取り組んできた神経科学者である。二〇〇一年、イギリスの学術雑誌『ネイチャー』に掲載された「自己認識と右脳半球」(self-recognition and the righthemisphere) と題する論文の中で、自己の顔の認識は、他者の顔の認識とは異なり、右脳半球で優先的に処理されていることを示した。それまで、言語処理が行われている支配的な左脳に対して、右脳は従属的な存在であると考えられる傾向があったが、右脳がセルフ・アウェアネスに関わることが示唆されたことにより、脳科学界に議論を巻き起こすに至った。彼らの主張に対する反論を含めて、自己認識が一つの重要な研究テーマとして扱われるようになったのである。たとえば、カナダの心理学者アラン・モーリン博士は、自らに話しかける行為すなわち内言においてセルフ・アウェアネスが重要であることを主張したうえで、言語機能を担う左脳が関係していることを指摘している。また、アメリカの神経科学者マイケル・ガザニガ博士のグループは、分離脳患者を対象に同様の顔認識の実験を行い、自己認識の過程では左脳が優位であり、右脳は親しい他人の顔を認識する際に優位となることを示している。

そのキーナンが、ギャラップ博士およびアメリカの人類学者ディーン・フォーク博士の協力のもと、自己と右脳に関する多種多様な研究を紹介し、セルフ・アウェアネスにおける右脳の重要性を仮説として提示したのが本書である。

本書で扱っているテーマは、大きく分けて三つある。セルフ・アウェアネス、心の理論、自己認識の右脳局在である。そして、この三つのファクターを繋げているのが鏡のテストである。

著者は、自己の存在を省みる能力であるセルフ・アウェアネスが、他者の心を理解する能力、すなわち心の理論を獲得する上で不可欠であり、大脳の右半球こそがセルフ・アウェアネスや自己認識にとって重要であることを主張している。同時に、鏡の中に映し出された自分自身の姿を認識することができるかどうかを判断する鏡のテストが、セルフ・アウェアネスの存在を確認するための指標となりうることを主張している。

自己を内省する能力が、心の理論を獲得するために必要であり、その結果として、他者に共感したり、欺瞞を働いたりすることが可能となるため、進化の中で発展してきたのではないかとする本書の主張は強い説得力を持つ。また、本書で紹介されているマイケル・ルイス博士の、幼児期における親との密接な関係すなわちアタッチメントが不安定なほど自己認知が早い時期に発達することを示した研究は、最初に遭遇する他者である親との関係が自己形成に大きな影響を及ぼすことを示唆しており、現代における利己的な価値観の増大を考察するうえでも興味深い。

もっとも、親の存在が安全基地として働くというプラスの側面もあり、単純にアタッチメントを減らせば他者に共感する能力が生じるわけではないだろう。親子の間の信頼関係を築きつつも、むやみに子どもに迎合するのではなく、他者の存在を実感させることが必要なのかも知れない。核家族化によって子どもが他者と関わる機会が減少したことや、自由放任という仮面を被った親の無責任が、現代の利己主義の増大に一役買っているのではないかと思えてくる。

本書で扱われている事例は、動物実験から神経疾患の例に至るまで多岐にわたっており、いずれも興味深い。自己と他者の関係性を考える上で多くのことを示唆しており、これから、この問題に取り組みたいと考えている人にとって、格好の入門書となるだろう。同時に、いくつかの点では留意する必要もある。

*

鏡のテストでは、チンパンジーなどの動物に麻酔をかけて、額にマークを付けておく。マークを付けられた動物が鏡に映し出された自らの姿を見たときに、このマークに気がつくのかどうかを観察する。鏡なしでは気づかなかったマークを、鏡を見た後しきりに気にする行動を示せば合格である。このテストに合格すると考えられている動物は、人の他にはチンパンジー、オランウータン、イルカだけである。人間の幼児でも、このテストに合格するようになるのは二歳前後であると考えられている。この鏡のテストの結果は、何を示しているのだろうか？　セルフ・アウェアネスの存在をあらわしていると言って良いのであろうか？

脳損傷患者のなかには、鏡に映し出された存在と現実の存在の関係を理解できない人たちがいる。「鏡失認」と呼ばれる症状で、『脳のなかの幽霊』の著者であるアメリカの神経科の医師V・S・ラマチャンドラン博士が最初に報告している。この鏡失認は、半側無視と呼ばれる症状を治療する試みの過程で発見された。半側無視の患者は、自分の左側の存在を無視する。鏡に映っている自分の顔の左半分の化粧を忘れ、食事の際には左側の食べ物には手をつけない。ラマチャンドラン博士は、無視されてしまう左側を鏡に映し出すことで気がつかせることができるのではないかと考えた。ところが、患者は鏡に映し出された左側を感じ取ることができず、鏡に向かって手を伸ばしたのである。

ちょうど同じ頃に、ドイツのフェルディナント・ビンコフスキ博士らのグループが、半側無視を伴わない純粋な鏡失認の例を報告している。この純粋な鏡失認の患者は、左半視野に限らず、鏡に映し出された空間と現実の空間を区別することができない。

著者のキーナン博士は、人の幼児発達の実験で、鏡のテストに合格することと、罪悪感や恥、誇りなどの自己意識的情動、一人称代名詞の使用開始、自伝的記憶の徴候、自己の思考に対する理解などが相関を示すことを根拠に、鏡映像を理解することが、自己認識の指標となることを主張している。彼が主張する通り、鏡映像の理解には、自己を認識し客観的にモデル化する能力が不可欠なように思える。しかし、この二つの能力がイコールであると言ってしまって良いのであろうか、依然、疑問は残る。

どうやら、人は自らが見ている映像に解釈を感覚的に貼り付けているらしいことが分かっている。よく知っている漢字をじっと眺めていると、それまで当たり前のように感じていた漢字に対する認識が崩れてきて、何やらその文字がどこか間違っているような奇妙な感覚に襲われることがある。このような現象をゲシュタルト崩壊と呼ぶ。もちろん、描かれた文字が変形するわけもなく、我々の文字の解釈としての感覚が薄れてしまうのである。

このような解釈には、意味を指し示すものだけではなく、親しみなど情動的な感覚も含まれる。

カプグラシンドロームと呼ばれる症状では、自分の両親を始めとする親しい人たちを、その顔を認識しているにもかかわらず違う人間であると断言する。場合によっては、エイリアンが親の姿形を模倣して乗っ取ってしまったのだと言い出すこともあり、顔の認識ができなくなってしまう相貌失認とは区別される。逆に、フレゴリシンドロームと呼ばれる症状では、まったく見知らぬ相手に対して、自分自身や夫、妻のような身近な相手を見出してしまう。このような意味や情動的な解釈の貼り付けのズレは、人に対してだけではなく、環境に対しても作用する。

先に取り上げた鏡失認の患者たちは、鏡に映し出された自らの姿や周囲のものが鏡映像であることを認識できないが、彼らは自らを客観的にメタ視する能力、ひいては他者の心を推測する能力をも失ってしまっているのだろうか？　もはや、罪悪感や恥、誇りを感じることはないのだろうか？　残念ながら、この疑問に対する回答は実際の患者の症例報告を待つ必要があるが、直感的には受け入れがたい結論である。鏡失認の患者が失ってしまったのは、あくまで鏡映像であるという解釈を貼り付けるための能力であり、セルフ・アウェアネスまでを失ってしまったとは言い難い。しかしながら、この二つの能力が同時期に発展するという事実は無視することができず、セルフ・アウェアネスが鏡の中の自己を認識するために必要である可能性は否定できない。

また、心の理論についても、依然としてさまざまな議論が展開されている。幼児の発達研究などでは、通常、誤信念課題と呼ばれる実験が用いられる。イギリスの心理学者サイモン・バロン＝コーエンは、自閉症の患者がこの誤信念課題をクリアすることができないことを主張している。ドイツの霊長類学者マイケル・トマセロは、綿密に計画された実験により、チンパンジーなどの霊長類に心の理論があるかどうかを調べた。チンパンジーには「スマーティ・テスト」を行うことはできないので、代わりに、他者の視線を利用したタスクを用いる。アメリカの霊長類学者ダニエル・ポヴィネリは否定的な見解を示しているが、人と比べるといくらか限定されているとはいえ、チンパンジーが他者の意思を読み取る能力を持つことを示唆する実験結果も出ている。チンパンジーが鏡のテストに合格することが、心の理論を持つことを示しているのかどうか、今後、さらなる研究が必要であるが、何らかの関連があることは確かなようである。

＊

次に、自己認識の右脳局在について考えてみよう。神経科学の歴史の中で、左脳と右脳の側性化の問題は、古くから大きな謎として横たわっている。本書の中でも触れられているように、長い間、左脳が支配的であり、右脳は従属的な存在であると考えられてきた。その主な原因として考えられるのが、言語機能の左脳局在である。現在では、左右分離脳患者の研究で著名なアメリカの神経科学者ロジャー・スペリーらが主張するように、言語的な処理を除けば、右脳も同等に高度な機能を有していることが分かっている。スペリー博士と共に左右分離脳患者の研究に従事したガザニガ博士は、進化の過程で、限られた容積の脳で高度な認知処理を行うために、左右の脳の側性化が進んだ可能性を示唆している。

それでは、キーナン博士らが主張している、セルフ・アウェアネスが脳の右半球に局在しているとする仮説は妥当であると考えて良いであろうか？

セルフ・アウェアネスを始めとする、自己認識に関わる機能が右半球に局在するとする本書の主張は一見魅力的である。実際、ある程度、そのような側性化が存在することは、本書で取り上げられている膨大な事例を考えると、否定することはできない。しかしながら、ガザニガ博士が最近のレビュー論文でも指摘しているように、自己に関わる機能の中にも、ある程度の右脳への偏《かたよ》りが見られるものはあるにせよ、逆に、自伝的記憶のように、左半球の方がより強く関わっていると考えられている認知機能も報告されている。一概に右半球が自己認識を扱う領域であると結論することはできない。むしろ、両半球の数多くの領域が自己という統一された存在を支えていると考える方が自然であろう。

本書にも登場するトッド・ファインバーグ博士は、キーナン博士との共著論文の中で、意識の問題として、自己の単一化、自己の主観性、自己の局在という、自己に関わる三つの問題を列挙している。数十億のニューロンから構成される脳という組織の中で、自己というものがどのように表現されているのか？　何故、自己という存在が、主観的には単一の統一された存在として感じられているのか？　さまざまな機能が脳の各領域に分布している中、自己に関わる情報処理はどこで行われているのか？　結局、この問題を解決するためには、自己の単一化を支える原理を解決するというたいへん困難な課題をクリアする必要がある。

ゴードン・ギャラップ博士が鏡のテストと呼ばれる巧妙な手法を考案して以来、自己の問題が、実験的に研究可能な対象として大きな注目を浴びるようになった。しかし、鏡のテストの結果が何を意味するのか、鏡のテストに合格できない動物は自己認識を持ちえないのか、自己認識は心の理論を持つために必要なのか、多くの問題がいまだ解決したとは言い難い。セルフ・アウェアネスの問題は、意識の問題のみならず、社会的にも興味深い問題を含んでいる。エピソード記憶の形成における自己の持続性の役割、情動および時間認識における自己認識の影響など、今後、さらなる発展が期待される。

（たや・ふみひこ　ソニーコンピュータサイエンス研究所リサーチャー）

Seeger, G., et al., Body image distortion reveals amygdala activation in patients with anorexia nervosa—a functional magnetic resonance imaging study, *Neuroscience Letters,* 2002. 326 (1): pp. 25-28.

3. Chandler, M., A. S. Fritz, and S. Hala, Small-scale deceit: Deception as a marker of two-, three-, and four-year-olds' early theories of mind, *Child Development,* 1989. 60 (6): pp. 1263 - 1277; Ritblatt, S. N., Children's level of participation in a false-belief task, age, and theory of mind, *Journal of Genetic Psychology,* 2000. 161 (1): pp. 53-64.
4. Lewis, M., C. Stranger, and M. Sullivan, Deception in 3-year-olds, *Developmental Psychobiology,* 1989. 23: pp. 439-443.
5. Polak, A. and P. L. Harris, Deception by young children following noncompliance, *Developmental Psychology,* 1999. 35 (2): pp. 561-568.
6. Dimoulas, E., et al., Patterns of deception in human mating strategies, *Journal of Psychology and Behavioral Science,* 1998. 12: pp. 38-42; Keenan, J. P., et al., Attributions of deception in human mating strategies, *Journal of Social Behavior and Personality,* 1997. 12 (1): pp. 45-52.
7. Beauregard, M., J. Levesque, and P. Bourgouin, Neural correlates of conscious self-regulation of emotion, *Journal of Neuroscience,* 2001. 21 (18): p. RC165.

(1): pp. 40-50.
27. Stone, V. E., S. Baron-Cohen, and R. T. Knight, Frontal lobe contributions to theory of mind, *Journal of Cognitive Neuroscience,* 1998. 10(5): pp. 640-656.
28. Stuss, D. T., G. G. Gallup, Jr., and M. P. Alexander, The frontal lobes are necessary for "theory of mind, " *Brain,* 2001. 124(2): pp. 279-286.
29. Winner, E., et al., Distinguishing lies from jokes: Theory of mind deficits and discourse interpretation in right hemisphere brain-damaged patients, *Brain and Language,* 1998. 62(1): pp. 89-106.
30. Langleben, D. D., et al., Brain activity during simulated deception: An event-related functional magnetic resonance study, *Neuroimage,* 2002. 15(3): pp. 727-732.
31. Spence, S. A., et al., Behavioural and functional anatomical correlates of deception in humans, *Neuroreport,* 2001. 12(13): pp. 2849-2853.
32. Sellal, F., Y. Chevalier, and M. Collard, "Pinocchio syndrome": A peculiar form of reflex epilepsy?, *Journal of Neurology, Neurosurgery, and Psychiatry,* 1993. 56(8): p. 936.
33. Modell, J. G., J. M. Mountz, and C. V. Ford, Pathological lying associated with thalamic dysfunction demonstrated by [99mTc]HMPAO SPECT, *Journal of Neuropsychiatry and Clinical Neuroscience,* 1992. 4(4): pp. 442-446.
34. Porter, S., et al., The influence of judge, target, and stimulus characteristics on the accuracy of detecting deceit, *Canadian Journal of Behavioral Science,* 2002. 34: pp. 172-185.
35. Lee, T. M., et al., Lie detection by functional magnetic resonance imaging, *Human Brain Mapping,* 2002. 15(3): pp. 157-164.
36. Gazzaniga, M. S., Brain and conscious experience, *Advances in Neurology,* 1998. 77: pp. 181-192; discussion 192-193.
37. Vogeley, K., et al., Mind reading: Neural mechanisms of theory of mind and self-perspective, *Neuroimage,* 2001. 14 (1 Pt 1): pp. 170-181.

第9章

1. Norris, D. L., The effects of mirror confrontation on self-estimation of body dimensions in anorexia nervosa, bulimia and two control groups, *Psychological Medicine,* 1984. 14(4): pp. 835 - 842; Manley, R. S., R. Tonkin, and C. Hammond, A method for the assessment of body image disturbance in patients with eating disorders, *Journal of Adolescent Health Care,* 1988. 9(5): pp. 384-388.
2. Trummer, M., et al., Right hemispheric frontal lesions as a cause for anorexia nervosa report of three cases, *Acta Neurochirugica,* 2002. 144(8): pp. 797-801;

11. Baron-Cohen, S., *Mindblindness: An Essay on Autism and Theory of Mind* (『自閉症とマインド・ブラインドネス』).
12. Baron-Cohen, S., et al., Another advanced test of theory of mind: Evidence from very high functioning adults with autism or Asperger Syndrome, *Journal of Child Psychology and Psychiatry, and Allied Disciplines,* 1997. 38(7): pp. 813-822.
13. Baron-Cohen, S., S. Wheelwright, and T. Jolliffe, Is there a "language of the eyes"? Evidence from normal adults, and adults with autism or Asperger syndrome, *Visual Cognition,* 1997. 4(3): pp. 311-331.
14. Baron-Cohen, S., et al., Recognition of mental state terms: Clinical findings in children with autism and a functional neuroimaging study of normal adults, *British Journal of Psychiatry,* 1994. 165(5): pp. 640-649.
15. Ellis, H. and H. Gunter, Asperger's syndrome: A simple matter of white matter, *Trends in Cognitive Science,* 1999. 3: pp. 192-200.
16. Rourke, B. P., *Syndrome of Nonverbal Learning Disabilities: Neurodevelopmental Manifestations,* 1995, New York, NY: Guilford Press.
17. Njiokiktjien, C., et al., Disordered recognition of facial identity and emotions in three Asperger type autists, *European Child Adolescent Psychiatry,* 2001. 10(1): pp. 79-90.
18. McKelvey, J. R., et al., Right-hemisphere dysfunction in Asperger's syndrome, *Journal of Neurology,* 1995. 10(4): pp. 310-314.
19. McCabe, K., et al., A functional imaging study of cooperation in two-person reciprocal exchange, *Proceedings of the National Academy of Science,* 2001. 98(20): pp. 11832-11835.
20. Fletcher, P. C., et al., Other minds in the brain: A functional imaging study of "theory of mind" in story comprehension, *Cognition,* 1995. 57(2): pp. 109-128.
21. Goel, V., et al., Modeling other minds. *Neuroreport,* 1995. 6(13): pp. 1741-1746.
22. Gallagher, H., et al., Reading the mind in cartoons and stories: An fMRI study of "theory of mind" in verbal and nonverbal tasks, *Neuropsychologia,* 2001. 38: pp. 11-21.
23. Allport, G. W., *Pattern and Growth in Personality*, 1961, New York, NY: Holt, Rinehart and Winston.
24. Shammi, P. and D. T. Stuss, Humour appreciation: A role of the right frontal lobe, *Brain,* 1999. 122(4): pp. 657-666.
25. Happe, F., H. Brownell, and E. Winner, Acquired "theory of mind" impairments following stroke, *Cognition,* 1999. 70(3): pp. 211-240.
26. Siegal, M., J. Carrington, and M. Radel, Theory of mind and pragmatic understanding following right hemisphere damage, *Brain and Language,* 1996. 53

36. Mathew, R. J., et al., Cerebellar activity and disturbed time sense after THC, *Brain Res,* 1998. 797(2): pp. 183–189.
37. Simeon, D., et al., Feeling unreal: A PET study of depersonalization disorder, *American Journal of Psychiatry,* 2000. 157: pp. 1782–1788.
38. Blanke, O., et al., Stimulating illusory own-body perceptions, *Nature,* 2002. 419 (6904): pp. 269–270.

第8章

1. Kanner, L., Autistic disturbance of affective contact, *Nervous Child,* 1943. 2: pp. 217–250.
2. Spiker, D. and M. Ricks, Visual self-recognition in autistic children: Developmental relationships, *Child Development,* 1984. 55: pp. 214–225.
3. Ferrari, M. and W. S. Matthews, Self-recognition deficits in autism: Syndrome-specific or general developmental delay?, *Journal of Autism and Developmental Disorders,* 1983. 13(3): pp. 317–324; Dawson, G. and F. C. McKissick, Self-recognition in autistic children, *Journal of Autism and Developmental Disorders,* 1984. 14(4): pp. 383–394.
4. Lee, A. and R. P. Hobson, On developing self-concepts: A controlled study of children and adolescents with autism, *Journal of Child Psychology and Psychiatry, and Allied Disciplines,* 1998. 39(8): pp. 1131–1144.
5. Millward, C., et al., Recall for self and other in autism: Children's memory for events experienced by themselves and their peers, *Journal of Autism and Developmental Disorders,* 2000. 30(1): pp. 15–28.
6. Baron-Cohen, S., *Mindblindness: An Essay on Autism and Theory of Mind,* 1995, Cambridge, MA: MIT Press (バロン＝コーエン『自閉症とマインド・ブラインドネス』長野敬ほか訳　青土社　1997).
7. Bowler, D. M., J. M. Gardiner, and S. J. Grice, Episodic memory and remembering in adults with Asperger syndrome, *Journal of Autism and Developmental Disorders,* 2000. 30(4): pp. 295–304.
8. Ziatas, K., K. Durkin, and C. Pratt, Belief term development in children with autism, Asperger syndrome, specific language impairment, and normal development: Links to theory of mind development, *Journal of Child Psychology and Psychiatry and Allied Disciplines,* 1998. 39(5): pp. 755–763.
9. Bowler, D. M., "Theory of mind" in Asperger's syndrome, *Journal of Child Psychology and Psychiatry, and Allied Disciplines,* 1992. 33(5): pp. 877–893.
10. Dahlgren, S. O. and A. Trillingsgaard, Theory of mind in non-retarded children with autism and Asperger's syndrome, A research note, *Journal of Child Psychology and Psychiatry, and Allied Disciplines,* 1996. 37(6): pp. 759–763.

of episodic memory and inhibition, *Neurocase,* 1999. 5: pp. 263–275; Levine, B., et al., Episodic memory and the self in a case of isolated retrograde amnesia, *Brain,* 1998. 121(10): pp. 1951–1973.

24. Grossi, D., et al., Selective "semantic amnesia" after closed-head injury. A case report, *Cortex,* 1988. 24(3): pp. 457–464.
25. Markowitsch, H. J., et al., Retrograde amnesia for world knowledge and preserved memory for autobiographic events, A case report, *Cortex,* 1999. 35(2): pp. 243–252.
26. Stuss, D. T., C. A. Gow, and C. R. Hetherington, "No longer Gage": Frontal lobe dysfunction and emotional changes, *Journal of Consulting and Clinical Psychology,* 1992. 60(3): p. 349.
27. Stuss, D. and D. Benson, *The Frontal Lobes.* 1986, New York, NY: Raven Press (『前頭葉』融道男，本橋伸高訳　共立出版　1990); Stuss, D. and D. F. Benson, Emotional concominants of psychosurgery, in *Advances in Neuropsychology and Behavioral Neurology: Vol 1. Neuropsychology of Human Emotion,* K. M. Heilman and P. Satz, editors, 1983, New York, NY: Guilford Press. pp. 111–140.
28. Stuss, D., Disturbance of self-awareness afier frontal lobe damage, in *Awareness of Deficit after Brain Injury,* G. Prigatano and D. Schachter, editors. 1991, New York, NY: Oxford University Press.
29. Luria, A., Frontal lobe syndromes, in *Handbook of Clinical Neurology,* P. Vinken and G. Bruyen, editors, 1969, Amsterdam, Netherlands: North Holland. pp. 725–757.
30. Stuss, D., Disturbance of self-awareness after frontal lobe damage, in *Awareness of Deficit after Brain Injury.* p. 69.
31. Miller, B. L., et al., Neuroanatomy of the self: Evidence from patients with frontotemporal dementia, *Neurology,* 2001. 57(5): pp. 817–821.
32. *Diagnostic and Statistical Manual of Mental Disorders: DSM-IV, Fourth Edition.* 1994, American Psychiatric Press (『DSM-IV ――精神疾患の診断・統計マニュアル』高橋三郎ほか訳　医学書院　1996).
33. Tsai, G., et al., Functional magnetic resonance imaging of personality switches in a woman with dissociative identity disorder, *Harvard Review of Psychiatry,* 1999. 7: pp. 119–122.
34. Mathew, R. J., et al., Regional cerebral blood flow and depersonalization after tetrahydrocannabinol administration, *Acta Psychiatrica Scandinavica,* 1999. 100(1): pp. 67–75.
35. Mathew, R. J., et al., Marijuana intoxication and brain activation in marijuana smokers, *Life Sciences,* 1997. 60(23): pp. 2075–2089.

dreaming and depression: Some clues from anosognosia, *Med Hypotheses,* 1996. 47(5): pp. 347-362.

8. Meador, K. J., et al., Anosognosia and asomatognosia during intracarotid amobarbital inactivation, *Neurology,* 2000. 55(6): pp. 816-820.
9. Rousey, C. and P. S. Holzman, Recognition of one's own voice, *Journal of Personality and Social Psychology,* 1967. 6(4): pp. 464-466.
10. Holzman, P., C. Rousey, and C. Snyder, On listening to one's own voice, *Journal of Personality and Social Psychology,* 1966. 4: pp. 432-441.
11. Olivos, G., Response delay, psychophysiologic activation, and recognition of one's own voice, *Psychosom Med,* 1967. 29(5): pp. 433-440.
12. Castaldo, M. and P. Holzman, The effects of hearing one's own voice on dream content: A replication, *Journal of Nervous and Mental Disease,* 1969. 148: pp. 74-82.
13. Nakamura, K., et al., Neural substrates for recognition of familiar voices: A PET study, *Neuropsychologia,* 2001. 39(10): pp. 1047-1054.
14. Pratt, I. B., P300 in response to the subject's own name, *Electroencephalography and Clinical Neurophysiology,* 1995. 96: pp. 472-475.
15. Perrin, F., et al., A differential brain response to the subject's own name persists during sleep, *Clinical Neurophysiology,* 1999. 110(12): pp. 2153-2164.
16. Fischler, I., et al., Brain potentials related to seeing one's own name, *Brain and Language,* 1987. 30(2): pp. 245-262.
17. Fischler, I., et al., Brain potentials during sentence verification: Late negativity and long-term memory strength, *Neuropsychologia,* 1984. 22(5): pp. 559-568.
18. Fink, G. R., et al., Cerebral representation of one's own past: Neural networks involved in autobiographical memory, *Journal of Neuroscience,* 1996. 16(13): pp. 4275-4282.
19. Maguire, E. A. and C. J. Mummery, Differential modulation of a common memory retrieval network revealed by positron emission tomography, *Hippocampus,* 1999. 9(1): pp. 54-61.
20. Craik, I. M., et al., In search of the self: A positron emission tomography study, *Psychological Science,* 1999. 10: pp. 26-34.
21. Markowitsch, H. J., et al., Searching for the anatomical basis of retrograde amnesia, *Journal of Clinical and Experimental Neuropsychology,* 1993. 15(6): pp. 947-967.
22. Markowitsch, H. J., et al., Impaired episodic memory retrieval in a case of probable psychogenic amnesia, *Psychiatry Research,* 1997. 74(2): pp. 119-126.
23. Levine, B., et al., Ventral frontal contribution to self-regulation: Convergence

8. Keenan, J. P., et al., Hand response differences in a self-identification task, *Neuropsychologia,* 2000. 38: pp. 1047–1053; Keenan, J. P., et al., Self-face identification is increased with left hand responses, *Laterality,* 2000. 5: pp. 259–268.
9. Beloff, H.and J. Beloff, Unconscious self-evaluation using a stereoscope, *Journal of Abnormal and Social Psychology,* 1959. 59: pp. 275–278.
10. Platek, S. and G. G. Gallup, Jr., Self-face recognition is affected by schizoptypal personality traits, *Schizophrenia Research,* 2002. 57: pp. 81–85.
11. Keenan, J. P., et al., Self-recognition and the right hemisphere, *Nature,* 2001. 409(6818): p. 305.
12. 同上.
13. Kircher, T. T., et al., Recognizing one's own face, *Cognition,* 2001. 78(1): pp. B1–B15.
14. Tanaka, J. and A. Porterfield, The own-face effect as an electrophysiological marker of self, *Cognitive Neuroscience Society: Ninth Annual Meeting Abstracts,* 2002. p. 66.
15. Turk, D. J., et al., Mike or me? Self-recognition in a split-brain patient, *Nature Neuroscience,* 2002. 5(9): pp. 841–842.
16. Keenan, J. P., et al., Self-recognition and the right prefrontal cortex, *Trends in Cognitive Science,* 2000. 4(9): pp. 338–344.

第７章

1. Feinberg, T. and R. Shapiro, Misidentification-reduplication and the right hemisphere, *Neuropsychiatry, Neuropsychology, and Behavioral Neurology,* 1989. 2: pp. 39–48.
2. Spangenberg, K., M. Wagner, and D. Bachman, Neuropsychological analysis of a case of abrupt onset following a hypotensive crisis in a patient with vascular dementia, *Neurocase,* 1998. 4: pp. 149–154.
3. Breen, N., D. Caine, and M. Coltheart, Mirrored-self misidentification: Two cases of focal onset dementia, *Neurocase,* 2001. 7: pp. 239–254.
4. Feinberg, T. E., *Altered Egos: How the Brain Creates the Self.* 2000, New York, NY: Oxford University Press（ファインバーグ『自我が揺らぐとき——脳はいかにして自己を創りだすのか』吉田利子訳　岩波書店　2002).
5. Feinberg, T. E., L. D. Haber, and N. E. Leeds, Verbal asomatognosia, *Neurology* 1990. 40(9): pp. 1391–1394.
6. Feinberg, T. E., *Altered Egos: How the Brain Creates the Self*（『自我が揺らぐとき』).
7. Ramachandran, V. S., The evolutionary biology of self-deception, laughter,

Cambridge University Press. pp. 166–186.
28. Ritblatt, S. N., Children's level of participation in a false-belief task, age, and theory of mind, *Journal of Genetic Psychology,* 2000. 161 (1): pp. 53–64.

第5章

1. Updike, J., Hub Fans Bid Kid Adieu, in *The Best American Sports Writing of the Century,* D. Halberstam, editor, 1999, New York, NY: Houghton Mifflin Company. pp. 304–317.
2. Keenan, J. P., A thing done well: A reply to Dr. Antti Revonsuo's "Can functional brain imaging discover consciousness in the brain?," *Journal of Consciousness Studies,* 2001. 8: pp. 31–33.
3. Sperry, R., E. Zaidel, and D. Zaidel, Self recognition and social awareness in the deconnected minor hemisphere, *Neuropsychologia,* 1979. 17: pp. 153–166.
4. 同上, p. 153, 強調加筆.
5. 同上, p. 153.
6. Preilowski, B., Self-recognition as a test of consciousness in left and right hemisphere of "split-brain" patients, *Act Nerv Super* (Praha), 1977. 19 Suppl 2: pp. 343–344.

第6章

1. Keenan, J. P., N. B. McCutcheon, and A. Pascual-Leone, Functional magnetic resonance imaging and event related potentials suggest right prefrontal activation for self-related processing, *Brain and Cognition,* 2001. 47: pp. 87–91.
2. Wheeler, M. A., D. T. Stuss, and E. Tulving, Toward a theory of episodic memory: The frontal lobes and autonoetic consciousness, *Psychological Bulletin,* 1997. 121 (3): pp. 331–354.
3. Sugiura, M., et al., Passive and active recognition of one's own face, *Neuroimage,* 2000. 11: pp. 36–48.
4. Barton, J. J., Higher cortical visual function, *Current Opinion in Ophthalmology,* 1998. 9 (6): pp. 40–45.
5. Kanwisher, N., J. McDermott, and M. M. Chun, The fusiform face area: A module in human extrastriate cortex specialized for face perception, *Journal of Neuroscience,* 1997. 17 (11): pp. 4302–4311; Kanwisher, N., D. Stanley, and A. Harris, The fusiform face area is selective for faces not animals, *Neuroreport,* 1999. 10: pp. 183–187.
6. Huntley, C. W., *Judgments of self based on expressive behavior.* pp. 398–427.
7. Keenan, J. P., et al., Left hand advantage in a self-face recognition task, *Neuropsychologia,* 1999. 37: pp. 1421–1425.

15. Call, J. and M. Tomasello, Distinguishing intentional from accidental actions in orangutans (*Pongo pygmaeus*), chimpanzees (*Pan troglodytes*) and human children (*Homo sapiens*), *Journal of Comparative Psychology,* 1998. 112(2): pp. 192-206.
16. Call, J. and M. Tomasello, A nonverbal false belief task: The performance of children and great apes, *Child Development,* 1999. 70(2): pp. 381-395.
17. Itakura, S., An exploratory study of gaze-monitoring in nonhuman primates, *Japanese Psychological Research,* 1996. 38(3): pp. 174-180; Itakura, S., Symbolic association between individuals and objects by a chimpanzee as an initiation of ownership, *Psychological Reports,* 1992. 70(2): pp. 539-544.
18. Povinelli, D. J., K. A. Parks, and M. A. Novak, Do rhesus monkeys (*Macaca mulatta*) attribute knowledge and ignorance to others?, *Journal of Comparative Psychology,* 1991. 105(4): pp. 318-325.
19. Mitchell, R. W. and J. R. Anderson, Pointing, witholding information, and deception in capuchin monkeys (*Cebus apella*), *Journal of Comparative Psychology,* 1997. 111(4): pp. 351-361.
20. Hess, J., M. A. Novak, and D. J. Povinelli, "Natural pointing" in a rhesus monkey, but no evidence of empathy, *Animal Behaviour,* 1993. 46(5): pp. 1023-1025.
21. Anderson, J. R., M. Montant, and D. Schmitt, Rhesus monkeys fail to use gaze direction as an experimenter-given cue in an object-choice task, *Behavioural Processes,* 1996. 37(1): pp. 47-55.
22. Anderson, J. R., P. Sallaberry and H. Barbier, Use of experimenter-given cues during object-choice tasks by capuchin monkeys, *Animal Behaviour,* 1995. 49(1): pp. 201-208.
23. Beck, B. B., Chimpocentrism: Bias in cognitive ethology, *Journal of Human Evolution,* 1982. 11: pp. 3-17.
24. Peignot, P. and J. R. Anderson, Use of experimenter-given manual and facial cues by gorillas (*Gorilla gorilla*) in an object-choice task, *Journal of Comparative Psychology,* 1999. 113(3): pp. 253-260.
25. Lewis, M., *Shame: The Exposed Self.* 1992, New York, NY: Free Press (『恥の心理学』).
26. Imbens-Bailey, A. and A. Pan, The pragmatics of self- and other-reference in young children, *Social Development,* 1998. 7(2): pp. 219-233.
27. Gopnik, A. and A. N. Meltzoff, Minds, bodies, and persons: Young children's understanding of the self and others as reflected in imitation and theory of mind research, in *Self-awareness in Animals and Humans: Developmental Perspectives,* S. T. Parker, R. W. Mitchell, et al., editors, 1994, New York, NY:

利貞，藤井留美訳　草思社　1998).

5. 同上.

6. de Waal, F., *Peacemaking among Primates,* 1989, Cambridge, MA: Harvard University Press (ドゥ・ヴァール『仲直り戦術――霊長類は平和な暮らしをどのように実現しているか』西田利貞，榎本知郎訳　どうぶつ社　1993); van Hooff, J. A. R. A. M., Understanding chimpanzee understanding, in *Chimpanzee Cultures,* R. W. Wrangham, W. C. McGrew, et al., editors. 1994, Cambridge, MA: Harvard University Press. pp. 267-284; de Waal, F. B. M., The social nature of primates, in *Through the Looking Glass: Issues of Psychological Well-being in Captive Nonhuman Primates,* M. A. Novak, A. J. Petto, et al., editors, 1991, Washington, DC: American Psychological Association. pp. 69-77; de Waal, F. B. M., Reconciliation among primates: A review of empirical evidence and unresolved issues, in *Primate Social Conflict,* W. A. Mason, S. P. Mendoza, et al., editors, 1993, Albany, NY: State University of New York Press. pp. 111-144.

7. Nishida, T. and M. Nakamura, Chimpanzee tool use to clear a blocked nasal passage, *Folia Primatologica,* 1993. 61(4): pp. 218 - 220; Fay, J. M. and R. W. Carroll, Chimpanzee tool use for honey and termite extraction in central Africa, *American Journal of Primatology,* 1994. 34(4): pp. 309-317.

8. Brewer, S. M. and W. C. McGrew, Chimpanzee use of a tool-set to get honey, *Folia Primatologica,* 1990. 54(1-2): pp. 100-104.

9. de Waal, F., *Good Natured: The Origins of Right and Wrong in Humans and Other Animals* (『利己的なサル，他人を思いやるサル』).

10. Boesch, C., Teaching among wild chimpanzees, *Animal Behavior,* 1991. 41: pp. 530-532.

11. de Waal, F., *Bonobo: The Forgotten Ape,* 1997, Berkeley CA: University of California Press. (ドゥ・ヴァール『ヒトに最も近い類人猿ボノボ』加納隆至監修，藤井留美訳　TBSブリタニカ　2000)

12. Miles, H., Me Chantek: The development of self-awareness in a signing orangutan, in *Self-awareness in Animals and Humans: Developmental Perspectives.*

13. Call, J. and M. Tomasello, Production and comprehension of referential pointing by orangutans (*Pongo pygmaeus*), *Journal of Comparative Psychology,* 1994. 108(4): pp. 307-317.

14. Itakura, S. and M. Tanaka, Use of experimenter-given cues during object-choice tasks by chimpanzees (*Pan troglodytes*), and orangutan (*Pongo pygmaeus*), and human infants (*Homo sapiens*), *Journal of Comparative Psychology,* 1998. 112(2): pp. 119-126.

tions and the development of self, in *Affect: Psychoanalytic Perspectives,* T. Shapiro, R. N. Emde, et al., editors. 1992, Madison, CT: International Universities Press. Inc. pp. 45–73.

8. Lewis, M., The self in self-conscious emotions, in *The self across psychology: Self-recognition, self-awareness, and the self concept. Annals of the New York Academy of Sciences,* Vol. 818., J. G. Snodgrass, R. L. Thompson, et al., editors, 1997, New York, NY: New York Academy of Sciences. pp. 119–142; Lewis, M., Myself and me, in *Self-awareness in Animals and Humans: Developmental Perspectives,* S. T. Parker, R. W. Mitchell, et al., editors, 1994, New York, NY: Cambridge University Press. pp. 20–34.
9. Wheeler, M. A., D. T. Stuss, and E. Tulving, Toward a theory of episodic memory: The frontal lobes and autonoetic consciousness, *Psychological Bulletin,* 1997. 121(3): pp. 331–354.
10. Howe, M. L. and M. L. Courage, On resolving the enigma of infantile amnesia, *Psychological Bulletin,* 1993. 113(2): pp. 305–326.
11. Imbens-Bailey, A. and A. Pan, The pragmatics of self- and other-reference in young children, *Social Development,* 1998. 7(2): pp. 219–233.
12. Raskin, R. and R. Shaw, Narcissism and the use of personal pronouns, *Journal of Personality,* 1988. 56(2): pp. 393–404.
13. Miles, H. L. W., Me Chantek: The development of self-awareness in a signing orangutan, in *Self-awareness in Animals and Humans: Developmental Perspectives.*

第４章

1. Povinelli, D. J., K. E. Nelson, and S. T. Boysen, Inferences about guessing and knowing by chimpanzees (*Pan troglodytes*), *Journal of Comparative Psychology,* 1990. 104(3): pp. 203–210.
2. Povinelli, D. J., K. E. Nelson, and S. T. Boysen, Comprehension of role reversal in chimpanzees: Evidence of empathy?, *Animal Behaviour,* 1992. 43(4): pp. 633–640.
3. Povinelli, D. J., K. A. Parks, and M. A. Novak, Role reversal by rhesus monkeys, but no evidence of empathy, *Animal Behaviour,* 1992. 44(2): pp. 269–281.
4. de Waal, F., *Chimpanzee Politics: Power and Sex among Apes,* Revised Edition. 1998, Baltimore, MD: Johns Hopkins University Press（ドゥ・ヴァール『政治をするサル――チンパンジーの権力と性』西田利貞訳　平凡社　1994 ほか); de Waal, F., *Good Natured: The Origins of Right and Wrong in Humans and Other Animals.* 1996, Cambridge, MA: Harvard University Press（ドゥ・ヴァール『利己的なサル，他人を思いやるサル――モラルはなぜ生まれたのか』西田

11. Suarez, S. and G. Gallup, Self-recognition in chimpanzees and orangutans, but not gorillas, *Journal of Human Evolution*, 1981. 10: pp. 175-188; Robert, S., Ontogeny of mirror behavior in two species of great apes, *American Journal of Primatology,* 1986. 10(2): pp. 109-117.
12. Miles, H., Me Chantek: The development of self-awareness in a signing orangutan, in *Self-awareness in Animals and Humans: Developmental Perspectives,* S. Parker and R. Mitchell, editors, 1994, Cambridge, UK: Cambridge University Press. pp. 254-272.
13. Ledbetter, D. and J. Basen, Failure to demonstrate self-recognition in gorillas, *American Journal of Primatology,* 1982. 2: pp. 307-310; Suarez, S. and G. Gallup, Self-recognition in chimpanzees and orangutans, but not gorillas.
14. Shillito, D. J., G. G. Gallup, Jr., and B. B. Beck, Factors affecting mirror behaviour in western lowland gorillas, *Gorilla gorilla, Animal Behaviour,* 1999. 57 (5): pp. 999-1004.
15. Parker, S. T., Incipient mirror self-recognition in zoo gorillas and chimpanzees, in *Self-awareness in Animals and Humans: Developmental Perspectives.,* S. T. Parker, R. W. Mitchell, et al., editors. 1994, New York, NY: Cambridge University Press. pp. 301-307.
16. Reiss, D. and L. Marino, Mirror self-recognition in the bottlenose dolphin: A case of cognitive convergence, *Proceedings of the National Academy of Science,* 2001. 98: pp. 5937-5942.
17. Povinelli, D. J., Failure to find self-recognition in Asian elephants (*Elephas maximus*) in contrast to their use of mirror cues to discover hidden food, *Journal of Comparative Psychology,* 1989. 103(2): pp. 122-131.

第３章

1. Epstein, R., R. Lanza, and B. F. Skinner, "Self-awareness" in the pigeon, *Science,* 1981. 212: pp. 695-696.
2. Darwin, C., *A biographical sketch of an infant.* pp. 285-294.
3. 同上, pp. 289-290.
4. 同上, p. 290.
5. Preyer, W., *The Mind of a Child, Part II: The Development of the Intellect.* p. 196.
6. Amsterdam, B., Mirror self-image reactions before age two. pp. 297-305.
7. Lewis, M., *Shame: The Exposed Self.* 1992, New York, NY: Free Press (ルイス『恥の心理学——傷つく自己』高橋惠子監修，遠藤利彦ほか訳　ミネルヴァ書房　1997); Lewis, M. and J. M. Haviland, eds., *Handbook of Emotions,* 1993, New York, NY: Guilford Press. p. xiii, 653; Lewis, M., Self-conscious emo-

第２章

1. Goodall, J., *In the Shadow of Man,* Revised Edition, 1988, Boston, MA: Houghton Mifflin (グドール『森の隣人——チンパンジーと私』河合雅雄訳　朝日新聞社　1996 ほか).
2. Greenfield, P. and E. S. Savage-Rumbaugh, Grammatical combination in Pan paniscus: Processes of learning and invention in the evolution and development of language, in *"Language" and Intelligence in Monkeys and Apes: Comparative Developmental Perspectives,* S. T. Parker and K. Gibson, editors, 1990, Cambridge, UK: Cambridge University Press. pp. 540–579.
3. Kohler, W., *The Mentality of Apes.* 1925/2000, London, England: Routledge (ケーラー『類人猿の知恵試験』宮孝一訳　岩波書店　1962).
4. Lethmate, J. and G. Ducker, Studies on self-recognition in a mirror in orangutans, chimpanzees, gibbons and various other monkey species. *Z Tierpsychol,* 1973. 33(3): pp. 248–269.
5. Kitchen, A., D. Denton, and L. Brent, Self-recognition and abstraction abilities in the common chimpanzee studied with distorting mirrors, *Proceedings of the National Academy of Science,* 1996. 93(14): pp. 7405–7408.
6. Boysen, S. T., K. M. Bryan, and T. A. Shreyer, Shadows and mirrors: Alternative avenues to the development of self-recognition in chimpanzees, in *Self-awareness in Animals and Humans: Developmental Perspectives,* S. T. Parker, R. W. Mitchell, and M. Boccia, editors, 1994, Cambridge, UK: Cambridge University Press. pp. 227–240.
7. Kohler, W., *The Mentality of Apes* (『類人猿の知恵試験』).
8. Gallup, G. G., Jr., Absence of self-recognition in a monkey (Macaca fascicularis) following prolonged exposure to a mirror, *Developmental Psychobiology,* 1977. 10(3): pp. 281–284; Gallup, G. G., Jr., L. B. Wallnau, and S. D. Suarez, Failure to find self-recognition in mother-infant and infant-infant rhesus monkey pairs, *Folia Primatol* (Basel), 1980. 33(3): pp. 210–219; Gallup, G. G., Monkeys, mirrors, and minds, *Behavioral and Brain Sciences,* 1994. 17(3): pp. 572–573; Lethmate, J. and G. Ducker, Studies on self-recognition in a mirror in orangutans, chimpanzees, gibbons and various other monkey species.
9. Hauser, M. D., et al., Self-recognition in primates: Phylogeny and the salience of species-typical features, *Proceeding of the National Academy of Sciences.* 1995. 92(23): pp. 10811–10814.
10. Gallup, G. G., Can animals empathize?, *Scientific America: Presents Exploring Intelligence,* 1998. 9: pp. 66–71 (「動物は共感できるか？」, 別冊日経サイエンス 128『知能のミステリー』1999 所収).

注 釈

序章

1. Descartes, R., *The Philosophical Writings of Descartes,* Vols. 1 and 2, 1641/1985, Cambridge, UK: Cambridge University Press.
2. Carpenter, E., The tribal terror of self-awareness, in *Principles of Visual Anthropology,* P. Hockings, editor, 1995, Berlin, Germany: Mouton de Gruyter.
3. 同上, pp. 482–483.

第 1 章

1. Gallup, G. G., Chimpanzees: Self-recognition, *Science,* 1970. 167: pp. 86–87.
2. Darwin, C., Sexual selection in relation to monkeys, *Nature,* 1876. 15: pp. 18–19; Darwin, C., A biographical sketch of an infant, *Mind,* 1877. 2: pp. 285–294.
3. Grant, J., Account of the structure, manners, and habits of an orang-outand from Borneo, in possession of Georgre Swinton, *Edinburgh Journal of Science,* 1828. 9: pp. 1–24.
4. Schmidt, M., *Beobachtungen am Orang-Utan,* Zool, Gart., 1878. 19.
5. Preyer, W., *The Mind of the Child Part II: The Development of the Intellect,* 1889, New York, NY: Appleton.
6. Yerkes, R. and A. Yerkes, *The Great Apes: A Study of Anthropoid Life,* 1929, New Haven, CT: Yale University Press.
7. Hayes, K. and C. Hayes, The cultural capacity of chimpanzees, *Human Biology,* 1954. 26: pp. 288–303.
8. Gesell, A. and F. Ilg, *Infant and Child in Culture Today*. 1943, New York, NY: Harper & Brothers.
9. Huntley, C. W., Judgments of self based on expressive behavior, *Journal of Abnormal Social Psychology,* 1940. 35: pp. 398–427.
10. Amsterdam, B., Mirror self-image reactions before age two, *Developmental Psychobiology,* 1972. 5: pp. 297–305.

[共著者]
Gordon Gallup Jr.——ゴードン・ギャラップ・ジュニア
ニューヨーク州立大学オールバニー校心理学教授、学科長。研究テーマは人間、霊長類、そのほかの動物の進化と行動。ギャラップが考案した画期的な「鏡のテスト」は、セルフ・アウェアネスや意識の研究に新たな方向性をもたせた。ニューヨーク州立大学オールバニー校のほか、チューレーン大学、ワシントン州立大学霊長類研究センターでも教授ならびにリサーチャーを務めている。ギャラップの「鏡のテスト」は多数の書籍に引用されているが、ギャラップ自身がみずからの研究について一般むけに書いたのは本書が初めて。
Dean Falk——ディーン・フォーク
フロリダ州立大学人類学教授。特に関心のあるテーマは性差、および脳内の言語と音楽の起源。人類が大きな脳の加熱をどのようにして防いでいるかを説明する「ラジエター仮説」で有名。著書に、*Braindance: New Discoveries About Human Origins and Brain Evolution* (Holt, 1992), *Primate Diversity* (Norton, 2000) などがある。

[訳者]
山下篤子——やました・あつこ
翻訳家。北海道大学歯学部卒業。訳書に、ラマチャンドランほか『脳のなかの幽霊』ラマチャンドラン『脳のなかの幽霊、ふたたび』、ウィルソン『生命の未来』(以上、角川書店)、マッキベン『人間の終焉』(河出書房新社)、ピンカー『人間の本性を考える(上・中・下)』(NHKブックス) などがある。

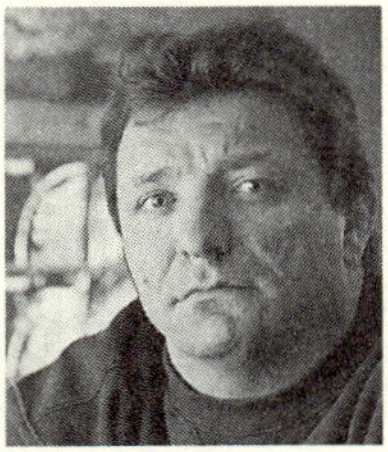

Julian Paul Keenan——ジュリアン・ポール・キーナン

●ニュージャージー州立モントクレア大学認知脳機能画像研究室長。神経科学者。ハーヴァード医科大学講師およびリサーチャーを経て現職。現在は脳外傷、統合失調症、自閉症、アスペルガー症候群、その他の脳疾患に起因するセルフ・アウェアネスの障害を研究テーマとしている。『ネイチャー』(2001年)に掲載されたセルフ・アウェアネスに関する研究は、アメリカ国内外の多数の新聞、雑誌、ラジオ、テレビで報道され、大きな反響を呼んだ。ニューヨーク州立大学オールバニー校およびニューパルツ校、ハーヴァード医科大学では後進の指導にあたっている。本書は初の著書。

NHKブックス［1054］

うぬぼれる脳　「鏡のなかの顔」と自己意識

2006(平成18)年 3 月 25 日　第1刷発行

著　者　ジュリアン・ポール・キーナン
　　　　ゴードン・ギャラップ・ジュニア
　　　　ディーン・フォーク

訳　者　山下篤子

発行者　大橋晴夫

発行所　日本放送出版協会

東京都渋谷区宇田川町 41-1　郵便番号 150-8081
電話 03-3780-3317（編集）　03-3780-3339（販売）
http://www.nhk-book.co.jp
振替 00110-1-49701

［印刷］三秀舎　［製本］三森製本所　［装幀］倉田明典

落丁本・乱丁本はお取り替えいたします。
定価はカバーに表示してあります。

ISBN4-14-091054-2 C1340

NHKブックス 時代の半歩先を読む

*自然科学(Ⅲ)

※在庫品切れの際はご容赦下さい。

＊教育・心理・福祉

学校に背を向ける子ども—なにが登校拒否を生みだすのか—　河合 洋
子どもの世界をどうみるか—行為とその意味—　津守 真
日本の高校生—国際比較でみる—　千石 保
日本の女子中高生　千石 保
子どもの感性を育む　片岡徳雄
学校は必要か—子どもの育つ場を求めて—　奥地圭子
不登校という生き方—教育の多様化と子どもの権利—　奥地圭子
歴史はどう教えられているか—教科書の国際比較から—　中村 哲編著
早期教育を考える　無藤 隆
学校は再生できるか　尾木直樹
「学級崩壊」をどうみるか　尾木直樹
「学力低下」をどうみるか　尾木直樹
子どもの絵は何を語るか—発達科学の視点から—　東山 明／東山直美
内なるミューズ—我歌う、ゆえに我あり—(上)　ヨン＝ロアル・ビョルクヴォル
内なるミューズ—我歌う、ゆえに我あり—(下)　ヨン＝ロアル・ビョルクヴォル
身体感覚を取り戻す—腰・ハラ文化の再生—　斎藤 孝
子どもに伝えたい〈三つの力〉—生きる力を鍛える—　斎藤 孝
生き方のスタイルを磨く—スタイル間コミュニケーション論—　斎藤 孝
「引きこもり」を考える—子育て論の視点から—　吉川武彦
子育てに失敗するポイント　齋藤慶子
〈育てられる者〉から〈育てる者〉へ—関係発達の視点から—　鯨岡 峻
愛撫・人の心に触れる力　山口 創
現代大学生論—ユニバーシティ・ブルーの風に揺れる—　溝上慎一
フロイト—その自我の軌跡—　小此木啓吾

脳からみた心　山鳥 重
色と形の深層心理　岩井 寛
心はどこに向かうのか—トランスパーソナルの視点—　菅 靖彦
思春期のこころ　清水將之
エコロジカル・マインド—知性と環境をつなぐ心理学—　三嶋博之
中年期とこころの危機　高橋祥友
孤独であるためのレッスン　諸富祥彦
〈うそ〉を見抜く心理学—「供述の世界」から—　浜田寿美男
内臓が生みだす心　西原克成
心の仕組み—人間関係にどう関わるか—(上)(中)(下)　スティーブン・ピンカー
人間の本性を考える—心は「空白の石版」か—(上)(中)(下)　スティーブン・ピンカー
17歳のこころ—その闇と病理—　片田珠美
出会いについて—精神科医のノートから—　小林 司
人と人との快適距離—パーソナル・スペースとは何か—　渋谷昌三
日本人に合った精神療法とは　町沢静夫
間合い上手—メンタルヘルスの心理学から—　大野木裕明
無心の画家たち—知的障害者寮の30年—　西垣籌一
福祉の思想　糸賀一雄
ふれあいのネットワーク—メディアと結び合う高齢者—　大山 博／須藤春夫編著
高齢社会とあなた—福祉資源をどうつくるか—　金子 勇
「顧客」としての高齢者ケア　横内正利
老後を自立して—エイジングと向きあう—　加藤恭子／ジョーン・ハーヴェイ
介護をこえて—高齢者の暮らしを支えるために—　浜田きよ子

※在庫品切れの際はご容赦下さい。

NHKブックス　時代の半歩先を読む

*宗教・哲学・思想

仏像―心とかたち―　望月信成／佐和隆研／梅原　猛
続仏像―心とかたち―　望月信成／佐和隆研／梅原　猛
禅―現代に生きるもの―　紀野一義
原始仏教―その思想と生活―　中村　元
ブッダの人と思想　中村　元／田辺祥二
親鸞―煩悩具足のほとけ―　笠原一男
道元―坐禅ひとすじの沙門―　今枝愛眞
ブッダの世界　玉城康四郎／木村清孝
『歎異抄』を読む　田村実造
夢窓疎石　日本庭園を極めた禅僧　枡野俊明
釈尊との対話　奈良康明
バーミヤーン、遙かなり―失われた仏教美術の世界―　宮治　昭
密教・コスモスとマンダラ　松長有慶
一休―乱世に生きた禅者―　市川白弦
がんばれ仏教！―お寺ルネサンスの時代―　上田紀行
ブータン仏教から見た日本仏教　今枝由郎
宗教とはなにか―古代世界の神話と儀礼から―　小林道憲
宗教をどう生きるか―仏教とキリスト教の思想から―　小林道憲
宗教以前　高取正男／橋本峰雄
死をふくむ風景―私のアニミズム―　岩田慶治
霊山と日本人　宮家　準
往生の書―来世に魅せられた人たち―　寺林　峻
聖書―その歴史的事実―　新井　智
旧約聖書を語る　浅野順一
歴史の中のイエス像　松永希久夫
イエスとは誰か　高尾利数
十字架とダビデの星―隠れユダヤ教徒の５００年―　小岸　昭
イスラーム的―世界化時代の中で―　大塚和夫
現象学入門　竹田青嗣
よみがえれ、哲学　竹田青嗣／西　研
ヘーゲル・大人のなりかた　西　研
「自分」と「他人」をどうみるか―新しい哲学入門―　滝浦静雄
日本人の心情―その根底を探る―　山折哲雄
哲学と科学　澤瀉久敬
可能世界の哲学―「存在」と「自己」を考える―　三浦俊彦
論理学入門―推論のセンスとテクニックのために―　三浦俊彦
「生きがい」とは何か―自己実現へのみち―　小林　司
ハイデガーとサルトルと詩人たち　市倉宏祐
バフチンを読む　阿部軍治編著
レヴィナスを読む―〈異常な日常〉の思想―　合田正人
遊歩者の視線―ベンヤミンを読む―　好村冨士彦
感性の哲学　桑子敏雄
文明の内なる衝突―テロ後の世界を考える―　大澤真幸
自由を考える―9・11以降の現代思想―　東　浩紀／大澤真幸
ジンメル・つながりの哲学　菅野　仁
科学哲学の冒険―サイエンスの目的と方法をさぐる―　戸田山和久
国家と犠牲　高橋哲哉
マルチチュード―〈帝国〉時代の戦争と民主主義―(上)(下)　アントニオ・ネグリ／マイケル・ハート
〈心〉はからだの外にある―「エコロジカルな私」の哲学―　河野哲也

※在庫品切れの際はご容赦下さい。